第5章 量的データを目的変数として複数の説明変

目的変数=量を，説明変数=質，質，質…で予測する
- 複数の質を説明変数とする多元配置分散分析を理解す
- グループ間の効果とグループ内の効果に分解して予測
- 主効果と交互作用の関連を知る
  ―それぞれの影響力を分散分析表から読みとる
  ―関連を考慮したTYPE Ⅰ～Ⅲの平方和を理解する

説明変数に複数の質がある場合

第6章 量的データを目的変数として時間という説明変数がある分散分析

目的変数=量，説明変数=時間，質，質…で予測する
- グループ間の効果とグループ内の効果に加えて，時間による個人内の効果を考慮する
- 時間の経過に伴う目的変数の変化を考慮するため，交互作用の検定に加えて，変化の様子をグラフで確認する必要がある
- 個人間の誤差と個人内の誤差の2つを考慮する
- 測定時間の間の等分散（球面性）の仮定が必要である

説明変数に時間が含まれる場合

第7章 質的データを目的変数とするロジスティック回帰分析

目的変数=質を，説明変数=量，量，質…で予測する
- 重回帰式について，目的変数を2値としたうえでlogit変換して確率として予測する
- 対数尤度とχ^2値の関係を使ってモデル全体の検定を行う
- オッズ比から各説明変数の影響力を読みとり，その95%信頼区間から有意性を判断する
  ―重回帰分析と違い，目的変数が何倍起きやすいかという確率で予測する
- モデルの適合度が計算できる

目的変数が質の場合

第8章 時間という目的変数をもつ生存時間分析

目的変数=時間を，説明変数=量，量，質…で予測する
- カプラン-マイヤー法によって，あるイベントがいつどの程度起こったのかを比較する
  ―介入などの説明変数によって，その程度に差があるかどうかを検定する
- Cox比例ハザードモデルによって，あるイベントが起こるまでの時間を予測する
  ―各説明変数によってイベントが起こりやすくなる程度はハザード比で表される
- Cox回帰の検定が可能だが，時間とハザード比の交互作用について確認する必要がある

目的変数が時間の場合

第9章 個人レベルとグループレベルの説明変数があるマルチレベル分析

サンプルが所属するグループ（施設や地域など）の影響を考慮しつつ，目的変数を説明変数で予測する
- クラス単位や施設単位，地域単位などのグループに所属する効果（級内相関）を考慮できる
- 個人による効果と誤差，グループによる効果と誤差を分けて検討する
- 尤度比検定によってモデルの妥当性を検討する
- 反復測定やメタアナリシスにも適用できる

個人レベルとグループレベルの説明変数がある場合

第11章 因子分析と重回帰分析を統合した構造方程式モデリング

因子分析による尺度化と，その尺度を用いた**重回帰分析**を同時に行う
- 理論や仮説をもとにパス図を描く
- 描いた仮説モデルの適合度の指標をもとに，妥当性を検討する
- 理論的な説明が可能な範囲でモデルを修正する
- 修正したモデル間で適合度を比較し最終的なモデルを決定する

因子分析と同時に重回帰分析を行う場合

看護学のための
多変量解析入門

中山和弘
聖路加国際大学大学院
看護学研究科看護情報学分野 教授

医学書院

著者略歴
中山和弘 Kazuhiro Nakayama

聖路加国際大学大学院看護学研究科看護情報学分野教授
博士（保健学）

東京大学医学部保健学科（現健康総合科学科）卒業，東京大学大学院医学系研究科博士課程（保健学専攻）修了．日本学術振興会特別研究員（PD），国立精神・神経医療研究センター精神保健研究所流動研究員，東京都立大学人文学部社会福祉学科助手，愛知県立看護大学（現愛知県立大学看護学部）助教授を経て現職．

東京大学大学院医学系研究科非常勤講師，首都大学東京大学院健康科学研究科非常勤講師，東京慈恵会医科大学大学院医学研究科非常勤講師，女子栄養大学大学院非常勤講師，横浜市立大学医学部非常勤講師，放送大学客員教授を兼任．そのほか，日本看護科学学会（統計責任），日本看護研究学会，日本がん看護学会，日本保健医療社会学会などの査読委員を務め，聖路加国際大学大学院看護学研究科における博士論文の審査（主に量的研究）を40件以上担当している．

著書に『患者中心の意思決定支援―納得して決めるためのケア』（共編，中央法規出版，2012年）／『市民のための健康情報学入門』（共著，放送大学教育振興会，2013年）／『ヘルスリテラシー―健康教育の新しいキーワード』（共著，大修館書店，2016年）／『「ラーニングフルエイジング」とは何か―超高齢社会における学びの可能性』（分担執筆，ミネルヴァ書房，2017年）／『これから始める！シェアード・ディシジョンメイキング―新しい医療のコミュニケーション』（分担執筆，日本医事新報社，2017年）／『健康生成力SOCと人生・社会―全国代表サンプル調査と分析』（分担執筆，有信堂高文社，2017年）／『新・生き方としての健康科学 第2版』（分担執筆，有信堂高文社，2021年）／『系統看護学講座別巻 看護情報学 第3版』（共著，医学書院，2021年）など．

Webサイト運営
「健康を決める力」http://www.healthliteracy.jp/
「Nurse's SOUL」http://www.nursessoul.info/

看護学のための多変量解析入門

発　　　行	2018年1月1日　第1版第1刷ⓒ
	2023年1月1日　第1版第5刷
著　　　者	中山和弘（なかやまかずひろ）
発行者	株式会社　医学書院
	代表取締役　金原　俊
	〒113-8719　東京都文京区本郷1-28-23
	電話　03-3817-5600（社内案内）
印刷・製本	永和印刷

本書の複製権・翻訳権・上映権・譲渡権・貸与権・公衆送信権（送信可能化権を含む）は株式会社医学書院が保有します．

ISBN978-4-260-03427-2

本書を無断で複製する行為（複写，スキャン，デジタルデータ化など）は，「私的使用のための複製」など著作権法上の限られた例外を除き禁じられています．大学，病院，診療所，企業などにおいて，業務上使用する目的（診療，研究活動を含む）で上記の行為を行うことは，その使用範囲が内部的であっても，私的使用には該当せず，違法です．また私的使用に該当する場合であっても，代行業者等の第三者に依頼して上記の行為を行うことは違法となります．

JCOPY〈出版者著作権管理機構　委託出版物〉
本書の無断複製は著作権法上での例外を除き禁じられています．複製される場合は，そのつど事前に，出版者著作権管理機構（電話03-5244-5088，FAX 03-5244-5089，info@jcopy.or.jp）の許諾を得てください．

序

　本書は，看護学で幅広く使われている多変量解析の方法を網羅して，それらをどのように使い分けるのか，そこで何が行われていて，何が言えるのかを，ありのままわかりやすく紹介することを目的としています．では，なぜこのような本が必要なのでしょうか．

■多変量解析では，何が行われていて，何が言えるのか

　すでに，SPSS, SAS, R, STATA, JMP, Amos などの統計ソフトを，統計が得意でなくてもすぐに使えるテキストが多数出版されています．しかし，統計解析を始める以前には研究計画があり，先行研究のレビューが不可欠です．文献レビューのために論文を読むときには，その"生命"とも言える図表を見て，そこで何が行われているのかを理解する必要があります．

　なぜなら，研究テーマにピッタリと合った解析方法が選ばれていないと，誤った結論が導かれるリスクがあるからです．さらに，解析方法が適切に選ばれていたとしても，そこで何が行われているのか，何か言えるのかが理解されていないために，誤った結論が述べられる可能性があります．そうなるとせっかく研究に協力してくれた多くの方々に申し訳ない限りです．

■"言いたいこと"を"見える化"する

　私は看護学や保健学の領域で，統計学の授業と研究の相談や支援を続けて30年ほどになります．こうした領域では，人間の生活や健康といった不確実で複雑な現象を捉えるために，生物的・心理的・社会的・文化的な側面から多様なアプローチが求められます．

　そうしたなかで，ずっと学生とともに学んできたことは，研究テーマの中心（コア）にある人々の"姿や声"を，そのまま多変量解析の形に表して"見える化"することの大切さです．その作業を通して，初めて"言いたいこと"について説得力をもって伝えることができます．

■本書の7つのポイント

　そこで，多変量解析をわかりやすくするために，本書で力を注いだ点は次の7つのポイントです．

①ベン図を使っていること

　多変量解析の中心（コア）にあるものを"見える化"するために，円の重なりで表したベン図を使っていることです．それによって，変数間の関連のどの部分を見ようとしているかがわかります．私自身，海外のテキストで使われていたベン図による説明を知り，なるほどその部分を見ていたのかと「目からうろこ」でした．

その後，講義や講演でベン図を使うと「何度聞いてもわからなかったことが初めて理解できました」「統計がとても楽しくなりました」という声が聞かれました．それが，本書を書こうと思った動機でもあります．

②すべての共通点としての重回帰分析に注目していること

多変量解析が結局何をしているのかを理解するために，どの分析にも通じる共通点に注目しています．スタートは，1人ひとりのばらつきで，それは看護学が重視する個別性にも通じるものです．ばらつきが何によって起こるのか，変数間の関連がまったくない状態からのずれを考えます．

そして多変量解析では，大きく2つの目的があるとしながら，どれも基本は重回帰分析であることに注目しています．それは1つの目的変数（従属変数）を，2つ以上の説明変数（独立変数）で文字どおり説明しようとするものです．重回帰分析をよく理解することが多変量解析ならではの考えかたを身につける早道です．「重回帰分析ぐらいはわかる」と思うかもしれませんが，かなり奥が深いもので，特に説明変数間の関連が結果に及ぼす影響はとてもダイナミックなものです．

③データを用いてSPSSの出力で説明していること

広く使われているSPSSでの計算の例を用いて，図表の見るべきポイントを説明しています．なぜなら，文献が読めるということは，"図表が読める"ということを意味するからです．そのためには，基本となっている多変量解析の考えかたが，図表のどこに表現されているかを知る必要があります．なお，本書で用いているデータは実際の研究で用いられたものではありません．

④説明変数の種類と役割を明確にしていること

ものごとの因果の流れを表すための説明変数の種類や役割を明確にしています．説明変数は多様で，見せかけの関連である交絡や，直接効果と間接効果などを明らかにできます．それらの働きに合わせて，媒介変数，調整変数，抑制変数，制御変数を区別して紹介しています．特に抑制変数では，2つの変数では関連がなくても多変量解析にすると関連が見られたり，係数のプラスマイナスの符号が入れ変わったりする理由を説明しています．

⑤説明変数の選びかたを大切にしていること

説明変数の特徴を押さえたうえで，説明変数の選びかたに注目しています．1つひとつの変数を大切にすることは，そもそもの"言いたいこと"へのこだわりです．患者や家族などから得た貴重な変数や概念があるのに，見す見す削除する"悲劇"とも言える状況を回避するためです．

従来は，目的変数と各説明変数の2つの変数だけでの関連から，有意なものを選んで多変量解析を行うことが多かったと思います．しかし，抑制変数のように2つの変数では有意でなくても，多変量解析では有意になることがあります．また，説明変数が多くて選べないときに自動的に変数を選んでくれるステップワイズという方法には，実に多くのリスクがあることを詳しく解説しています．

尺度をつくるときに欠かせない因子分析での変数の選びかたでも，マニュアルどおりにではなく，変数の背景にある概念の存在の重要性を強調しています．何よりも理論や仮説，先行研究の検討なくして多変量解析は難しいことを繰り返し

述べています.

⑥統計用語に英語を付けていること

あらゆる学問がそうだと思いますが,統計学を学ぶというのは,新しく1つの外国語を学ぶようなことだと思います.英語の論文を読むときはなおさらで,統計について質問を受けると,英語が読めていないだけのことがよくあります.そのため,統計関連用語については極力英語を付けて,欧文索引にも日本語訳を併記するなど英語論文で困らないようにしています.

⑦大学院生とのやりとりをもとにしたQ&Aがあること

これまでの大学院生とのやりとりをもとに,Q&Aのコーナーをつくっていることです.1人でテキストを書くのは孤独な作業ですが,実に多くの院生に意見をもらったことで本書はできています.テキストを出す予定だと言うたびに「絶対買います」「いつ出ますか」という言葉が励みになりました.

■図表を読む習慣を身に付けるための辞書代わりに

本書を通して,少なくとも多変量解析を利用した論文の図表を批判的に読めるように支援できればと願っています.EBM(evidence-based medicine),EBN(evidence-based nursing)の時代には,常に論文を批判的に読む力が欠かせません.

外国語は使わないと忘れてしまうように,統計学という言わば"研究語(language of research)"でも,それは同じことです.そうならないためには使い続けることが肝心で,論文を読むときには必ず図表をチェックする習慣を身に付けたいものです.それを継続的に続けるために,本書を辞書代わりの1冊として加えてもらえたら幸いです.

こうして出版できたとは言え,さらによりよいものにするために,批判的に読んでいただいて,ご意見をnakayamasoul@gmail.comまでいただければと思います.

2017年12月

中山和弘

目次

第1章 統計学とデータ

A 統計学の役割とは … 1

1. 研究の目的は問題の発見と解決：研究の2つのタイプ … 1
2. データを用いて因果関係（仮説）を発見，検証する … 2
3. 検証しエビデンスとして情報共有する … 4
4. エビデンスを構成するもの … 6
5. 解決すべき問題の捉えかた … 8
6. 問題のばらつきを説明し，一般化について考える … 11

B データの種類を確認する … 13

1. 変数となるデータの種類 … 13
2. 4つの尺度水準に分ける方法もある … 14
3. 量的データと見るか，質的データと見るか … 17

C 量的データの分布を確認する … 18

1. ヒストグラムで分布の特徴を確かめる … 18
2. 正規分布からのずれ具合を確認：パラメトリックな分析が使えるか … 20
3. 分布の中心を知る：平均値，中央値，最頻値 … 22
4. 分布の中心からのばらつきを知る：偏差と分散 … 23
5. ばらつきの大きさを比較できるよう標準化する … 24

D 質的データの分布を確認する … 25

第2章 2つのデータの関連の組み合わせ

Ⓐ 3種類の組み合わせの概要　27

1. 量と量の関連は散布図と相関係数 — 27
2. 量と質の関連は平均値の比較 — 29
3. 質と質の関連は比率の差 — 30
4. 3種類の組み合わせにおける関連の共通点 — 31

Ⓑ サンプルでたまたま起こったことかを検定する　32

1. サンプルをとることで起こるずれ — 32
2. サンプルで元々差がないと仮定して差が出る確率 — 33
3. 有意確率の大きさをどう考えるか — 35
4. 検定では，どういうときに有意になりやすいのか — 36
5. 検定とエラーとは — 39

量的データと量的データの関連

Ⓒ 相関図，回帰直線，相関係数　41

1. 相関係数は共分散を標準偏差で割る — 41
2. 共分散は変数と変数の関連の強さを表す — 42
3. 相関係数の大きさの意味 — 44
4. 回帰直線を用いた，変数による変数の予測 — 45
5. 回帰直線の傾きが意味するもの — 46
6. 相関係数の落とし穴 — 48
7. 変数で変数を説明できるとは：決定係数と分散 — 51
8. 相関係数と因果関係は同じではない — 54
   - column　相関係数をベクトルの角度で表すと………55

量的データと質的データの関連

Ⓓ 量と質の関連はグループ同士の平均値（分布）の比較　56

1. 平均値の差があるか確かめる t 検定 — 56
2. t 値とは何か — 57
3. 2グループに対応のある場合 — 59
4. 2グループの分散が異なる場合 — 59
5. 正規分布が仮定できないときはノンパラメトリック検定 — 61
6. 検定の前提条件と結果の頑健性・検出力 — 61

E 量と質の関連で3グループ以上での平均値の比較　63

1. 一元配置分散分析 ── 63
2. 観測値に与えるグループ所属の影響を抽出する ── 65
3. 分散分析で分散を説明している程度を知る ── 67
4. 平均値のどことどこが違うのかの多重比較 ── 69
5. 分散分析は目的変数の分散を説明したいとき広く使える ── 72
   column　一元配置分散分析と回帰分析の関係………74

質的データと質的データの関連

F 質と質の関連はクロス表　74

1. 質的データと質的データはクロス表をつくる ── 74
2. χ^2（カイ2乗）検定を行う ── 77

第3章　3つ以上のデータの関連を見る多変量解析の基本

A なぜ多変量解析が必要なのか　81

B 多変量を測定する理由1：多くの説明変数を用いて目的変数の予測精度を上げる　82

1. 「要因」は実に多い ── 82
2. 1つよりも多くの要因で予測の誤差を減らす ── 83
3. 説明変数による分散の説明力 ── 85

C 多変量を測定する理由2：尺度の信頼性と妥当性を高めるため　86

1. 信頼性：誤差以外の真の値の部分の割合 ── 87
2. 妥当性：直接測れない真の値をどれだけ測定できているか ── 88

D 多変量解析の種類　90

第4章 1つの量的データを複数の量的データで予測する重回帰分析：多変量解析の基本

A 多変量解析の基本は重回帰分析　93
1. 2つ以上の説明変数で目的変数を予測する ── 93
2. 説明変数の影響力は回帰係数 ── 96
3. 重回帰式で予測できた割合は ── 100
4. 目的変数をどれだけ説明できるかを予測値の偏差から見てみる ── 103
5. 説明変数は質的データでもダミー変数にすれば大丈夫 ── 106

B 多変量解析ならではの説明変数間の関連と組み合わせ　107
1. 説明変数間の相関と回帰係数の関係 ── 107
2. 相関が強すぎると生じる問題（多重共線性）と確認方法 ── 110
3. 回帰係数は奥が深いので解釈に要注意 ── 114
4. 縁の下の力もちの説明変数：抑制変数 ── 118
5. 説明変数の組み合わせの効果：交互作用と調整変数 ── 121

C 説明変数を選んだり順番に入れたりする　124
1. 説明変数の統計的な選択（ステップワイズ）の仕組み ── 124
    - column　F 値と t 値の関係………127
2. 統計的な変数選択（ステップワイズ）に潜むリスク ── 130
3. 仮説をもとに説明変数を順番に投入する階層的重回帰分析 ── 134

D 問題のあるデータをチェックする　139
1. 判断を間違わせる変数のチェック ── 139
2. 判断を間違わせる外れ値をチェック ── 143
3. 問題のある欠損値のチェックと対処方法 ── 147
4. 欠損値にどう対処するか ── 150
5. 問題のあるサンプルサイズのチェック ── 154

第5章 量的データを目的変数として複数の説明変数がある分散分析

A 基本的には一元配置分散分析に説明変数を追加するだけ　156
1. 多元配置分散分析 ——— 156
2. 多元配置分散分析は一般線形モデル ——— 158

B 説明変数の組み合わせの効果である交互作用　159
1. 主効果と交互作用 ——— 159
2. 交互作用をグラフで確認する ——— 159
3. 交互作用は A*B または A×B と表す ——— 160
4. 交互作用があるということは調整変数が存在するということ ——— 161
5. 交互作用のパターンにはどのようなものがあるか ——— 161
6. 交互作用でどこに違いがあるか調べる ——— 163
7. 3次の交互作用 ——— 164

C 主効果と交互作用の効果が重複している場合　165
1. 実験などの場合 ——— 165
2. 観察研究などの場合 ——— 166
3. 主効果と交互作用の関連を考慮した3種類の平方和 ——— 168
4. どの平方和を使うべきなのか ——— 171

D 説明変数に量的データを含んだ共分散分析　172
1. 量的データでコントロールできるか確認する共分散分析 ——— 172
2. 量的データで制御しても平行かを交互作用で確認する ——— 173

E 目的変数が複数ある多変量分散分析　174
1. 目的変数が複数ある多変量分散分析(MANOVA) ——— 174
2. 多変量共分散分析(MANCOVA) ——— 175
3. 目的変数と説明変数が複数の量的データの正準相関分析 ——— 175

第6章 量的データを目的変数として時間という説明変数がある分散分析

A 同じ人に対して時間を追って測定する反復測定　　176

1. 反復測定の分散分析 — 176
2. 個人間の効果と個人内の効果への分解 — 177
3. 反復測定は交互作用の見かたが重要 — 178
4. 時間の効果は個人内の効果とする — 179

B 個人間と個人内でそれぞれ検定する　　180

1. 個人間と個人内の2つの誤差で検定 — 180
2. 時間による差の分散が等しい＝球面性 — 181
3. 球面性が仮定できない場合は自由度を調整する — 182
4. 個人間の効果と全体の平方和から見えること — 182

第7章 質的データを目的変数とするロジスティック回帰分析

A 質的データを量的データ，質的データで予測する　　184

1. 基本的に2値データが目的変数 — 184
2. 重回帰分析と違うところはロジット変換がしてあること — 184
3. 重回帰式を変換してできるロジスティック曲線とは？ — 186
   column　p と logit(p) の関係………187

B 最尤法で回帰係数を求める　　188

1. 確率的に最も一致するように回帰係数を決める — 188
2. 尤度とは — 189

C 回帰係数とオッズ比　　189

1. ロジスティック回帰分析での回帰係数の意味 — 189
2. 回帰係数から何倍そうなりやすいかオッズ比で考える — 191
3. 有意確率よりもオッズ比の信頼区間が大事 — 192

D 説明変数とモデル全体の検定と適合度 — 193

1. 量的データと2カテゴリの質的データはWaldのχ^2検定 — 193
2. 3カテゴリ以上の質的データは尤度比検定 — 193
3. モデル全体のχ^2検定と決定係数に近いもの — 194
4. モデルの適合度の計算ができる — 195

E ケースの予測ができる — 196

1. 1人ひとりの確率の予測 — 196
2. どちらになるかを予測する変数を見つける — 197

F カテゴリ内の人数に注意 — 197

1. カテゴリに少ない人数しかいないと何が起こるか — 197
2. 各セルに十分なサンプルサイズを確保するにはどうするか — 198

G 目的変数が3カテゴリ以上の場合 — 198

1. カテゴリに順序があるかを確かめる — 198
2. カテゴリに順序がない場合は多項または名義ロジスティック回帰 — 199
3. カテゴリに順序がある場合は順序ロジスティック回帰 — 200
4. 順序ロジスティック回帰分析を使用できる状況 — 202

H 目的変数が潜在的に正規分布する場合はプロビット分析もある — 202

1. ロジスティック回帰に似ているプロビット分析 — 202
2. 起こる確率が正規分布する仮定 — 203

I 判別分析との違いからロジスティック回帰分析の特徴を見る — 203

1. 目的変数と説明変数が逆？ — 203
2. 変数の仮定の違い — 204
3. 判別するという目的があるかどうか — 205

J ロジスティック回帰分析に似ている対数線形モデル — 206

1. 3つ以上の質的データがあり目的変数がない場合に — 206
2. 多重クロス表ではわかりづらいカテゴリ間の関連を見る — 206

第8章 時間という目的変数をもつ生存時間分析

A 何かが起こるまでの時間を問題にする　207
1 時間という変数に伴う現象 — 207
2 データの打ち切りが発生することが特徴 — 208

B いつどの程度起こったのかを比較するカプラン-マイヤー法　209
1 生存曲線を書く — 209
2 生命表を見る — 210
3 ログランク検定で2群に差があるか確かめる — 211

C 起こる速さの要因を探る重回帰モデル　212
1 起こるまでの時間を予測する重回帰モデル — 212
2 生存時間の重回帰モデルに使うCox比例ハザードモデル — 213
3 ロジスティック回帰分析との違いから見る特徴 — 214
4 尤度比検定でモデルの検定を行う — 215
5 時間とハザード比の交互作用の確認 — 216

第9章 個人レベルとグループレベルの説明変数があるマルチレベル分析

A サンプルが本当にランダムに選ばれているか　217
1 個人が所属するグループ単位でサンプリングされている場合 — 217
2 個人の違いや差とグループによる違いや差をどう扱うのか — 218

B 分析の単位を何にするか　218
1 個人単位を優先した分析の課題 — 218
2 グループ単位を優先した分析の課題 — 221
3 個人とグループを同時に分析できないか — 222

C マルチレベル分析が階層線形モデル(HLM)や 線形混合モデルとも呼ばれる理由　224

1　グループの名前に関心があるかどうか ─────────── 224
2　グループ名に関心がなければランダム効果でマルチレベル分析 ─── 225
3　サンプルに存在する階層とランダム効果 ──────────── 225

D 切片や傾きがランダムに変動するのをマルチレベル分析では どのように計算するのか　226

1　切片と傾きの分散を捉える ─────────────────── 226
2　切片と傾きのグループによる誤差 ──────────────── 227
3　切片だけがランダムで傾きが同じ場合 ───────────── 228

E マルチレベル分析を行った結果を見てみる　229

1　切片だけのモデル＝帰無モデル ────────────────── 229
2　切片も傾きもランダムなモデル ────────────────── 231
3　傾きが同じで切片だけがランダムなモデル ─────────── 232
4　個人単位とグループ単位の重回帰分析と共分散分析と比べてみる ── 233

F マルチレベル分析は懐が深い　234

1　切片や傾きを説明できるグループの要因を探ることができる ─── 234
2　レベル間の交互作用からグループ内での個人の特徴の効果もわかる ── 235
3　マルチレベル分析は反復測定に使える ───────────── 236
4　ロジスティック回帰分析や構造方程式モデリングでも使える ─── 237
5　メタアナリシスに使える ───────────────────── 237

第10章 潜在変数を測定するための因子分析

A いくつもの相関が高い観測変数の背景にあるもの　239
1 単項目による観測変数の誤差による限界 —— 239
2 いくつもの観測変数の相関は共通点？ —— 239
3 真の値である潜在変数を観測変数から測定する —— 240
4 潜在変数から観測変数への矢印 —— 241

B 因子分析の段階的な計算手順の概要　242
1 因子分析の計算は観測変数を目的変数とした重回帰式 —— 242
2 観測変数を共通した部分とそうでない部分，残差の3つに分ける —— 243

C 因子の固有値と因子数　244
1 共通部分である因子の初期の固有値を計算する —— 244
　　column　固有値について2つの観測変数で考えてみると………245
2 固有値で因子の数の候補を決める —— 246

D 観測変数の因子負荷量と共通性　247
1 因子で観測変数を説明できる割合（共通性）を決める —— 247
2 初期の共通性を使って因子負荷量を反復計算する —— 249

E 因子の特徴を探る　251
1 因子負荷量の高い観測変数から因子の特徴を検討する —— 251
　　column　観測変数間の相関係数と因子負荷量の関係………252
2 もっと因子の特徴をわかりやすくする因子軸の回転 —— 254
3 因子を解釈・命名して，採用する観測変数と因子数を決定する —— 257
4 因子を尺度の信頼性から検討する：クロンバックのα —— 259
5 因子数を変えてみる —— 263
6 因子分析の悲劇 —— 265

F 主成分分析と因子分析の違い　267

第11章 因子分析と重回帰分析を統合した構造方程式モデリング

A 理論や仮説を図で描いて確認できる　271
1. 理論的な仕組みやメカニズムを確認する ─── 271
2. パス図のお絵描きの方法 ─── 272
3. なぜSEMが必要とされるのか ─── 274
4. 適合度の算出によるモデルの妥当性の検討 ─── 278

B 主な適合度の指標　281
1. サンプルサイズ，自由度に影響を受ける古典的な適合度 ─── 281
   column　自由度，パラメータ，自由パラメータ………281
2. サンプルサイズ，自由度によらない（それを考慮＝ペナルティを与える）適合度の指標（fit indices） ─── 282

C SEMの主な利用法　283
1. 確証的因子分析 ─── 283
2. 多重指標モデル（multiple indicator model） ─── 286
3. 高次因子分析 ─── 286
4. 多母集団同時分析 ─── 287
5. 潜在成長（曲線）モデル ─── 289
6. パネル（時系列）データによる因果の向きの決定 ─── 290

D 仮説のモデルの適合度が低いときは　294
1. 最初の仮説モデルでのパス図 ─── 294
2. モデルの修正でも理論的な説明が必要 ─── 295
   column　重回帰分析とSEMの結果を比較してみる………298

参考図書　302
あとがき　303
索引　305

統計学とデータ

A 統計学の役割とは

1 研究の目的は問題の発見と解決：研究の2つのタイプ

　研究がなぜ存在しているのか．それは世の中に問題と呼ばれるものが常に発見され，それを解決したいからだと思います．そのため，研究のタイプとしては，必ずしもすべてが明確に分かれるわけではないですが，どちらに重点があるかで問題を発見するタイプのものと，それを解決するタイプのものがあります（図1-1）．

■問題発見型（仮説発想型）

　問題を感じたら，それをどうして問題と感じるのか，そこで起こっている変化や違いについて説明したり，変化や違いが問題となっていないかを把握します．
（例）
- 不適切なケアをしている看護職がいるのではないか，看護職によって患者の状態が違っていないか．
- 同じ病気でも患者によってストレスの感じかたが違うのではないか，それが看護職のケアの方法によって違うのであれば問題ではないか．

■問題解決型（仮説検証型）

　起こっている問題，変化や違いがどのような原因によって生じているかを把握したり，代替案によって問題が解決しないかを検討し，新たな選択肢について意思決定します．

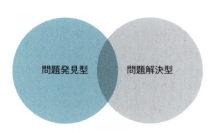

図1-1　研究の目的

(例)
- 患者によってストレスの感じかたが違っているのは，看護職のケアの方法によるのかをデータを取って分析する．
- 看護職のケアの方法を変えることで，患者のストレスの状況が改善するかどうかを検証して，ケアの変更を考える．

これらを交互に繰り返して，多くの問題が発見され解決されていくのだと思います．

■既存研究と新しい研究

また，研究には，次のようにこれまでの研究成果の蓄積と新たな研究があります．

(A) 既存の研究成果：文献的研究(literature review)／理論的研究(theoretical study)
(B) 新たにデータ収集：調査研究(research)／経験的研究(empirical study)

これを，(A) → (B) → (A)……，review → research → review…，見直してはまた探し……と繰り返しているわけです(research の re の語源については「再び」ではなく強調の意味のようです)．言い換えると「わかっていること」→「わかっていないこと」→「わかっていること」……の繰り返しです．(A)と(B)の方法を駆使して，問題を発見，解決していく作業です．

最終的には，実際に解決方法によって問題が解決されなくてはならないので，研究とは**問題解決行動**であると言えます．すなわち，問題と解決方法の間に因果関係があることを実証しなければならないということです．これをみなが納得すれば世間に広まっていき，世界中で問題はなくなる(問題が増える？)かもしれません．宗教や政治は，実証される前に人に納得してもらう方法とも言われます．

2 データを用いて因果関係(仮説)を発見，検証する

■問題をデータ化して論理的に説明する

因果関係の存在を発見，検証するためには何が必要でしょうか．**因果関係**というのは原因と結果の関係ですから，原因や結果となっている現象が何であり，それはどのように定義されるのか，そしてどのようにデータ化できるかが問われます．

データとは何でしょう．起こっている変化を，理解できるように言語化あるいは数値化して誰もが共通に理解できるように表すものです．特に数値化することは，世界的に誰もが理解できる方法です．その意味で数学は language of science (科学の言語) と呼ばれます．データは誰もが理解できなくてはなりません．数学は科学的にものを理解するうえでは必須です．

そしてデータで見る変化や違いが論理的に説明されること，すなわちすべての

可能性が考えられていて隙がないこと，突っ込みに返しができること，そして誰もが納得できること，それをもとに意思決定が可能になることが必要です．すなわち，多くの人の考えや行動を変更させられるだけの証拠を示せるかどうかが課題になります．

■**問題意識がないと意思決定もない．習慣に流されるだけ**

「人を説得したいならデータを示せ！」「なるほど」「それならこうしよう」という流れをつくりたいということです．データ以外の根拠といえば，「習慣だから」「昔から」「なんとなく」「あたりまえ」「信じている」「考えたことない」などなど…人はいろいろな理由で行動をしています．「習慣」とは，意思決定の必要のない行動で，その機会があれば自動的にそれを行うものです．言い換えればその方法に問題や疑問を感じていないか，感じていても代替案がない状況にあるということです．

問題と感じて代替案が出てくると，それを選択するかどうかの意思決定が必要になります．現在の自分の置かれている状況を変えたいと思う人は多いでしょう．これを機会に習慣に流されていないか考えてみてはいかがでしょうか．

■**医療のように不確実なものは，起こりうる可能性が把握できないと…**

意思決定するときの，因果関係の説明の道具が，**データ**と**論理**です．ただし，このとき，現象を数値化したデータの大小だけでは説明できず，データをもとにした論理が必要です．たとえば，ある薬の使用によって，検査値がいくつか下がったとして，その値の大小だけでは，それが薬の影響であるのかどうかはわかりません．薬を使わなくても起こりえる変化なのかが問題なのです．**統計学**はそのデータの取りうる範囲，起こりえる可能性について考えています．あるデータがある条件で起こりえる可能性がどの程度なのかを確率で示すことができます．

そして統計学ではその起こりえる範囲を予測することも可能です．しかし，それで100%予測がつくかといえば，つかないことのほうが多いわけです．それでも，こういう傾向がある，こうなりやすいということが重要な情報になります．特に医療というのは，不確実性が高いものです．しかし，確率で表すことに意味がないかというと，そうではないのです．確かに，実際に起こることは，どれか1つの選択肢であって，確率そのものは実際には存在していないもので，起こりやすさの目安でしかありません．

「だから確率は信じない」と言ったとしても，誰もが実は確率を判断の材料としているわけです．パチンコだってそろそろ出るころだとか，確率変動に入ったとか，どこどこで買ったほうが宝くじは当たりやすいと言って行動している人がいます．気象情報も降水確率で表されていて，人はその確率で行動を選んでいます．犯罪の発生率の違う地域のどちらに泊まるかまったく気にしない人はいないでしょう．誰もが確率を材料として判断しているわけです．意思決定では，問題解決行動のための情報を得てこそ，的確な意思決定ができるわけです．意思決定をするための確率を知りたい，したがって確率論ではあるけれども確率を理解し

ないといけない，そしてどう考えなければいけないかを問い続けなくてはいけません．

特に保健医療は不確実なもので，確率で示すことが多くなります．医療はまじないから始まって，現在では確実性が増したといえ不確実なものであり，誰かがそれを承知で請け負う宿命を背負わされている人類に普遍の行為です．よって，確率があってこそ，よりよい意思決定が評価できるのです．

Q▶「それを解決したいから…」という言葉になんだかほっとした気分になりました．知らず知らずのうちに，研究をすることが義務になっている感覚で，初心に帰った気分です．問題を発見・解決するために，限りなくほかの要素が混じらないようにして因果関係を実証していくために統計学が生かされるということですか？
A▶ そのとおりです．問題解決の方法を知るために統計学を使うのです．

Q▶ 医療では（特に看護では）不確実なものが多いと日々感じています．問題意識がなければ，習慣でなんとなく看護をしてしまう可能性もありますか？
A▶ はい．問題意識をもつことが大切です．

3 検証しエビデンスとして情報共有する

■誰もが納得するもの，エビデンスというすぐれた情報

研究によって，結果的には，常識的であたりまえのことを確認していることも多いかもしれません．しかし，その常識を根拠のあるもの，**エビデンス**へと変えているのです．エビデンスの語源はエビータといい，明るい，はっきりさせるという意味です．はっきりしている度合いのことをエビデンスと言います．データで論理的に示されれば，よりはっきりと，疑い深い人も納得できるわけです．

エビデンスを，「情報」という言葉で説明する方法もあります．情報とは，よく「データ＋価値」であると言われますが，これはデータと論理にも対応させられるものです．それによって選ぶべき選択肢の意思決定が可能になるものです．「不確実性を減らすもの」が情報であるとも言われます．情報化を進めて情報を得て行動すること，インフォームド・アクション（informed action）が求められています．これはインフォームド・コンセント（informed consent）とも同じで，情報を得ていることこそが大事なのです．すぐれたエビデンスこそが，すぐれた情報になると言えるでしょう．

Q▶ 臨床では5年生存率や副作用発生率などのデータを用いて，患者に説明し，治療方法の意思決定をしてもらいます．そこで「話はわかったけど，私は助かるの？」とよく聞かれます．エビデンスが患者にとってどういう意味をもつのか，考える必要がありますか？
A▶ はい．エビデンスとは何か，どの範囲で役立つのか考えましょう．

■リスクはなるべく避けたい

　データを集めていくと「おそらくそうだろう」「これ以外は考えられない」と詰めていって，九十数％おそらく間違いないだろうと，ある意味で確率で判断するわけです．天気なども確率で判断しているように，世の中は確率化してきていると言われます．これはわけがわからないと思われていたものが確率でわかるようになったということです．

　特に医療行為は基本的にリスクです．ほうっておくよりも，何らかの処置を施すため何かしらのリスクをおかします．意思決定のときに，われわれはリスクの少ないほうを選んでいることが多いでしょう．

　では，**リスク**とは何かというと，「問題の大きさ×その発生する確率」で表されます．たとえば，原発は事故が起きればとてつもない問題の大きさだけれども，発生する確率は小さいと考えて建設してきました．そうすると，まず，われわれが判断をしなくてはいけないのは，問題の大きさを測ることができるかということで，人間の能力の話になります．これは概念測定であり，現象測定です．さらに，リスクを明らかにするためには，それに掛ける問題の発生する確率が必要ですから，われわれが発生確率を予測できるかです．そこで，確率のメカニズムを調べ，発生確率の試算を与えてくれるのが統計学です．

　しかし，統計学がすべてではありません．統計学自体が因果関係を教えてくれるのではなく，**因果関係を判断するのは人間**です．そのとき，因果関係があるのではないかと考えさせるような材料を見つけられるのが統計学ということです．

■情報の共有化

　ここで言いたいことは，問題解決の方法をエビデンスとして情報化することの大切さです．個人個人の問題解決の経験，勘，常識，コツを埋もれさせないで，みんなで共有化するというのが**情報化**です．暗黙知を形式知にという言いかたもできるでしょう．同時にそれは疑わしいものであるかもしれないと疑ってみることも大事です．

　情報化社会とはコンピュータ社会のことではありません．いろいろな人がもっている知恵をちゃんと情報としてみんなで共有しましょう，それについてコミュニケーションしましょうということです．その人にとって何の価値もないものは情報ではないでしょう．データに評価を加えるときに，情報としての意味をもたせるときに，人々の価値観が問われます．価値観を明確にするためにもコミュニケーションが不可欠です．医療はコミュニケーションとも言われる理由です．

Q▶外から見たときの「看護」ってやはり見えづらい，「看護」を思うように説明できない自分，看護をより「見える化」するための方法が統計学でよいのでしょうか？

A▶そのとおりです．統計学とともに，身体なら医学や生物学，心なら心理学，個人や集団の関係や価値などは社会学などに基づいたデータの測定が必要です．

4 エビデンスを構成するもの

■目的変数と説明変数は明確か

すでに述べたように問題解決行動であると言えます．何かを問題と考え，それを解決したいからこそ研究というものが成り立ちます．問題意識のないところに研究はないでしょう．

このとき大切なのは目的変数（response variable，英語では dependent variable；従属変数と呼ばれることが多い）と説明変数（explanatory variable，英語では independent variable；独立変数と呼ばれることが多い）です．**目的変数**となるものが問題，**説明変数**となるものが解決方法です．目的変数と説明変数以外にもあるさまざまな変数の呼びかたについて，**表1-1** にまとめました．言い換えると，問題を感じ変化させたい変数が目的変数で，その変化のために操作したいものが説明変数です．もちろん問題に関する研究の問い（＝リサーチクエスチョン）の立てかたのなかには「目的変数と説明変数に関係があると言われているが実は関係がないのではないか」あるいはその逆などもあります．その場合でも，目的変数と説明変数の関係に注目しているのであり，これらは存在します．

「あなたの研究テーマは何ですか」と聞かれたら，最も重要なことは**目的変数が何かという確認**です．目的変数が定まっているかどうかが，テーマが明確かということであり，これが揺らぐと調査や分析の方法が揺らぎます．学会発表を聞いたり論文を読んでも，何が目的変数で，何が説明変数か，最後までわからないこともあります．これではいったい何が言いたいのかわかりません．

論文では，目的でも結果でも，調べた変数間の関連について並べているだけで，さらに考察にも結論にもその結果の繰り返ししかないものが意外と多くあります．研究目的として，目的変数のどのような状況を問題として，それをどう解決しようとしているのか．そして研究してその問いに対する答えはどうであったのか，結論にきちんと書いてほしいものです．このためには何より先行研究をよく知り，そこからなぜその目的変数と説明変数に注目したのかを明確にすることです．そして，注目した甲斐があったのかなかったのか，問題は解決しそうなのかを結論に入れればよいわけです．

■目的変数と説明変数を決める

従来の保健医療分野の研究では，目的変数は問題となる病気，症状，異常あるいは死などのネガティブな側面が強いものが中心的でした．現在では，逆により

表1-1　目的変数と説明変数に類似した変数の名称

問題（結果）	解決方法（原因）
目的変数（response variable, target variable）	説明変数（explanatory variable）
従属変数（dependent variable）	独立変数（independent variable）
被説明変数（explained variable）	予測変数（predictor variable）
アウトカム（outcome variable）	ケア，治療，介入（care, treatment, intervention）
アウトプット（output variable）	インプット（input variable）

表1-2 目的変数と説明変数の例

目的変数	・健康状態，QOL：病気，障害，自立度，健康感，自覚症状，疲労・ストレス，不安，well-being，生活満足度，生きがい… ・保健行動：健康生活習慣，ストレス対処行動，受診行動，アドヒアランス，リスク行動… ・虐待，無視，暴力，いじめ，ひきこもり…
説明変数	・基本的属性：性，年齢，職業，地域，家族… ・パーソナリティ，態度，信念，価値，規範，役割，自己効力感… ・知識，情報，学習，メディア，各種リテラシー… ・コーピング能力や強さ：レジリエンス，SOC(sense of coherence)… ・物理・化学的，生物学的，社会的環境 ・ネットワーク，信頼：ソーシャル・サポート，ソーシャル・キャピタル… ・介入(ケア)：有無，方法や内容の違い

よいものを求めて，QOLだったり，ある能力やスキルの場合もあります．また，何が施設から在宅への移行を可能にするのかといった，ある行動や判断を目的にする場合もあります．それらは基本的に，何らかの研究に値する価値を含んだものでなくてはなりません(表1-2)．

しかし，問題意識よりも先に研究をしなくてはならない状況に置かれ，その問題となる目的変数が発見できない人も多くいると思います．おかしいなと思っていることが何かあるような気がしても，基本的に知識が不足していてそれが説明できない場合があります．その場合は，知識をもっている人に聞くか，先行研究を調べ，何が問題として取り上げられているか，そして，その要因としてどれだけのことが説明できているのかを明らかにしなくてはなりません．

■問題発見は根気強い観察から

それでもまだ明らかにならず，目には見えにくいもの，言語化されないものもあります．そうした場合は，じっくりと観察を重ねるか，根気強くいろいろな人に尋ねてみる作業が必要になります．対象となる人に直接会って話をすることも大事ですが，自分がどのような立場で聞くのかによって，話の内容は大きな影響を受けてしまいます．自分がなるべくまったくの第三者となってかかわるか，相手に影響が及ばないような観察を中心にするのが望ましいでしょう．最近では，個人のサイトやブログや掲示板に多くの貴重な記述があります．それらをじっくり読んでみると，新たな発見が生まれてくることも多いと思います．

このような問題を探すため，従来，統計的な研究を実施する以前に，対象にとって重要な目的変数と説明変数の明確化のために聞き取り調査が欠かさず行われてきました．近年はその方法がさまざまな点で洗練されてきており，**質的研究**としてクローズアップされるようになってきました．これらは問題発見のためには重要な手続きですので，しっかりと活用しましょう．

■基本的な研究枠組

説明変数は，たとえば問題解決となるケアの方法です．この場合はその目的変数に影響を与えることを調査します．基本的な研究枠組は，目的変数に対して説明変数がどう影響するかです．

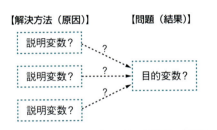
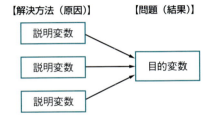

図1-2 仮説：おぼろげな変数間の関連と変数の測定

図1-3 仮説の検証：統計学でくっきりと

　これは，図1-2のように目的変数と説明変数の測定とその間の矢印で示されます．仮説の段階では，変数間の関連を示す矢印や，測定する変数の輪郭もまだおぼろげですが，統計学，特に多変量解析を用いることで，これらを図1-3のようにくっきりさせることができます．

5 解決すべき問題の捉えかた

■問題の存在理由としての多様性

　さて，問題とはまず何であり，なぜ問題が発生するのでしょうか．たとえば，われわれ人類が生きていることそのものが問題だといわれれば，人類全体が変化できない限り，ほとんど何もやることがなくなってしまいます．そういう意味では問題という現象は，実はある少数派のことが多いわけです．

　少数派（マイノリティ）であることがどういうふうに起こってくるかというと，おそらく，われわれが生き物だからです．生き物だとどうしてそうなるのかは，つまり多様であるからです．多様性というのは生き物にとって欠かすことができません．人間といっても多様な人間がいるからこそ，われわれは生き延びてこられたのでしょう．みんな同じメカニズムで個人差がないという場合は，ある条件で全滅してしまいます．

　たとえば，血圧，血糖値には基準値（かつては正常値とも）があります．そういうときに問題とする人も多数派ではなく，少数派を問題にするわけです．あるいは，数量的に計れないようなケースとしては，たとえば配偶者がいる人と配偶者を亡くした人，子供がいる人と子供が生まれたけれども亡くしてしまった人，いずれも亡くしてしまった人のほうが少数派で問題になります．多数派のほうが問題にされないというのが人間の常です．少ないところを問題としていて，本当にその人たちの存在を特定できたかどうかが大事なところです．

■ばらつきを捉えるための平均値

　たとえば，ある対象の人たちのなかには，すごく自分のことを卑下していて自分はダメだと，非常に自尊心の低い人がいるのではないかと考えます．そんな人たちをなんとか救ってあげたいとして，自分をものすごく卑下していることを測れる尺度をつくってみるとします．それで対象となる人たちを調査したら，ほと

んどみんな同じ点数でばらつきがなかったとしたら，考えていたような自尊心が低い人がいなかったということで，その問題設定は意味を成さないわけです．

その意味では少数の何らかの問題のある人をしっかりと拾えるのかどうかが大切です．つまり，あるものについて良い悪いを測ろうとした場合に，良い人と悪い人にそれなりに分かれていてくれないと困るわけです．言い換えれば，しっかりとばらつきを捉えられているかということです．統計的分析の仕事はまず，最も多数派であるところを数値化するのが１つで，その代表的なものが**平均値**(mean)です．

■平均値よりも偏差に注目

その次に注目してほしいのは，問題が捉えられたか，すなわち，平均からある程度意味があるほど離れている人たちが含まれていたかどうかです．みんな平均あたりに固まっているものを測定をしてもあまり意味がないのです．観測値と平均値との差を**偏差**(deviation)といい，この偏差こそが重要な意味をもっているのです(→p.23 C-4)．

偏差＝観測値－平均値

対象となった人たちの年齢にそれなりのばらつきがあるとすれば，そこで年齢を調べる意味が出てきます．何かを問題としたとき年齢と関係はないだろうかと考えます．頭の固い人ほど年齢が高いかなどと．年齢を調べるときは，それがバラバラしているところで調べるのです．

たとえばこれが小学校１年生のクラスだったら，その時点で年齢という変数は何の意味ももたなくなり，調べる意味がありません．ばらつきを測定するのが目的であり，問題と感じるのはその人がなんらかの平均からずれているときです．偏差の大きい状態を問題にするということです．

■平均値と統計学のルーツ

実は統計学の成り立ちは優生学とかかわっています．実験計画法など実験に欠かせない統計学を生み出したフィッシャーや，ものごとの関連を数値化する相関係数(→p.41 第２章 C-1)，クロス表の分析に欠かせないχ^2検定(→p.77 第２章 F-2)を生み出したピアソンは著名な統計学者であり優生学者でもありました．平均値を人間にあてはめ，それを凡庸な人間と意味付けて否定しました．そこから離れている優秀な人を増やし，そうでない人を減らそうという考えです．優生学は，人種主義のように生まれながらに人間の価値に違いを設けることから批判されなければなりません．しかし，だからといって統計学はけしからんということにはなりません．

むしろ，平均値付近の人はあまり注目されず，ある人がこんなに困っていると言った場合に，困りかたの度合いを明らかにして，こちらの人たちをなんとかするために使われています．もちろん，平均値と離れて恵まれている人も偏差が大きくそのデータは意味をもっていて，いかに状態をよくするかということにも使

われていることは確かです．しかし，保健医療の問題意識としては，困難や問題を抱えている人を発見し，その人たちを支援することが中心でした．確かに，歴史的にはより健康であることが国家的に強制された(現在もそうであるという見かたも可能ですが)時代もありますので，研究者は，そのデータの使われかたにも決して無頓着であってはならず，常に注意を払うべきだと思います．

社会的弱者の支援は，生物学的な側面だけに偏って見てしまうと，人類の生存のためには必ずしも得策ではなさそうな行為かもしれません．しかし，実はその支援のための努力を通して，人類は多大な科学的文化的な発展を遂げてきたという側面は決して小さくないと思います．

■ 平均値の比較による統計的調査の始まり

統計的調査の始まり，あるいは集団のなかから問題のある人を発見するという，最初の調査といわれているのが，1842年に英国におけるチャドウィックが書いた『レポート』[1]です．「社会調査の始まり」とも言われます．英国で産業革命が起こり，工場が次々にできて労働力が足りなくなり，子供たちが労働力として使われるようになって，どんどん劣悪な環境になりました．そこでチャドウィックらが子供たちの死亡状況がどうなっているのかの統計をとったところ，明らかに労働者階級の子供たちの死亡率が高く，全体の死亡状況を見て，イングランドでは，紳士階級の平均死亡年齢が35歳であるのに対し，労働者階級の平均死亡年齢が15歳であることなどをデータで示したわけです．そういう問題をきちんと数値で表すのが統計的な研究です．

■ ナイチンゲールも統計学者

ナイチンゲールは，社会全体を変えなければ健康にはならないことを，平均死亡率の差から衛生上の問題を発見するという統計的な方法によって訴えた人でした．その死亡率の計算方法は現在も使われているものです．統計学，衛生統計学，医療統計学の創設者の1人と言われます．

そして，1859年の著書『看護覚え書』では，平均値を安易に使ってしまっては危険だと指摘しています．全体の平均値だけを見ても何もわからないので，それと比較して，どこでどのような人が早く亡くなっているかなど，詳細に現場を観察することの重要性を訴えました．平均値から外れている人々の存在に注目し，その原因を突き止めるということです．統計学への情熱は，データによって人間の痛みや苦しみの原因を発見し，そのデータを提示することで社会や環境を変えていくことに注がれました．

ナイチンゲールは1860年には第4回国際統計会議第2分科会(公衆衛生および病院関係)のプログラム作成などの中心メンバーでした．そこでは，住居，学校，病院施設の衛生水準の向上の経費は，それが引き起こす病気や死亡の損失に比べればはるかに少ないことを政府に知らせ改善させることが大切だと主張しました．1861年には，1801年以降開始された英国の国勢調査に疾病・虚弱者，住居の状態の項目を追加するよう提案しましたが実現せず，政治家が統計学を知らな

いからだと考えました．そして，大学で統計学教育を導入する必要があるとし，オックスフォード大学にも統計学の教授を置くように要望しました．これも実現しなかったことを「私の生涯をかけての目的であったので非常に心が痛んだ」と振り返ったそうです．先見的すぎたナイチンゲール…．

6 問題のばらつきを説明し，一般化について考える

■調査対象とサンプル調査

データを集めるためには，調査が必要で，調査対象を選ばないとなりません．そのときには，いったい問題となっている人は誰かということです．たとえば糖尿病患者で，しかも日本人という限定した対象でも，その対象全員を調査することは現実的ではないので**サンプル(標本)**調査をします．

> ▶ **母集団と標本**
> 一般に調査研究では，研究の最終的な対象となる特性を有する全集団を母集団と呼び，その母集団の一部で実際に調査する対象を標本(サンプル)と呼ぶ．

サンプル調査をするという段階で，統計学が必要なわけです．全員に実施する場合は，統計学はあまり必要なくなります．平均値は計算できるけれども，大事なことは母集団とサンプルとの誤差を考えることです．

このとき，サンプルサイズ(サンプルの人数，N)の決定も統計学的に求めることができます．たとえば，ある看護介入によって，不安得点が10点下がると予想される場合に，その標準偏差(→p.23 C-4)についても予想がついていれば，何人のサンプルを対象に調査すれば有意な差(統計的に意味のある差＝差が0とは言えない)になるかが計算できます(ちなみに，この予想には，似たような先行する研究が必要になりますが，このことからも研究が繰り返し引き継がれていくことが重要なことがわかります)．

なぜかというと，サンプリングの誤差を捉えることができるからです．統計学はばらつきを説明する学問です．たとえば日本人1億3千万人の平均年齢は国勢調査から計算できます．それとランダムに選んだサンプルの平均年齢はどの程度一致するのか，誤差としてどれだけずれるかが，確率としてわかっているわけです．自分がとった調査対象が，どれぐらいの誤差をはらんでいるのかを予測できます．母集団とサンプルの誤差がわかるということです．

■サンプルの出来事を広げて一般化できるか

それから，サンプル調査である限り，その結果を一般化できるか(母集団でもそうか)ということを検討するための材料となる**統計的検定**が可能です(→p.32 第2章B)．自分が調べた人たち(サンプル)の間で，偶然そうなったのではないかが問われるわけです．

糖尿病患者にはこうでしたと100人調査をしたといっても，「何百万人を調査したわけではないから違うのではないか」「特別な人たちを見たからそうなったのではないか」と言われたときに反論するために統計があるとも言えます．サンプルであっても本当に物が言えるか，一般的な現象だと言えるかどうかが，統計的研究の大きな役割です．

■記述統計学と推計統計学

　上に述べたことをまとめると，統計学のできることは，大きく2つだと言い換えられます．1つは，ある集団がどのような大きさの値をとりがちで，しかもどのくらいのばらつきがあるのかを**記述**することです．チャドウィックとナイチンゲールの仕事などがそうです．その場合の興味の対象はその集団だけです．もう1つは上で述べたようにその集団のデータの状態が**一般化**できることなのかどうかを検討することです．その場合の興味は，その集団が属する母集団と呼ばれる，もっと一般的な集団です．前者は**記述統計学**，後者は**推計統計学**，**推測統計学**と呼ばれます．

　上に述べたように，だいたいの統計学の作業とは，推測統計学で，サンプルのデータから全体の状況を推測するものです（図1-4）．言い換えれば，手に入る限られたデータから一般的な結論を導き出そうとしているわけです．たとえば，地球に興味をもってやってきた宇宙人が，人間の大きさを知りたいと思っても，世界中の人間の身長を測定して平均値を求めることはほぼ不可能でしょう．おそらく一部の人たちだけを測定して人間の平均値を推定します．

　このとき考えなくてはいけないことは，その推定した値が本当の値（真の値）をどの程度言い当てているのか，ずれはどのくらいなのかということです．本当の値はわかっていないことがほとんどなのですが，このずれは確率で表すことができます．その真の値への近さについて，サンプルの値というものがどのようにばらつきをみせるのかを確率的に知ることができるのが統計学です．これは言い換えれば，サンプルはあくまでサンプルであり，サンプルにおける誤差を確率で説明しているものです．

　ただし，これが可能になるのは，サンプルがランダムに選ばれていることが前提です．もしそうでない場合でも，それを想定して説明してみるという作業をします．

■要するに？

　このように統計学は，まず，さまざまな人たちがさまざまな状況にあるなかで問題を発見，記述し，問題を解決する必要性を訴えます．そして，そのため，問題をはらんでいると考えられる集団のなかからサンプルを選び，そこで見られた結果から全体に見る因果関係の存在をアピールし，問題の原因を取り除いたり変

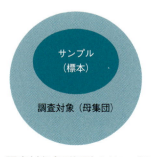

図1-4　調査対象（母集団）とサンプル（標本）

化させたりすることで問題解決に役立てようとするものです．もし問題の存在や解決のための因果関係が認められれば，その情報を共有して，リスクを避けたりして，みなでよりよい行動を実現できます．特に保健医療が不確実な現象を扱っているだけに，不確実な状況においてより誰が見ても正しいと思える意思決定をするために統計学が必要とされています．

データの種類を確認する

1 変数となるデータの種類

■データの種類には基本的に2種類ある

データ処理を開始するときに，まず何を知らないといけないかというとデータの種類です．これは解析の基本になります．問題となっているのはどのようなことかということです．

多くの場合は2つの理由から問題となります．1つは，ある人の数値が平均値から大きく離れて大きすぎるか小さすぎるかで，もう1つは，ある人が大勢の人と違ってある問題となるグループ，言い換えれば少数派に属しているかです．この2つについてどのようなデータとして表せるかと考えてみると，量的なデータと質的なデータです．

■量的データは数字で表す意味があり，質的データはそれがない

これらを明確に分ける一番簡単な定義といいますか，最も簡単な区別の方法というのは「**量的データは数字で表す意味があり，質的データはそれがない**」ということです（図1-5）．「数字で表す意味がない」というのはたとえば男女です．確かに，調査票でそれぞれに番号をつけたり，数値でデータ入力すると，よく男は1，女は2と数字にすることも多いのですが，数字である必要はないわけです．別にイとロであってもかまわないし，AとBでもかまわない．区別さえできればいいわけです．

これに対して「数字でないと意味がないもの」というのは，たとえば温度や身長など，その量を表す数字がいくつですか，というものです．年齢は数字で言わないと意味がない場合も多いですが，女性に年を聞くのは失礼とか言って，質的な

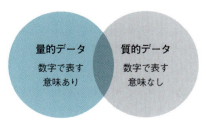

図1-5　データの種類

データで表すことも可能です．たとえば，「円熟している」とか「生物学的にはまだ若い」などと形容詞で表すことも可能で，その場合は数字でなくてもいいわけです．

元々人間が感覚で捉えられるものは，量的なものと質的なものがあるということです．音であれば，高さは周波数の高低（時間あたりの波の数の多い少ない）で量，大きさも振幅の大きさ（波の大きさ）で量です．これに対して，音色や音質は波のかたちで質的なものです．色も光の波長の大きさで人間の脳が感じるようにできているもので，波長の長さによって青や赤といった質的な認識が行われます．光も波長では量的に，色としては質的に捉えられるということです．

■データの種類で分析方法が変わってくる

数字で表すのかそうでないのかということが大きな分かれ目です．それがなぜ大事かというと，分析方法が変わってくるからです．数字で表す意味がないというのは，逆に言えば量的に扱えないということです．数字であれば値が大きくなればなるほどとか，値が小さくなればなるほどと，基本的に大きい小さいで話ができるのですが，質的データの場合はできません．これはこうだけれどこれはこうとかいって，数字でその特徴が表すことができないから質的なのです．そうなると分析方法が，量的データのように数字の大小で表すことができなくなります．すべて数字で解決するのではなく，いわゆる分類，あるいはカテゴリと呼ばれるもので表します．

> ▶連続変数と離散変数
> 身長や体重などをデジタルで整数しか表示しない場合は離散変数だが，実際には小数点以下無数の値をとるので連続変数といえる．

データの分類では，量と質をそれぞれ，<u>連続変数と離散変数</u>，または定量的と定性的と呼ぶこともありますが，これらはみな同じものです．ただし，量的データのなかで，人数や個数などのように数えられるもので整数しかとらないものを連続していないという意味で離散変数と呼ぶことがあります．しかし，離散変数でも数字に意味があれば量的データの範囲ですので，実際には，量的データとして用います．

2 4つの尺度水準に分ける方法もある

■名義尺度，順序尺度，間隔尺度，比尺度

データを尺度水準として4つに分ける方法もあります．名義尺度，順序尺度，間隔尺度，比尺度（比率尺度または比例尺度）という分類です（図1-6）．

最初の**名義尺度**は質的データと同じで，数字にする意味がないものです．

順序尺度は，順番（順位）や段階などを表すもので，仮に数値にして表したとしても，その順番にだけ意味があるもので，金銀銅でもABCでもいいものです．たとえば，質問紙で5段階の選択肢が「まったくそう思う」「まあそう思う」「どちらともいえない」「そう思わない」「まったくそう思わない」や，要介護度（1～5）や重症度（重度，中等度，軽度）などです．そのため，分類上は，質的データに入れられることが多いものですが，量的データとして分析することもあります．これについては後述します．

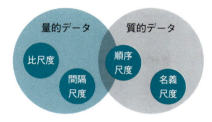

図1-6 データの種類と尺度水準

　間隔尺度と比尺度は量的なデータです．**間隔尺度**は，その名のとおり数値の間隔に意味があるものです．その数値の間隔が大事なもので，たとえば，体温は等間隔になっています．
　比尺度は，基本的に間隔尺度と同じですが，掛け算や割り算できるということで区別されます．たとえば，体温は，2人の体温を割り算して何倍熱いと言えませんが，年齢は2人の年齢を割り算して何倍生きているということができます．しかし，実際に統計的な解析において，間隔尺度と比尺度を区別するということはほとんどなく，気にする必要はないでしょう．

■尺度水準同士の関係

　先ほど挙げた順の後ろに行くほど尺度水準が高く，高いものは低いものに変換できます．たとえば年齢は比尺度ですが，「青年」「壮年」などと質的データに変換が可能です．この意味では，4つはそれほど厳密なものではなく，高いものは低いものになるし，実際にはその逆のことも行われていて，低いものを高いものにみなして計算するということはあります．たとえば，名義尺度である性別を1，2としたり，順序尺度である「いつも」「ときどき」「たまに」「ない」を4，3，2，1と間隔尺度とみなして計算することはよくあります．
　ただし，尺度水準を高くしておくほど情報量は多いです．これは，言い換えると選択肢が多いということです．せっかく間隔尺度で測定したものはなるべくそのまま使いたいものです．順序になおすと，どんなに数値に差があろうと，1位と2位，2位と3位の差は1と一緒になってしまいます．たとえば，オリンピックでダントツのタイムで優勝しても，その記録が残らず順位だけが残るというのは悲しいわけです．また，名義尺度にすると，順位さえも捨ててしまうことになります．たとえば，優勝とその他大勢だと2位以下は悲しいですよね．

■順序尺度の扱いかたには注意が必要

　ただし，順序尺度だけは，どう扱うかが，少しやっかいです．順序で元々聞いているようなものについては，あまりにも無頓着に量的に扱うとすれば問題ですが，絶対に量的に扱ってはいけないというわけではありません．それ自体は実は間隔尺度に近い場合もあれば名義尺度に近い場合もあって，**図1-6**のようにどちらでも扱える可能性をもっています．
　たとえば，「あなたは病気のことで家族とよく話をしますか？」という質問の答

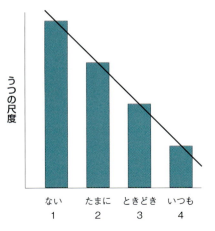
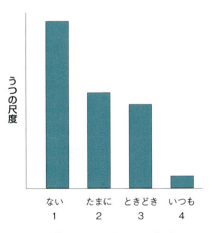

図 1-7　等間隔だと考えられる場合　　　　図 1-8　等間隔とは言えない場合

えとして「ない」「たまに」「ときどき」「いつも」があるとします．これは一応順番になっていますから，横軸にこの 4 つを等間隔に目盛りを付けてみます．右に行けば行くほど頻度が多いことを表します．その 4 つのグループで，たとえば縦軸にうつの尺度をとり，上に行けばうつが高いとします．グラフを描いた場合に，よく話している人のほうがうつではなく，棒グラフが直線的に下がっている（これを線形，いわゆる線の形，英語でいえば linear［リニア］，要するに直線という意味です）場合には，明らかにこの間は，等間隔に下がっているなということでかなり量的データとして扱うことができます（図 1-7）．

　直線的になっていない場合は，棒グラフを見て 4 つの間隔が飛び離れていると考えられるので，確認してみればいいと思います．間隔が違っているというのはどういうことかというと，たとえば，「いつも」と「ときどき」の間には「ときどき」と「たまに」よりも，差があると考えるということです．「ときどき」って言ったらそんなではないけれど，「いつも」と言ったら本当にいつもであって感覚的に違うと言い張っている人がいて，本当にデータを測定してみたらこうなっていた，そしたら「いつも」と「ときどき」の間にはけっこう隔たりがあるんじゃないかということがわかります．このときは本当に直線的にこれを量的なデータとして，1, 2, 3, 4 と数字を割り振っていいのかというと疑問が残ります（図 1-8）．

　そのときに判断するのは，これを 1, 2, 3, 4 とふって数量的に扱うか，あるいはここはあまり差がないので「いつも」と「いつも以外」の人というふうに分けるか，あるいは 4 群はそれぞれ違うんだと質的に扱うかなどの方法が考えられます．それは目的変数との兼ね合いでどういう関係になっているか一番大事なのであって，それをどう記述するかが研究者の仕事というか，元々これが順序尺度だからこういう分析をしなければいけないとか，そういう話ではありません．要するにデータをしっかり観察してみてどういう関係になっているのかと見ることが大事だということです．

　もちろん，たとえば月に何回話をするかといった，より正確な頻度を質問することもできます．しかし，人が頻度をどの程度の感覚で把握しているかが問題

で，そのような質問をしても答えられる場合と答えられない場合があります．

　すでに述べたように，分類上は順序尺度が質的データに入れられる場合もありますが，量的に処理することが実際には多いです．特にカテゴリが多く（5カテゴリ以上），サンプルサイズも大きければ間隔尺度との深刻なずれは少なくなるとも言われます．

3 量的データと見るか，質的データと見るか

■量的か質的かはどう見るかで違う

　いずれにしても，量的なデータとして見るか質的なデータとして見るかでは分析の方法が違うということになります．ものの見かたの違いで，統計的な扱いに違いが生じるから注目するのです．繰り返しますが元々測定前の段階で量的なデータと質的なデータは必ずしも決まっているとは言い切れないのであって，それぞれどのように扱ってみるかで分析方法が違うということです．

　したがって，ものの見かたの違いであるから相互に変換も可能です．特に先に述べたように尺度水準の量的なデータは質的なデータに変換することも可能です．

　どちらにしてみるかはあなた次第，仮説なり，何を見ようとしているのかです．できるだけ探索的に，何かと何かの関係を視覚的に見ることが可能です．

■年齢を量的に見るか質的に見るか

　たとえば年齢は最たるもので，年齢階級，年齢層別に見る場合も多いです．これをどう扱うかは仮説が明確でない場合にはいつも迷うものです．調査をするときは，年齢は基本的には「何歳ですか？」と聞きますから，その後どう分析するか，探索的に見ないと決められないことがあります．横軸に年齢をとって，直線関係があるかどうか量的に見るのが1つの方法ですが，対象が高齢者を含む場合，60歳以上とか65歳以上とか70歳以上とかで，質的に違うのではないかと分けてみたい場合があります．

　たとえば，年齢と抑うつ度の関係がどうなっているのかを見たい場合，年齢とともに本当に上昇しているかの確認は，たとえば5歳刻みくらいでも見ることができます．しかし，5歳階級で刻まなくても年齢のままデータを使えます．年齢を5歳刻みにしてしまうことによって，この1歳の違いのデータが失われていきます．

　量的にとったデータというのは大事な情報です．1歳違いという情報をこちらはもっているわけで，1歳の違いによって何が起こるのかを検討できるせっかくの材料なのです．それを安易に5歳刻みでいいか，10歳刻みで20代，30代なんてやってしまうかもしれないけれど，実は何十何歳のところで分かれ目があることもありうるわけです．だから1歳刻みのまま見てみて，整理がつかないようなら階級分けしてみます．これも，いろいろなところで分けてみて，性質を見極めることが大事です．

　私も以前，20歳から70歳くらいまでの女性のデータをとって，抑うつと子供

の有無の関係を見たことがあります．年齢別に見て，子供を産んでいるのかどうかと抑うつの3者関係を見たときに，ある一定年齢を超えて子供がいない人というのは，少しうつ得点が高かったというデータでした．ちょうどその変わり目は35歳で，その前後に質的な意味の転換が見られているようでした．そういった意味で，質的にどこで切るかは，その年齢に意味があるから切るのであって，「わかりやすいから」という理由だけで安易に分けないことが大切でしょう．

Q 研究目的によってデータを質的に見るか量的に見るかを研究者が判断するのでしょうか．それとも量的に見ることができないデータを質的に判断するのでしょうか？

A 質的に見るか量的に見るかも含めて，仮説に基づいてどう分析し表現するか，すべての判断は研究者＝観察者による作業です．ただし，誰が見ても納得できるかたちで行うことが求められます．

量的データの分布を確認する

1 ヒストグラムで分布の特徴を確かめる

■ヒストグラムをつくる

量的データを入手した場合，その分布，ばらつきを確認して説明するという作業が必要になります．それが自分の目的変数である場合は特に分布は大事です．なぜでしょうか．そもそも，対象がどのような値を示しているかを知りたいものです．宇宙人が地球にやってきて布製の服を着て街を2本足で歩いている生き物がだいたいどのくらいの大きさなのか知りたいとすれば，必要数を捕まえるなどしてその身長や体重を測ってみるでしょう．そのとき，知りたいのは分布です．

論文によっては，たまに目的変数の平均もわからなければ分布もわからないときがあります．それで分析にかけていて，「いったいこの目的変数の分布はどうなっているのか，まずそれからちゃんと説明してくれないと」という場合があります．

そのときに大事なのがヒストグラム，分布を視覚的に見る方法で，**図1-9**は

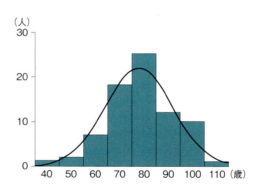

図1-9 何歳まで生きたいか

その例です．学生が何歳まで生きたいかについて分布を示しています．ヒストグラムというのは，横軸に数値を等間隔（階級あるいはクラス）に分けて，縦軸を人数にして見るという方法になります．そのとき大事なことは，やはりその横軸の分けかたです．その幅や数によってどうなっているのかです．

■**階級の幅を変えてみる**

このとき階級の幅というのはMicrosoft Excelなどのように自分で決めるものもあれば，自動的にデフォルト（ソフトであらかじめ設定された）の値によって決まっているものもあります．もう少し幅を変えたいとか，細かくしたいとか粗くしたいという場合には変更することができます．それで，普通に**正規分布（normal distribution）**と呼ばれる形をしているものもあれば，もう少しがたがたしているものもあって，そんなにきれいな形ではないデータはよくあります．正規分布は自然界によくみられる左右対称の山のかたちで，砂時計でできる砂山の断面図がそうです（**図1-10**）．人間の身長もたいてい平均値を中心にしてそうなります．何かを繰り返し測ったときに生じる測定誤差も，0を中心とした正規分布になります．

たとえば，ストレスの調査など，健康に関する測定の場合は分布の中心が左に寄っている，あるいは正規分布の右側が横に伸びていることが多いです．健康状態が悪い人は悪いけれど，それらを除けば全体としては正規分布というものですね．2つの山がある2峰性になっていないかも大事で，この場合は，2つの異なる集団（たとえば男女）が混ざっている可能性があります．大学入試などでも，英語では2つの山ができることがあります．これは，ある程度できる人とできない人がはっきりしていて，英語の能力としては質的に異なる集団と言えるのかもしれません．

いずれにしても，2峰性あるいはもっといくつもの山ができる場合は，その理由づけ，意味づけにそもそも複数の集団が混在しているのではないかという可能性を考える必要があります．

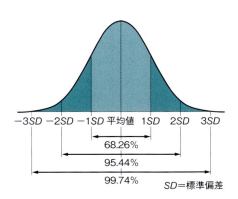

図1-10　正規分布（normal distribution）

■探索的なデータ解析が得意なソフトも

たとえばJMP(ジャンプ)というソフトがあります．古くから世界的に大学・研究機関で使われている統計パッケージにSPSS(statistical package for the social sciences)とSAS(statistical analysis system)というのがありますが，そのSASがつくっているグラフィカルなソフトです．JMPは探索的データ解析ソフトとも呼ばれています．

ヒストグラムをつくるのも機能が違い，特徴的なのがマウスを手の形のカーソルに変えられて，これをグラフの上に持っていってドラッグ(左クリックを押し続け)しながら上げ下げすると，階級の幅が広まったり，狭まったりします．グラフの棒が細くなったり，太くなったりして，だいたいどのような分布なのかというのがよくわかります．

このように階級の幅を変えることで，質的にどこか切れるところはないだろうか，2つに，あるいは3つに分けられないか考えます．いろいろな分布がありえますから．

Q ヒストグラムって奥が深いと思いました．分布の背後に潜む特徴も見抜く視点をもってないと，特徴を見逃してしまいますか？

A そのとおりです．なぜそのように分布するのかを考えてみることです．

2 正規分布からのずれ具合を確認：パラメトリックな分析が使えるか

■正規分布が前提になっている分析

そしてやはり，正規分布なのかどうかが大事です．見た目で確認しますが，検定も可能です．検定とは何かについては，後ほど説明します(→p.32 第2章B)が，ある仮説が正しいかどうかを統計学的に確かめる方法です．正規分布とはどういう形になるか決まっていますので，その形にフィットして大きくずれていないか統計学的に確認が可能だということです．

量的データに用いられる分析では，多くが正規分布を前提条件にしています．そのような量的データの分析を**パラメトリックな分析**と言います．たとえば，相関係数の計算や平均値の差の検定などがこれにあたります．これらは，平均値を計算して使うことになっていますので，正規分布が前提になっているということです．

しかし，サンプルサイズ N が小さい場合は，正規分布と離れる場合も想定されるので，そんな場合には**ノンパラメトリックな分析**というものが用意されています．正規分布のような前提をもたない分析です．平均値を用いることに問題がある分布のものに対して，多くは数値をその大小によって順位に変換して使います．体重であれば，その値でなく，全体で何番目に重いか，20番目，21番目というふうに順位に変換するものです．

正規分布とのずれがあっても，このようなノンパラメトリックな分析を用いれば，**頑健(ロバスト：robust)**だとされています．頑健とは，前提条件が崩れてい

ても，分析の結果を誤りにくい，正しい判断ができるということです．

それでも，平均値の比較については比較的正規分布から離れていても頑健であるという考えかたもあります．したがって，その場合は，あまり神経質にならなくてもよいとも言えます．しかしこれも，もちろん程度の問題があって，ずれればずれるほど問題であることは変わりません．

■左右へのずれ（歪度）と上下へのずれ具合（尖度）

では，そのずれの見かたをどのようにすればいいでしょうか．正規分布からのずれの特徴を表す指標の1つとして，左右対称でないことを示す**歪度**（skewness）があります．歪んでいる程度です．左右対称の場合は，この値は0です．分布の中心が左にずれている場合というのは，上に述べたストレス調査などの場合です．これは都道府県の人口，人の年収などもそうです．形を恐竜にたとえるなら，顔が左を向いて尻尾が右を向いている状態です．この場合歪度は正の値（図1-11のa）になり，逆に尻尾が左を向いているなら負の値です（図1-11のc）．

また，左右でなく上下にずれている場合は，**尖度**（kurtosis）です．尖っている程度です．尖っている場合は正の値で，尖っていなくて平たい場合は負の値になります．

▶記述統計量の確認
SPSSには歪度と尖度，次項以降で説明する代表値や標準偏差などを算出できる「記述統計」という機能が用意されている．

これら歪度と尖度は，0であるかどうかの検定を行うことができます．正規分布よりそれぞれ横か縦にずれていることが確かめられます．正規分布の検定が，正規分布からどこでもよいからずれているものであるのに対して，これはそれぞれの面から見るというものです．

■変数の変換

正規分布からずれていると判断できる場合はどうしたらよいでしょうか．1つは量的データとして見ないで，ある値でいくつかに区切って質的な変数にならないかの検討ができます．この値の基準に明確なものはないですが，明らかに山が2つある場合はその境目などでしょう．

正規分布に近づける方法として，分布の偏り具合により平方根，対数，逆数などで数値を変換する方法があります．それぞれ恐竜の尻尾が短くなる効果があります．また，ノンパラメトリックのように，数値の大きさ順に順位のデータに変えることでそうなる場合もあります．

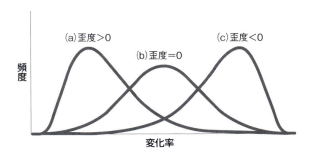

図1-11　歪度と分布の形

さらに，ほかの変数との関連を見ていくなかで，その変数の分布の性質がわかってくる場合もあります．分析に入った後でも，分布の形は必ずしも固定されたものと考えずに常に注意しておくことが大切でしょう．

３ 分布の中心を知る：平均値，中央値，最頻値

■量的データの中心を平均値で

データの分布が，どのような形であるかそれなりにわかったときに，それを人に伝えなければなりません．数値で説明するとき，どういう値が多いのか，中心的な値はどのくらいなのかを表すものを**代表値**と言います．また，分布はそもそもどこにあるのか，その位置を中心のところで示すということです．

これには**平均値**（mean）が使われることが一番多いです．たとえば対象者の年齢がだいたいどのくらいかという話になった場合には，何歳くらいの人が一番多かったか，分布の中心はどこに位置していたのかを説明します．マラソン大会で走っているランナーの分布についても，全体として集団が何km付近を走っているのかを示すときでも同じです．

ただ，平均値が使えるのは，基本的には正規分布のときで，分布が左右対称になっている場合です．それ以外の場合は，**中央値**（median：真ん中番目の人の値）あるいは**最頻値**（mode：最も多くの人がいる値）が，代表値として候補に挙がります．

■平均値は外れ値に弱い

▶外れ値
全体の分布から極端に外れている値のこと．

加えて，平均値は外れ値（outlier）に弱いです．たとえば30人のなかに1人90歳以上の人がいると，平均年齢が3歳以上あがります．特に平均年齢が低いときに3歳は大きいですね．1人のためにです．それぐらい外れ値というのは影響力が大きいのです．平均値は全員の値を使うので民主的であるけれども，1人ひとりの影響力が大きくなる可能性があります．そもそも，民主主義というのは個々の意見，少数意見にこそ気をつけなければならないものです．少数意見を全員に紹介することが大事で，そのときに全員がどう思うかです．平均値で学ぼう民主主義です．

視覚的な確認も重要で，外れ値はどう見ても全体のかたまりからは外れて，つながっていない感じがするものです．ここでは省略しますが，箱ひげ図（box plot）も視覚的によい情報を与えてくれるので，その描きかた見かたについても知っておきたいものです．

外れ値は，入力ミスなど研究者のミスであることがわかればすぐに修正できますが，そうでない場合は，対象に含めるのかどうかです．最終的には，外れ値の判断は，その値を入れるか入れないかで結果が大きく違うかどうかにかかってきます．次の項や多変量解析における外れ値は第4章D-2（→p.143）で解説します．

4 分布の中心からのばらつきを知る：偏差と分散

■実は平均値からの偏差が命

　統計を嫌う人のなかには，「何でも平均値で見て…」という人がいますが，これは少し了見が狭いと思います．確かに平均値はよく使われる代表値ですが，統計的な処理のほとんどは分布のばらつきの分析です．平均値はばらつきを把握するための基準です．基準をつくらないと1人ひとりの位置が定まりません．1人ひとりの違いを知るためにこそ平均値を計算しているのです．また，非常に個性的な，例外的な，特別な人を発見できるのも基準があってこそです．

　それぞれのデータが，平均からどのくらい散らばっていたのかを表すには，**分散**(variance)と**標準偏差 SD**(standard deviation)があります．標準偏差がよく使われます(次項で解説します)．ほかに，最小値(minimum)，最大値(maximum)，範囲(range)が挙げられます．

　日常的には，「このあいだのコンサートは何歳くらいの人が来てたの？」というとき，「だいたい20代前半が多かったかな．でも30代の人や10代もそこそこいたかな」と言うとだいたいわかります．平均年齢は20代前半ぐらいで，最小値はハイティーン，最大値は30歳後半くらいだから，標準偏差は5歳以内くらいでしょうか．

　分布の形について，論文などでデータを表記するときに，平均プラスマイナス標準偏差というのはそういう意味です．そして，前にも記したように，偏差が大事だという話です．たとえばAさんが30歳で，平均値が25歳なら，平均値からどれくらい離れているのかの量としての偏差は5歳です．繰り返しますが，これが基本で，統計解析の基本的な性質を示します．ものの因果関係を考えるにおいてもこれがベースになります．

■偏差の平均値を表そうとしている標準偏差

　Aさんの偏差が5歳となっていた場合，Aさんは平均より年齢が高い人ということがわかります．年齢が高いということがなぜ起こっているのか？　年齢が目的変数だった場合，年齢がなぜ高いのかといった場合に，平均値からどれくらい離れているのかを問題にします．

　このとき，偏差の平均値がどのくらいかを計算すれば，その平均的な離れ具合がわかります．しかし，偏差は平均値より小さい場合はマイナスになりますので，そのままでは足し合わせることができません．そこで絶対値をとって計算する方法もあるのですが，統計学の歴史としてはその方法を採ることが少ないのが現状です．絶対値は計算上扱いにくいというのが理由のようです．そこで，偏差の2乗を計算して，すべて正の値に変えてから，平方根をとるという計算方法が使われています．

　偏差の2乗の全員分の和を，**偏差の平方和**(sum of square)といい，それをNで割ったものを分散といいます．分散の平方根(ルート)が標準偏差SDで，標準偏差SDの2乗が分散になります．分散と標準偏差とその関係は，どんな統計の

計算でも使われる基本の基本の知識ですので,絶対に忘れてはなりません.

$$\frac{(\boxed{偏差})^2 \text{の和}}{N} = 分散 = (標準偏差\ SD)^2$$

観測値−平均値

■**外れ値を標準偏差で判断する方法も**

外れ値かどうかの判断の方法には,標準偏差(ばらつきの大きさ)の3倍程度離れているという方法がありますが,やはり厳密な定義はないでしょう.その3倍程度の根拠としては,標準化したz得点(すなわちSDの何倍かで表した得点,次の項で解説します)で考えると,3.29を超えると,それが起こる確率が.001を下回ることになるからです.これは1,000人に1人もそれを超えないということですが,1,000人以上のサンプルだと何人か出てくる可能性がある値です.1つの目安にはなるかもしれません.

▶**数値の表記**
本書では,APA方式に準拠して,1を超えない統計量は小数点以下のみ表記している.ただし,SPSSによる出力はそのままの表記としている.

Q 分散を求めるときに,どうしてわざわざ2乗にするのでしょうか? 求めかたはわかりましたが,2乗にして和を求める意味が納得できていません.

A 偏差はマイナスにもなるので,そのまま足し算したりすると大きさがわからなくなります.2乗すると負の値を扱わなくてすむので計算が楽になります.計算上マイナスを消したいときに絶対値をとる代わりによく使われる手だと考えてください.

5 ばらつきの大きさを比較できるよう標準化する

■**偏差を標準化する**

ここまでわかったら,次にわからないと困るのは,標準化です.統計ではほとんど必ず**標準化(standardized)**した値が出てきます.標準化回帰係数(標準回帰係数ともいう)とか,標準化パス係数などです.

そのために標準化のもつ意味がわからなければなりません.標準化という作業は,すべての観測値を「平均値からSDの何倍離れているか」という単位にそろえるものです.こうすると,どのようなデータでも,平均からの離れ具合がそろえられて,データ同士で比較ができるようになります.それは共通化,統一化と言ってもよくて,身長や体重や国家予算だろうが,そのばらつきの大きさについて,SDを単位として統一しましょうということです.

標準化してできた得点を,**標準(化)得点(standard score)**または**z値(z-values)**,**z得点(z-scores)**といいます.

標準化するためには,1つひとつの値を変換します.偏差を求めて(1つの値から平均値を引いて),それを標準偏差(SD)で割るという作業です.これだけです.このことだけで,変換後は,「平均値0で,分散が1」になります.

$$標準得点 = \frac{偏差}{SD}$$

■偏差値も偏差の標準化の例

ちなみに偏差値とは何でしょう．みなさんも試験の成績で偏差値がついたことがあると思います．次の式です．

$$偏差値 = 50 + 10 \times \underbrace{\frac{偏差}{SD}}_{標準得点}$$

たとえば，平均年齢が40歳で，SDが10歳という場合に，50歳の人の偏差値はいくつでしょう？

偏差というのは，その人の値から平均値を引いたものですから，偏差が10になります．50歳の人だと偏差は10．SDが，今の場合10ですから，これを計算すると10×10/10だから10，50＋10で偏差値60です．じゃあ70歳の人はというと，偏差に30を入れればいいので80です．式には（偏差/SD）の部分があります．ここが標準化している部分の式なのです．

■標準化は偏差をSDの倍数に変えること

このように，ある人の値を平均値から何SD離れているのかに変換しているわけです．今の場合で言えば，50歳の人というのは，偏差が10だから，これは平均からSDの1倍ずれていることになります．

偏差値が，なぜここに50足しているのかというと，平均値が50になるように変えてあるだけです．偏差が0，要するに平均値の人，40歳の人というのは偏差が0ですね．そうすると，式の右側が0になりますから平均値の人は50点になります．偏差を10倍しているのは，平均値から1SD分離れているのは60点にしましょうと決めただけです．できるだけ100点満点に近い感覚をつくるためでしょう．

■SDの何個分ずれているかで考える

繰り返すと，標準化するというのはその人の偏差をSDで割ることです．おおまかに言うと，SDでなんでもかんでも割ってやれば，SDの倍数の話になって，だいたい比較可能な値になるということです．

質的データの分布を確認する

■割合の確認だけ，ただし外れ値もある

質的データの測定結果を視覚的に説明してみましょう．しかし，質的データに関してはあまりやることがなくて，帯グラフで，割合がわかるグラフさえ描ければよいと思います．ただし，質的データにおいても外れ値を考えることができます．

たとえば，100人の調査で，9対1以上で偏っているとすると，片方が5人な

どということになります．それを用いた分析では，その圧倒的に少数な人たちの個々の値の大小に左右されることになります．多数派に入ると個々人は影響を及ぼしにくいということです．

　看護職の話なら，女性に比べて男性が少数派ですから，そこにどんな男性がいるかで男性看護職の特徴が決まってしまうという話に似ています．たまたまその人たちが変わっていたら，男性看護職は変わった人たちということになってしまうということです．

　このような場合は，分析には使わないほうがよいと思います．相関だけでなく，平均値の差の検定でも少数派の5人の平均値で影響を受けますので考えものです．

　質的データの場合は，あるカテゴリに少数しかおらず，カテゴリの併合も難しい場合は分析に用いないのが得策だと思われます．何人ならいいのかというのも明確な線引きはできませんが，少なくとも10人以上というのが目安ではないでしょうか．

●文献
1) Chadwick, E. (1965). Report on the sanitary condition of the labouring population of Great Britain. In Flinn, M.W. (ed. & intro.), Report on the sanitary condition of the labouring population of Great Britain. Edinburgh University Press. (Original work published 1842)〔Chadwick, E., 橋本正己(訳)(1990)．大英帝国における労働人口集団の衛生状態に関する報告書．日本公衆衛生協会.〕

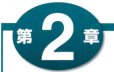

2つのデータの関連の組み合わせ

3種類の組み合わせの概要

2変数の関連についての分析(bivariate analysis)，要するにデータとデータの関連を見るにはどうしたらよいのでしょうか．このとき，関連を見る方法は基本的には3種類です．量と質は区別しなくてはならない，区別したらどういう組み合わせが考えられるかというと，量と量，量と質，質と質の3つしかありません．この3つについてそれぞれの分析の手法さえ知っていれば，問題ないわけです．

また，この3つの関連について，その見かたがわかれば，多変量解析はこの応用になります．多変量解析も山ほど種類がありますが，やはり量的なデータを使っているのか質的なデータを使っているのかによって方法が決まってきます．これらが基礎になるので，よく理解しておきましょう．

1 量と量の関連は散布図と相関係数

量的データと量的データの関連を見る場合には，やはりまず視覚で見るというのが大事です．たとえば，図 2-1 は「息を止められる秒数」と「何歳まで生きたいか」という質問への回答の散布図です．1人ひとりが1つの点で表されています．これを見ると，なんとなく右上がりになっていて，息を止められる秒数が長い人

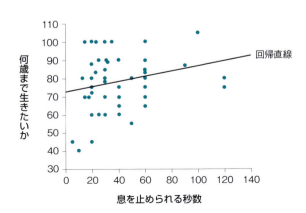

図 2-1　量と量の関連は散布図

ほど，長生き（息が長い…）したいと思っているという，データです．このように視覚で見る場合は散布図を描きます．

散布図を描いた後は，この関連はどの程度の強さなのかをなんとか表したいと考えるわけです．人に説明するときには，散布図という点の集まりだけ出しただけでは今ひとつ伝わりにくいものです．これはこれで読み取ってくれという方法もありますが，実際にはそれで伝わるかというとなかなか難しいでしょう．どうも右上がりになっている感じはするけれど，どれくらい関連が強いものかを，何らかの数量で表したい．そこで相関係数というものが登場するわけです．

図2-1には，散布図に加えて右上がりの直線が描いてあります．この直線は，単に点の分布の中心を通るように勘で描いたものではなく，ある計算に基づいて描かれています．データとデータの関係が直線で表せるのかどうかを考えるための直線です．これを**回帰直線**といいます．**回帰**とは何かというと，「データの分布をグラフにあてはめる，あるいは置き換える」ということで，それによって「説明変数によって目的変数がどの程度予測できるか，あるいは説明できるか」を考えることです．今の場合は直線にあてはめるので，回帰直線と言います．

■**量と量で関連があるということの意味**

では，量と量で関連があるという場合には，図ではどうなっていると関連があると言えるでしょうか．右上がりの関係になっているとか，右下がりになっているとか，U字型とかW型とか，いくつものパターンが考えられます．そうすると，関連がないときはどうなのだろうと考えるとよさそうです．それとは違う場合は関連があるということです．

関連がない状態は，横軸の値の大小にかかわらず，縦軸の値は一定しているというものです．縦軸の平均値が一定であると言ってもよいでしょう．右上がりでもなく右下がりでもなく，直線で関係を表すなら，水平な横線1本になって，左右どこでも縦の値の分布は変わらないという関係です．次の図2-2のような状態です．この図では変数間にまったく関連がありません．

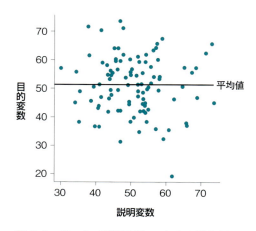

図2-2 まったく関連がないときの散布図

すなわち関連がないときは水平線の状態だということです．あとは，それからどれだけずれているかを考えれば関連のしかたがわかります．その水平線が右上がりや右下がりになったり，U字型とかW型とかになっていないかを確認すればよいわけです．

言い換えると，横軸が縦軸に関係していないときは，縦軸の最もよい予測値，すなわち全体として最も誤差の小さい予測値は平均値だということです．「何歳まで生きたいか」に「息を止められる秒数」が何の関係もないときには，その年齢を最もうまく予測できるのは，年齢の平均値になります．平均値より大きくても小さくても誤差が大きくなっていきます．ある集団の身長を最も誤差なく予測したければ平均値を計算すればよいのです．平均値にはこのような性質もあります．

どのような散布図だと，どのくらいの相関係数になるかについては，多くのデータを見ることでだいたいわかるようになります．しかし，早く知りたい場合は，インターネットで検索するのが早いです．Googleの画像検索で「散布図　相関係数」と入力してみましょう．いろいろな図が見られることでしょう．良い視聴覚教材になりますから，いろいろな画像検索をしてみましょう．

2 量と質の関連は平均値の比較

次は量的データと質的データの関連を見たいという場合です．図 2-3 は，棒グラフで描いてありますが，こうやって平均値を比較する方法が代表的です．平均値の棒に付いているT字型の縦の棒の長さが標準偏差(SD)にあたります．これは，「子供の頃に見てはいけないテレビがあった人(質的データ)」のほうが，「息を止められる秒数(量的データ)が長い」という結果です．我慢強く育ったのではないかという話です．

このグラフは，質的なデータによって，すなわちグループの違いによってある量的データに差があることを示すことで，量的なデータと質的なデータの関連を見ようというものです．これは2グループでなくても何グループでも一緒です．図 2-4 の例は，手足の脱毛方法(質的データ)による抑うつ度(量的データ)の違

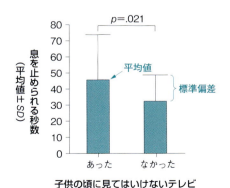

図 2-3　量と質の関連は平均値の比較

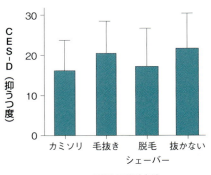

図2-4　4グループの平均値の差

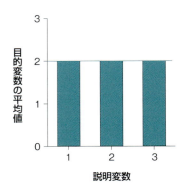

図2-5　まったく関連がない場合は平均値に差がない

いを見たものです．平均値に差があるならば，何らかの質的なデータによって量的なデータが影響を受けているということがわかります．

■量と質で関連があるということの意味

　量と質で関連があるという場合には，図で表すとどうなのでしょうか．関連がある場合は平均値に差があるわけですが，差の出かたもいろいろです．どのグループもバラバラだったり，あるグループだけが突出していたりします．

　そこで，またまったく関連がない状態を考えてみます．すると，図2-5のようになります．すべてのグループで平均値がまったく同じで，言い換えると，全体の平均値が各グループの平均値になっている状態です．関連があるということは，この状態からずれていることになります．そのずれの大きさに注目すればどのように関連しているかわかるでしょう．

■量から質を予測したいときはロジスティック回帰分析

　また，平均値のこの見かたは，質的データが原因で，量的データが結果を表すと考えられる場合の話です．これが逆の場合は，横軸に原因となる量的データをとり，縦軸に比率を表して，その違いを見ることもできます．この場合も関連がなければ，横軸のどの値でも比率が一定で横一線になるというのが関連がない状態で，関連がある場合は，そこからずれた状態になります．この場合は，分析方法としては，ロジスティック回帰分析を用いることが可能です（→p.184 第7章）．

3 質と質の関連は比率の差

　質的データと質的データの場合は，関連を視覚化して見るには，比率を比較します．図2-6の場合は，歩き出すときに先に出す足と，足を組むときに上にする足の関連を見たものです．比率はほとんど変わらなかったという結果です．

　これも，2グループまたは2カテゴリでなくて，3つ以上の場合でも比率を比較することに変わりはありません．

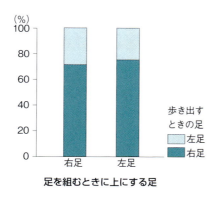

図 2-6　質と質の関連は比率の比較

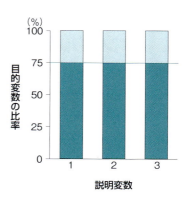

図 2-7　まったく関連がない場合は比率に差がない

■質と質で関連があるということの意味

　質と質で関連があるという場合には，量と質の平均値の差と同じです．図 2-7 のように，比率がまったく同じになっているときに関連がない状態になります．そこからどれだけずれているかを見ればよいわけです．

4　3 種類の組み合わせにおける関連の共通点

　このように 3 種類の組み合わせで，それぞれ関連の見かたの違いを比べてみました．そこでは，ある共通点があります．図 2-8 のように，目的変数と説明変数の関連では，それがまったくないときには，水平線あるいは横一線になるということと，関連がある場合は，そこからずれていくということです．そのずれかたの大きさが測定できれば，そのずれが大きいほど関連が強いことが予想されます．その計算方法については，第 2 章 C（→p.41）で，順番に見ていきます．

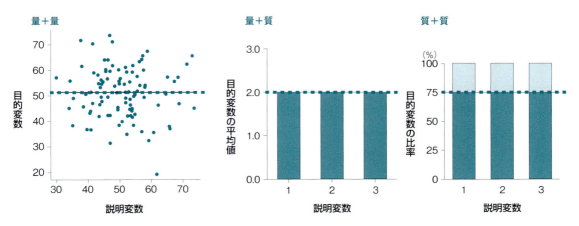

図 2-8　関連がない場合は横一線

B サンプルでたまたま起こったことかを検定する

1 サンプルをとることで起こるずれ

2変数の関連を見るときには，まったく関連がない状態からのずれの大きさを見ますが，それは選んだサンプルの違いによっても大きくなったり小さくなったりします．大きくずれているように見えても，それはたまたまそのような結果になるサンプルが選ばれたからかもしれません．もし，たまたまずれが大きかっただけで関連があるという結論にしてしまったら問題です．とはいっても，そのたまたまかどうかを決める基準がないと，どこからがたまたまなのかの区別がつきません．

そこで考えられたのが，検定という方法です．検定というのは，英語で言えばtestです．これを使えば，ずれの大きさから関連があると言ってよいかどうかの判断ができます．変数の関連の見かたは3種類で，それぞれに検定の方法があります．この章では，3つの種類ごとに，説明していきますが，その前に，わかりやすい例として，量と質の関連，すなわち平均値の差の例を通して，検定とはどのようなものかを紹介しておきましょう．

■サンプルの平均値のずれ：信頼区間

サンプルで計算される平均値は，そのサンプルの母集団の平均値に近いだろうと推定されます．しかし，たいていの場合はピッタリ同じではありません．必ずずれ，すなわち誤差が生じています．

このときサンプルの平均値から，母集団の平均値がどれだけの範囲にあるだろうかという推定も可能です．それを**信頼区間（confidence interval）**と言います．サンプルの誤差の範囲を表すものが信頼区間で，その区間内に母集団の推定値がある確率がわかります．図2-9のように，一般的に95%が用いられますが，99%も使われます．このような正規分布の場合は，それぞれ，標準偏差の±1.96倍と±2.58倍の幅になります．

これは平均値だけでなく，比率でも同じで，その信頼区間を求めることができます．

> ▶信頼区間と信頼水準
> 95%の信頼水準で推定される区間を一般に95%信頼区間と呼ぶ．

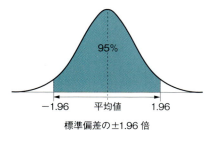
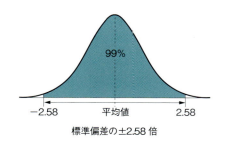

図2-9　95%信頼区間と99%信頼区間

2 サンプルで元々差がないと仮定して差が出る確率

■母集団では差がなくてもサンプルでは少しは差が出る

　母集団で調べると平均値には本当は差がないと仮定します．子供の頃に見てはいけないテレビがあったかどうかで息を止められる秒数が決まるわけがないじゃないかと，そちらのほうが冷静な見かたをすれば正しい判断だと思います．その本当に差がないというときにでも，実際にサンプル調査をしたらある程度の差は必ず出ます．母集団において差がないとしてもサンプル調査で30人ずつ連れてきて息止めをやってみたら差が0なんてことはそうはないです．少なくとも小数点以下何秒にしても絶対にずれるでしょう．

　それがどれだけずれるかということですが，このずれの起こりやすさが t 分布 (→p.58 D-2)で表されます．そして仮定どおりである，差が0になるところが一番高くなります．ほかに比べれば0付近が一番出やすく，差が大きくなるとどんどん小さくなります．縦軸は，その t 値(→p.57 D-2)の起こりやすさですが，t 値の1点だけでの起こりやすさなので特に確率密度と呼ばれるものです．確率を考える場合は，ある t の値以上(あるいは以下)の確率，すなわちグラフの面積(山の中の部分)を用います．

■平均値がどのくらいずれるかは確率でわかっている

　どんな値であろうが2グループの平均値があったとしたら，それが何かを測定したサンプルの場合，必ずと言ってよいほど平均値は少しずれるはずです．それがある値以上にずれる確率がどれくらいかということはもうわかっているということです．ただし，本当に差が0であることが正しくて，ランダムサンプリングしてあって，2グループの分布は正規分布しているという条件のもとです．

　そうした場合に，図2-3 で検討した息止めとテレビの関係で見ると，これ以上平均値がずれる確率にあてはめてみればわかります．t 値を計算するといくつかになるわけです．たとえば10秒以上ずれる確率といったら t 値を計算することによって，それ以上ずれる確率はどれだけなのかという計算をすることができるわけです．

　そして，その確率が，図2-3 の場合，.021でした．少なくともこの差以上が生じる確率が.021です．100回に2回くらいはこれ以上の差が生じるということです．本当は関係ないはずだとしたときに，たまたま30人ずつくらいの息止めのテストをやったら十何秒以上ずれるという確率は.021，100回に2回くらいしかない確率だということができます．

　このとき，起こりにくい差が生じていると考えます．十分に差が大きいということです．

■その確率を有意確率と言います

　.021のことを**有意確率**，または **p 値**と呼んでいます．p は probability の頭文字です．意味のある確率，英語で言えば significant probability, p-value．名詞

でいえば，significance です．この平均値の差の場合は，意味のある差，すなわち有意差があると言います．有意な差があるか，あるいは有意差があるか．その決定的なポイントは p の値にかかっています．

100回に1回や2回起こる差は，たまたまだと考えるかもしれませんが，統計学の世界では p が .05 というのが習慣としてその基準になっています． p 値が .05 より小さい場合は有意な差，意味のある差だと判断します．

「十何秒離れているくらいたまたまじゃないか」と反論する人に対して，本当は差がないと考えると100回で2回くらいしか起こらない差というめったにない差，珍しい差なので，差がないとは考えにくいと主張できるということです．

■差が無いという仮説は帰無仮説

t 検定の場合 $t=0$ を **帰無仮説** といいます．英語で言えば，null hypothesis で，null（無し）を「帰無」と訳したわけです．記号では H_0 で表されることが多いです． $t=0$ と考えたとき，実際のサンプルで t を計算してみて，ある値になったとして，その値以上になる確率が .05 よりも小さかった場合に，帰無仮説， $t=0$ という仮説を取り下げたほうがいい（棄却すると言います）と考えます．

帰無仮説を棄却する水準として，**有意水準** という言いかたがあります．.05 を 5% 水準と呼ぶ方法です．.01 を 1% 水準，.001 を 0.1% 水準と呼んで，その水準で有意だと言うわけです．

現在では，有意確率をそのまま論文に表記するのが定着し，＊（アスタリスク：星）の数で表記することは少なくなっています．そのほうが実際いくつぐらいなのかわかって情報が多いからです．仮に有意でなくてもどのくらいかわかるわけです．

帰無仮説と有意水準について，こんな例はどうでしょうか．親友から，あなたの彼氏（彼女）がディズニーランドで見知らぬ女性（男性）と手をつないで歩いていたと聞いたとします．もし何の関係もないなら（帰無仮説），そんなことが起こるでしょうか．

某広告代理店の大規模調査で，ディズニーランドで手をつないで歩いている男女の96%はカップルであるというデータがあるとします．すると，何の関係もない確率は4%で，何の関係もないことはないと考えます．1%水準であれば棄却できず，何とも言えないことになります．あまり考えたくない例ですみません．

Q 差があるかないかという判断については，検定による判断だけをうのみにすることなく，自分でもデータの分析結果から考える必要があると思いますがいかがですか？

A そう思います．検定結果だけで判断するのではなく，サンプルサイズや差の大きさのもつ意味と併せて判断することが必要だと思います．

3 有意確率の大きさをどう考えるか

■なぜ有意確率は .05 なのか

　検定では，なぜ有意確率は .05 で，.05 よりも小さいと有意だと言うようになったかを考えてみましょう．これは，統計学者フィッシャーが最初に使ったもので，特に客観的な根拠がないと言われています．それでも人間の感覚として，どれくらいで偶然か偶然じゃないかを区別する境目があるのではないかという話もあります．この感覚の信憑性のあるなしはともかく，検定の考えかたを理解するために以下の例を読んでもらえればよいと思います．

　丁半博打の話です．あまり現実的ではない話なのでいつか例を変えたいと思うのですが，江戸時代にでもタイムスリップして考えてくれればいいと思います．とにかくお金がないので，偶然知り合った遊び人の何とかさんに賭場に連れて行かれたわけです．つぼふりの何とかさんが出てきて，丁か半かを賭ける．丁か半かというのは2つのサイコロの目の合計が偶数か奇数かです．それを当てるゲームです．

■丁半博打で負け続けたときの気持ち

　丁が偶数で，半が奇数です．丁度よいのが丁で，半端なのが半です．そして，さっそく始まって，1回目に丁に賭けたら半が出た．2回目にもう一度丁に賭けたら半が出た．2回半が続いたから次は丁が出るだろうと思ったらまた半が出た．

　ちなみに2回半が続いたから次は丁が出るだろうと考えるのは確率的に誤りです．なぜなら，1回1回独立しているので，サイコロは過去を引きずりません．どちらが出るかはいつもわからない．それでもやっぱり人情として「そろそろ丁が出るんじゃないか」と思って丁に賭けたらまた半が出たとします．予想は外れ続けるんですが，意地を張ってずっと負け続けました．

　みなさんは，どのあたりから，自分はとことん運がないと思いますか？ 何回も負けが続くんです．十何回続いても，何十回も負け続けても運が悪いと思いますか？ それとも，どこかの時点で，これにはからくりがあるぞと思い始めますか？

■運が悪いのか，いかさまなのか

　からくりがあるとは，「これがまったく偶然に生じているものではない」「偶然にしてはほどがある」と考えるということです．この話をどこかでしたときに，「私は3回目くらいから怪しいと思う」という人がいました．そんなに気が短いと大変だと思いますが，まずは実際に確率を計算してみます．

　表2-1 のように，最初に負ける確率は1/2で，次も続けて負ける確率が1/4，3回続けてが1/8，4回続けてが1/16，5回続けて負けるのが1/32です．.05というのは4回と5回の間に入ります．.05というのは1/20ですから．したがって，5回連続で負け続けた場合に，なにかあるぞと感じ始めるのではないかというお話です．ここからは偶然ではないのではないかと考え始めるということです

表2-1 丁半博打で負け続ける確率

丁＝偶数，半＝奇数　　　　　　.05（1/20）

回数	1	2	3	4	5	6	7	8
丁半	丁半	丁半	丁半	丁半	丁半	半丁	丁半	丁半
確率	1/2	1/4	1/8	1/16	1/32	1/64	1/128	1/256

が，やはり時と場合によりますし，人による違いも大きいと思います．

■いかさまとは偶然ではなく背景に仕掛け（因果関係）がある状態

　ここでは，有意とはどういうことかというと，サイコロの目が偶然によってまったく支配されているわけではないと考えるということです．丁半には，背景に何らかの因果関係というか，原因があることが予想されるということです．たとえばサイコロに鉛が入っているとか，畳の裏に人が忍んでいて，針でサイコロを下から転がして目を変えるといったいかさまが行われている場合です．そのとき，いかさまというのは要するに賭けたものと実際に出る目に因果関係がある，さいの目をコントロールしているということですから，出る目に原因が存在しているということです．

■.05 は甘め？

　表2-1 をよく見ると，有意確率 .05 は，比較的甘いんだなというのがわかると思いますが，どうでしょうか．私はそう思います．

　これくらいの確率で判断していますから，あまり p 値が .04 で有意と堂々と言うのも本当は微妙なところがあります．そのあと 1/64 で，1/128，ここまでいくと有意水準 .01，すなわち 1% 水準です．やはり本格的に有意だというのはこのあたりだというのが感覚的にわかります．最近では，.05 ではなく，.005 にしようと提案している統計学者たちもいます[1]．また，p 値よりは信頼区間が大事だとも言われていて，表記することも増えてきています．

4 検定では，どういうときに有意になりやすいのか

■差が大きくなれば有意になりやすい

　t 検定で有意になるためには，帰無仮説のもと，サンプルで起こった差の確率が小さくなればよいわけです．そのためには，t 値（→p.57 D-2）が大きくなる要因を考えればよいことになります．それは，分子が大きくなって，分母が小さくなることです．

　t 値の分子は平均値の差ですからサンプルでの差の値が大きくなることが１つです．これは容易に想像がつく話です．たとえば不安を軽減するケアの効果を見ようとしていたとすれば，ケアの有無によって大きく不安に差が生じればよいわけです．

また，不安の変化を敏感に測ることができる尺度を使うことです．1人の人でも大きく変動することが起こりやすい尺度があればよいわけです．たとえば，POMSという感情を測る尺度はそのときの気分で変わりやすいので，差を生じやすいものではあります．ただ，元に戻るのも早いので，持続的な効果を測るには向いていないと思います．変動しやすいということは，元に戻るのも早いものです．

　しかし，実際には，それだけではだめで，分母との組み合わせが必要です．なぜなら，小さいサンプルサイズであるほど，大きな差は生まれやすいからです．大きな差があっても小さいサンプルサイズの場合は，分母が大きくなってしまいます．

■サンプルサイズが大きいほど有意になりやすい

　やはり，図2-10のようにサンプルサイズが大きくなれば，標準誤差が小さくなって，そのため分母が小さくなってt値が大きくなるため有意になりやすくなります．またt分布には，自由度というものがあって，（片方の$n-1$）+（もう片方の$n-1$）=（全体の$N-2$）がそれになっています〔全体のサンプルサイズをN，サブ（一部の）サンプルのサンプルサイズをnと区別しています〕．その自由度によって分布の形が決まっています．

　そして，この自由度が大きくなるほど，分布の山の幅が狭くなります．これは，Nが大きいほど，偶然には大きな差が生じることが少なくなるからです．Nが大きく，山の幅が狭まれば，小さめの平均値の差であっても，起こる確率が小さくなって有意になることがあります．したがって，t検定をするときは自由度が決まらないと有意確率はわかりません．

　ちなみに，自由度が十分大きくなってくると(150以上など)，t値が2近くあれば5%水準で有意になります．

　自由度とは，自由な度合，程度(degree of freedom：df)という意味です．これは，人数によって違いますし，質的データではカテゴリの数などで違ってくるものです．検定はそれらによって影響を受けるので，必ず考える必要があります．決まりのように覚えておけばよいことなのですが，なぜ自由なのか述べてみます．たとえば，t検定で，それぞれ100人ずつの体重の値があった場合，それぞれの自由度は100-1で99となります．100人全体での平均値がある場合に，

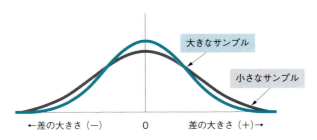

図2-10　サンプルサイズによる差の大きさの確率の違い

99人の体重が決まれば，残り1人の体重は決まるので，99人分の自由があるということです．99の決めかたの自由です．また後で登場するので，ここではこのぐらいで（→p.68 E-3）．

■両側検定より片側検定のほうが有意になりやすい

t分布のグラフは，$t=0$を中心として左右対称で，t値がプラスに大きい場合とマイナスに大きい場合があります．t値の符号は，2グループの平均値で，大きいほうから小さいほうを引いた場合はプラスで，その逆だとマイナスになります．統計ソフトでは，たとえば男性が1，女性が2で入力してある場合は，数値が大きい2のグループの平均値から数値が小さい1のグループの平均値を引くなどと初期設定で決めてあるだけです．

t検定では，特に断りがない限りは，どちらが大きくてもよい状態で，t値を計算します．たとえば，−2.3になったとしても，2.3も考えて，プラスでもマイナスでも絶対値でそれ以上の値になる両側の確率を有意確率とします．これは帰無仮説が$t=0$だからで，その場合は**両側検定**（two-tailed test）と言います．

これに対して，両側でなくて片側だけの確率でよいとする場合を**片側検定**（one-tailed test）と言います．たとえば，同じ小学校の子供の身長で，1年生と6年生の平均値を考えた場合，十分な人数がある場合，6年生のほうが必ず高いと仮定できます．このような場合，帰無仮説が1年生は6年生より大きくない，すなわちどちらかの平均値がどちらかより大きくないまたは小さくないとなるものです．

有意水準を5%とした場合は，両側検定では，t値がプラスとマイナスの両方を合わせて，5%以上の面積（片側はそれぞれ2.5%）になる必要がありますが，片側検定では片側どちらかが5%以上の面積になればよいので，t値の絶対値がより小さくても有意となる確率が高くなります．

■数が多ければ有意になるが，あくまで「関連がないとは言えない」というだけ

自由度によって検定結果が違うことは，Nをものすごく増やせばどんな小さな差でも有意になることを表しています．実際に何万人もの調査のデータを解析したことがありますが，有意になることがいかに多かったことか．

しかし，それで喜んではいられないのです．小さな差や相関でそうなるので，有意ではあるものの関連は小さかったりします．検定というものは，あくまで，関連が0ではないという帰無仮説を棄却するだけです．決して関連が強いということを言っているわけではないということに注意が必要です．それはいくら有意確率が小さくなってもです．

また，有意でないからと言って，関連がないとも差がないとも，ましてや同じであるとも言えません．帰無仮説を棄却できないだけで，それを正しいとか採択するということはないのです．あくまで，棄却できるかをテストするためだけの仮説であることを忘れてはいけません．

有意差がないから「同じである」とは言えませんが，同じであると言いたい場合

には，薬の効果を調べるときなどに用いられる，同等性の検定（equivalence test）があります．たとえば，±2%であれば差がないと見なすというように，その幅に入れば差がないとする上限と下限を事前に決めておくものです．得られたデータの差の信頼区間がその幅に入っていれば同等性があると判断します．ただし，サンプルサイズが大きくないと信頼区間が小さくならず幅に入らないことと，そもそもその幅に本当に意味があるのかが問われます．

Q 有意になっているからといって，関連が強いとは言えないということですね．
A はい．正確には，「関連がないとは言えない」＝「関連があるというだけで，強いとまでは言えない」です．関連が強くなくても，人数が多ければ有意になるからです．

5 検定とエラーとは

■有意確率は間違って関連があるとしてしまう確率でもある＝危険率

有意確率は，関連が0ではないということが誤りでない確率でもあります．その意味で有意確率は**危険率**とも言われます．危険率という言いかたをした場合，有意確率は，誤って関連がないといってしまう確率を表しています．$p=.001$であれば，間違って関連があると言ってしまう確率は1,000分の1だということで，研究するものとしては安心度が増すということです．

誤って関連があると判断してしまうこと（帰無仮説が正しいのに棄却してしまうこと）を**第1種の過誤**（Type I error）といいます．検査で言えば，偽陽性（false positive）です．

■検定でのあわてんぼのミス（α）とぼんやりのミス（β）

第1種の過誤はα（アルファ）とも呼ばれ，そのまま有意確率，p値のことを指します．普通は統計的検定と言えば，このαの大きさを計算することです．日本ではアルファのアをとって「あわてんぼ」のミスと覚えることがあります．あわてて有意だと思ってしまうということです．

そして，この反対の過誤もあります．**第2種の過誤**（Type II error）です．この場合は，帰無仮説が間違っているのに，それを採用してしまうことです．検査で言えば偽陰性（false negative）です．αと対比してβ（ベータ）と呼ばれます．関連があるのにないとしてしまう意味で，ベータの"ベ"に近い意味で「ぼんやり」のミスです．

■ぼんやりしないで関連があるとする確率は検出力（power）

普通はαだけ気にするので（これはよくない習慣で，βも考えるべきです），有意になったらそれでよいのですが，有意でない場合は，それはイコール「まったく関連がない」ということではないので注意が必要です．有意にすることができなかった，関連があるとは言えなかったというだけなのです．なぜなら，サンプルで平均値に差があるなど，関連が十分ありそうに見えるとしてもnが足りな

くて有意にならないことがあるからです．

この有意にできる力を**検出力**(power)といいます．$1-\beta$ がそれにあたります．検出力はたいへん大事で，実験や調査をする前にサンプル数を決めるために考えておく必要があります．関連がありそうな数値でも，少ないサンプルだったために有意にならなかったら，研究の目的を果たすことができないわけですから．

平均値の差や比率の差を標準化したもの［平均値の差であれば，SD で割る Cohen（コーエン）の d など］や相関係数などの関連の強さを表すものは，**エフェクトサイズ**または**効果量**(effect size)とも呼ばれます．差や関連がなければエフェクトサイズは 0 です．これが大きいと少ないサンプルでも検出力があります．たとえば，誰でも 10 kg やせられるというプログラムは数が少なくてすみますが，2 kg ぐらいのものだと人数はかなり多く必要になります．

その検出力を考慮してサンプルサイズを決めることを**パワーアナリシス**と言います．平均値の差でも，その事前に予想される差の大きさと標準偏差がわかれば，α と β の値を決めることで，サンプルサイズを計算できます．一般的に α は .05 で，β は .2 にすることが多いです．β が .2 ということは，検出力が，$1-0.2=0.8$ で，言い換えると 80% と表記されます．

平均値の差以外でも，比率の差や相関係数の値などが予想できれば，計算できます．説明変数の多い多変量解析でもこれらは計算できて，それ専用のソフト（フリーソフトの G*Power や IBM SPSS の SamplePower など）があります．

Q 文献で，「80% の検出力」とありましたが，どういう意味ですか？ $\alpha=.05$ となっていたので，β と関係あるのでしょうか？

A $\beta=.2$ で，検出力$=1-\beta=0.8=80\%$ という意味です．そうすることが多いのは習慣だと思いますが，尺度の信頼性でも 80% あたりが目安です．なぜそうなのかは常に考えておきたいものです．

Q エフェクトサイズが大きいときには，サンプルサイズが小さくても検出力が保てる，ということですよね？

A 大きな平均値の差や比率の差は，エフェクトサイズが大きいということと同じで，そのとおりです．たとえば，血圧を 30 mmHg 下げるというプログラムに比べて，10 mmHg ぐらい下げるものだと人数は多く必要になります．

量的データと量的データの関連

　相関図，回帰直線，相関係数

1 相関係数は共分散を標準偏差で割る

■なぜ相関係数はマイナス1からプラス1に収まるのか

A-1では関連を視覚的に見るためには散布図を見ると書きましたが，ではその関連を統計で説明することができないだろうかと用意されたのが相関係数です．その代表的なものが Pearson（ピアソン）の**相関係数 r** です．

相関係数というのはマイナス1からプラス1の間をとります．0の場合は，相関はなしです．関係の強さを数値で表すことが可能です．絶対値が1に近いほど相関は強く，プラスは正の相関といい，いわゆる正比例なのでどちらかが大きくなるともう一方も大きくなります．負の相関はその逆です．

相関係数というのはマイナス1からプラス1の間で計算されますが，これは何を計算しているのかということを知ってほしいです．相関係数は多変量解析でも最も使われる中心的なものなので，いったい何者であるかというのが大事です．それを理解するためにもやはり偏差（→p.9 第1章 A-5）を理解しておくことが必要です．

> ▶**Spearman（スピアマン）の順位相関係数**
> ピアソンの相関係数の式において，2つの変量の値をそれぞれ順位で置き換えて計算する．

■相関係数は共分散を標準偏差で割ったもの

相関係数 r というのは何を計算しているのかというと，ある変数 X と Y の共分散を，X の SD と Y の SD で割ったものです．たとえば，身長と体重です．

$$相関係数\ r = \frac{X と Y の共分散}{X の SD \times Y の SD}$$

このとき，SD で割っているということは，これはどうやら標準化（→p.24 第1章 C-5）らしきことをしているなと感づいてくれるとうれしいです．SD で割るとどんなものを測定していても共通した関連の大きさ（−1と1の間）で語ることができるようになります．

そうすると次は，X と Y の共分散とはいったい何ぞやということが，問題になります．

Q SD で割ると標準化．公式としては「そうだな」と思っても，なんだか根拠というか，なぜそれをすると標準化になるのかがわかりません．

A それはおそらく標準化の意義の問題のように思います．それは共通化，統一化と言ってもよくて，身長や体重や国家予算だろうが，そのばらつきの大きさは SD を単位として統一しましょうということです．そうすれば，どんなものを測定していても共通した関連の大きさ（−1と1の間）について語ることができるようになります．それともなぜ−1と1の間に入るのかということなら，それは面白いことにそうな

るのだとしか言いようがないかもしれません.

2 共分散は変数と変数の関連の強さを表す

■共分散とは偏差と偏差の掛け算

英語で言うと,頭に「共」がつく場合だいたいco-がつきます.**共分散**(covariance)は,分散(variance)に共(co-)がついた共の分散です.それが次の式です.

$$X と Y の共分散 = \frac{(X の偏差 \times Y の偏差)の和}{N}$$

図にして考えるのがわかりやすいので,図2-11 を使って考えてみましょう.横軸が年齢,縦軸が血圧だとして,それぞれの平均値のところに1本ずつ線を引きます.まず,山本さんの話をしましょう.年齢・血圧とも平均よりも上です.そうすると偏差はどうなりますか.偏差の長さはそれぞれが点線(……)の長さです.この2本の点線(…)の長さを掛け算します.言い換えると,2本の点線(……)を底辺と高さにしてできる長方形の面積になります.ほかの人全員について掛け合わせて,全員分足します.それを人数 N で割ったものが**共分散**です.

■共分散が大きい場合を3人の例で考える

共分散が大きくなるときはどんなときかを考えてみれば,なぜわざわざ共分散を求めるかがわかります.共分散が大きくなるのは,一方の偏差が大きい人が,もう一方の偏差も大きいときです.山本さんのように,年齢が高く血圧も高いということになると,それぞれの偏差が大きくなるため,その積は大きくなります.ところが,偏差が小さくなるというのはどういうときかというと,平均に近いところに点がある場合です.

たとえば,Aさん,Bさん,Cさんの3人の年齢の偏差が1,2,3のどれかで,血圧の偏差も1,2,3のどれかだとします.誰がどの偏差かわからないとす

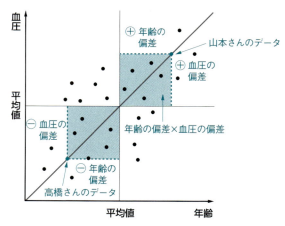

図2-11 山本さんと高橋さんの年齢の偏差と血圧の偏差

表 2-2　3 人の偏差の積の組み合わせ

A さん	B さん	C さん	偏差の積の合計
1×3＝3	2×2＝4	3×1＝3	10
1×2＝2	2×3＝6	3×1＝3	11
1×1＝1	2×3＝6	3×2＝6	13
1×2＝2	2×1＝2	3×3＝9	13
1×1＝1	2×2＝4	3×3＝9	14

ると，どの組み合わせだったら共分散が一番大きくなるでしょう．

表 2-2 のように (1×1) + (2×2) + (3×3) = 14 というこの両方とも同じ値同士が掛け合わさったときに共分散が一番大きくなります．また，2 つの偏差が常に同じだということは，X も Y も両方とも平均値から同じだけ離れているので直線になります．直線関係になっているときに共分散は大きくなります．これは X も Y もともに変動している，つまり共変動しているとも言います．ともに動いているということです．平均から離れた人は，やっぱりもう一方でも平均から離れているというのが共分散に反映されています．

■共分散の正と負は偏差の正と負の組み合わせ

さらに，山本さんの場合，偏差は両方プラスで，これを掛け合わせれば当然プラスです．また，高橋さんを見てみると，年齢も血圧も平均値より小さいので，どちらの偏差もマイナスです．しかし，マイナス×マイナスでプラスになります．右上がりの正比例の場合には，平均値の線の交点より右上の場合と，左下の場合に偏差の積はプラスになるということです．

これに対して，この右下がりの状況，たとえば年齢は平均値より大きく血圧が平均値より小さいとすると，マイナス×プラスですから，マイナスになります．平均値の線の交わりより右下の場合と，左上の場合にマイナスになります．だから反比例の場合は，負の関連ということになります．

さらに言えば，平均値の線の交わりの周りに上下左右同じぐらいに散らばっていると，プラスとマイナスで相殺し合って 0 に近づくことになります．

■相関係数は共分散を標準化して使いやすくした関係の強さの基本

共分散は，平均から離れている様子を基準にして関係の強さを表していますが，これが変数と変数の関連を表す相関係数の計算に用いられているのが適切だという理由がわかったでしょうか．共分散をそのまま使うと，桁が大きい値のものは値がどんどんと大きくなってしまうので，標準化するためにそれぞれの変数の SD で割っているわけです．それぞれの偏差を標準偏差で割ってやることによって偏差を標準化してから，共分散を求めていると言ってもよいです．

のちのち重回帰分析（→p.93 第 4 章）などでも出てきますが，関係の強さについてはたいてい小数点以下で表すことができます．それらは基本的には相関係数と言えるものなので，変数と変数の関係の強さを表すものとして相関係数を理解す

Q 相関関係を正と負で考えると，とてもしっくりきました．掛け算することで，関連性が正なのか負なのかが明らかになるということでよいでしょうか？

A 偏差の掛け算でもわかりますし，傾きを計算しても同じように正負に分かれるようにうまくできています．

Q 共分散を標準化して使いやすくしたものが，相関係数 r であることや，r は関係の強さ，−1〜0〜1 の数値で表すこと，そして，r や r を2乗した決定係数（→p.51 C-7）を使うことで，分散における関係，すなわち重なり具合が何によるものかを説明していくことが，研究なのだ，ということでよいですか？

A はい．そのとおりです．

3 相関係数の大きさの意味

■相関係数が1（または−1）と0のとき

相関係数を計算した場合に，関連が強いとか弱いとかは，いくつくらいの話なのかというのが問題になります．もちろん相関が0といったらまったく関連がない状態です．グラフで表すとどうなっているかというと，先ほど述べたように2本の平均値の線の交わりの周辺に同じように分布しているときです．

相関が非常に高いもの，相関が1（または−1）の場合には，どういう状況かというと一直線上に並んでいて，Xの値が決まれば，Yの値が100％決まるような最も関連が強い状態が相関1（または−1）です．これは，逆に言えば，まったく同じものです．たとえば，年齢と年齢の相関をとると1になります．

これは相関係数が見ているものが，2変数の関係が一直線に近いかどうかを見ていることを示しています．1（または−1）のときに一直線で，一直線から外れたところに点が増えるにしたがって1（または−1）から遠くなっていき，直線から最も遠い1つの典型的な例は，上下左右どこから見ても同じ形の円形のときです．こう考えると，一直線のときは見たままで1（または−1），円に分布しているときも見たままで0と覚えたらどうでしょう．その中間の値はどちらに近いかです．とにかく相関係数は一直線からの外れ具合を見ている量と言えるでしょう．

■相関係数が大きい小さいの基準は？

今までの経験では，たとえば身長と体重の相関がいくつになるかというと，.4〜.7 ぐらいになります．サンプルにもよりますが，これらは大きいでしょうか小さいでしょうか．

実は相関の大きい小さいの意味合いは業界によって違います．たとえば工学系になると相関係数 .9 いくつとか .99 とかが出てきます．.3 くらいだと低くてあまり関連はありませんと言う方もいますが，人間の生理的な状況や心理と行動などをターゲットにした場合は相関が .2，.3 というのはざらです．.2 でも出ればいい

ほうでもあり，それで有意だった，関連があったなどという論文は保健医療の業界では多くあります．
　.2とか.3だと，統計学の教科書でいくとかなり弱いとか，ほとんど関連がないとされていることが多いですが，それは扱っているデータが違うという部分もあります．それらの目安は参考に覚えておけばいいですが，自分がかかわる領域の論文でどの程度のものがあるか見ておいて判断することも必要でしょう．
　保健医療の研究では人間がもつ無数の特徴のうちの，ごく一部を測定した変数を扱っているわけです．それも実に多様な人々を対象にしています．しかも時間とともに移ろいやすい変数があったり，調査での回答には誤差はつきものです．そんな変数同士の関係を見ているわけです．その山ほどある変数の組み合わせのなかから，誰も気がつかなかったわずかな相関でも見つかれば，大きな発見ではないでしょうか．逆に大きな相関の場合は「考えてみりゃそりゃそうだ．あたりまえすぎるね」というものが多いのが事実です．小さな関連でも，その後，詳しく調べていけば，その関連が最も顕著に現れる人たちがそのなかから見つかるかもしれません．

Q 今まで読んできた看護や保健分野の論文では相関係数が小さくても有意であった，としている論文が多くありました．相関係数がたとえ小さくても無意味と終わらせないで，さらに調べてみる価値がある，全体を見るということですか？

A はい．変数が測定しているものについてよく考えてみましょう．

4 回帰直線を用いた，変数による変数の予測

■回帰直線を引いてみる

　分布と相関係数の関係を理解すると，見た目で明らかに右上がりや右下がりになっている場合に相関が強いことが言えるのですが，実際にそこに回帰直線というものを引いてみます．
　回帰直線というのは，YをXで回帰する，わかりやすく言えばXで予測するということで，XとYの関係を1つの直線で表してみようということです．$Y=aX+b$という1次式です．回帰係数aと定数bを決定するときには，この予測式による予測値と実際の実測値の差を問題にします．

■予測の誤差は残差（residual）

　たとえば，図2-12のように，田中さんの体重は実際にはプロットされている実測値ですが，$Y=aX+b$の式で予測するわけです．身長の値から予測しますので，予測値と実測値ではずれが生じます．この差が予測の誤差ですが，回帰の場合は特に**残差**（residual）と呼ばれます．勝手に行った予測とのずれなので，真の値とのずれとしての誤差ではないからでしょう．これがなるべく小さくなるように線を引いたものが回帰直線というわけです．直線に近いところにいる人ほど予測が当たっているということになります．

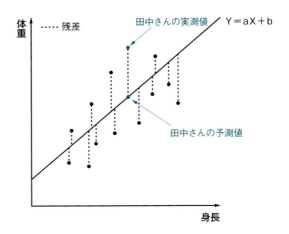

図 2-12　身長から体重を予測したときの残差

　実際には，このずれの大きさである残差の2乗の和を最小にするという方法，**最小 2 乗法**（least squares method）というものを使います．2乗にするのは，分散のときと同じで，（実測値－予測値）はプラスもマイナスもあるので，そのまま足すと0になっていってしまうので，2乗しています．

　予測の線を1本だけ引けというのだからずれが出るのはしかたがないです．どうしても離れている人がでてきてしまいます．たとえばとても身長が高いのにすごく痩せている人がいると，その人はやはり1本の直線で引くとどうしても予測から外れてきます．それでも，この予測式は1番残差が少ないもので計算します．

5 回帰直線の傾きが意味するもの

　この直線は，その関係が強いほど，ぐっと右上また右下に傾きます．関係がないときはどうなるかというと，水平になります．これは，横軸の値が大きかろうが小さかろうが，縦軸の値は上がりもしないし下がりもしないということです．

　実際に計算すると，最も全体の残差が小さくなるような回帰直線 Y＝aX＋b の a と b は下のような計算式で求めることができます．

回帰係数 $a = \dfrac{X と Y の共分散}{X の分散}$

定数 b＝Y の平均値－回帰係数 a×X の平均値

▶相関係数
$r = \dfrac{X と Y の共分散}{X の SD \times Y の SD}$

　図 2-13 のように，回帰係数 a は，回帰直線の傾きで，（X と Y の共分散）がプラスまたはマイナスに大きいほど直線は右上や右下に傾くことを表しています．共分散が0のときは，傾きが0になります．それと同時に定数 b は Y の平均値になります．

　すなわちまったく関連がないときは，縦軸 Y の平均値のところに線が引かれ

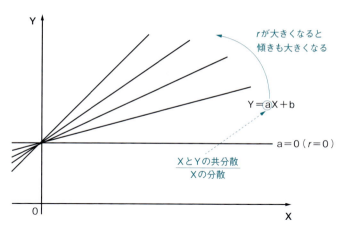

図 2-13　傾きが大きくなると相関係数も大きくなる

るということです．言い換えれば，Y の予測値として平均値が採用されるということです．

　そもそも平均値というのは，ほかの変数を借りない場合，予測値として最も誤差が少ないものです．20 人の人がいるとして，その人たちの年齢の誤差を最小にして予測できる値を 1 つ探すとします．そうするとその値は年齢の平均値になります．言い換えれば，平均値以外を使ってその予測の誤差を最小にしようとしても，平均値にはかなわないということです．

　したがって，身長を使わないで，予測のための材料が何もないときに，体重を予測する場合には，その体重の平均値がわかれば，それが最も誤差が少ない予測値になります．予測の材料が見つかったときは，回帰直線を引いて予測してみます．Y の予測値を Y の平均値で予測するという，まったく X を使わない方法を改善するために，X を何倍（回帰係数倍）かして加えることで，Y の予測値をよくしているということです．

■標準化した後の傾きは相関係数と同じになる

　回帰直線が水平なときは相関も 0 で関連がありません．関連があるときは，横軸 X が大きくなると縦軸 Y が大きく（あるいは小さく）なるときです．この量はやはり傾きと同じです．すなわち，横軸が 1 大きくなったときに縦軸 Y がどれだけ大きくなるかです．

　もし，事前に，X も Y も標準化，すなわち，平均 0，分散 1 にしてあったとすると，この傾きが相関係数と一致します（図 2-14）．X と Y のどちらも平均値が 0 で原点を通り定数 b は 0 になります．傾きが .5 なら Y = .5X で相関係数も .5，傾きが 1 なら Y = X で相関係数も 1 ということです．

Q ▶ 回帰直線を引く（X から Y を予測する）ことの意義がわかりません．

A ▶ 身長と体重の関係を何も知らない人に説明したいときどうしますか．散布図を書いてみて，次に右上がりの関係を示したいです．その右上がりの線を実際に引いてみ

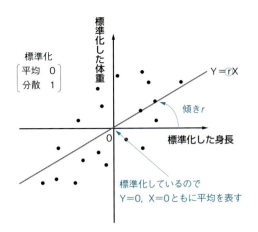

図 2-14　標準化すると傾きが相関係数になる

ているという説明ではどうでしょう．

Q 定数 b が，Y の平均値から，回帰係数と X の平均値を掛け合わせたものを引くとどうして算出できるのかがわかりません．

A 定数 b ＝ Y の平均値 − 回帰係数 × X の平均値

この式で「回帰係数 × X の平均値」を左辺に移項してみてください．Y＝aX＋b に X の平均値と Y の平均値を入れた式になります．それぞれの代表値である平均値のときにこの式が成り立つように計算しています．

6 相関係数の落とし穴

■相関係数は外れ値に弱い

しかし，相関係数は，全員の値を使っていることもあって，特殊なケースで大きな影響を受けることがあります．**外れ値**（outlier）です．たとえば図 2-15 のように，極端な例としては，散布図でまったく相関がなかったものに，右斜め上に 1 個点があるだけで，急激に相関が高くなります．なぜこのようなことが起こる

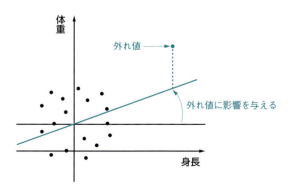

図 2-15　相関係数は外れ値で大きく変化する

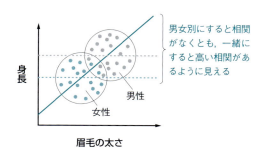

図 2-16　眉毛の太さと身長の相関

かというと，残差を小さくしたいので，外れている点があると，ぐっとそこに近づくからです．実際にデータがあれば，実験してみるとどれくらいの変化が起きるかがわかるのでやってみてください．1つの点でも相関係数が0.2以上変化することもありえます．

■**相関係数は分布の形だけで決まる**

要するに，相関係数の大小は，散布図を描いたときにどのような形をしているかで決まるものだと考えるようにしなくてはいけません．すぐに関連があるからだと判断するのは問題です．そうか，そういう分布の形なのだと，まずは図を思い浮かべます．もちろん自分で分析するときは図で確認します．

論文で数字だけ見たときのことです．そうすると，$r=.7$ と書いてあって，右上がりの図を思い浮かべます．最初に考えることは，外れ値がないのかということ，それから，右上の人と左下の人は何が違うのだろうと考えます．なぜなら，それが単にグループによる違いの場合もあるからです．

たとえば，図 2-16 のように眉毛の太さと身長に高い相関が見られたとします．あまり実感がわきません．しかし散布図に書くとそうなっているということです．これは男女を一緒にしている場合，このようになったと考えられます．それぞれでは関係なくても，一緒にすると，男性は右上，女性は左下に分布するので，右上がりの分布になるからです．

これは言い換えれば，眉毛の太さと身長を結びつけたのは性別で，相関は性別を介して生じただけです．眉毛は男性のほうが太いし，男性は身長が高いという流れです．したがって，実感がわかない相関があったときは，何かを介して出ただけではないかと疑うことが大事になります．この言わば第3の変数の存在を疑うことについては，多変量解析（→p.86 第3章 B-3）のところでまたお話しします．

■**グループの配置やグループの部分のいたずら**

この例の逆もあって，グループを一緒にして散布図を見るとまったく関係ないけれど，グループ別に見ると関連があるものです．図 2-17 に男女の例があります．具体例を考えてみてください．

このようなグループが重なっているだけではないかというのは常に疑ってかか

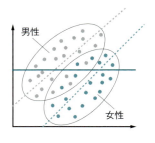
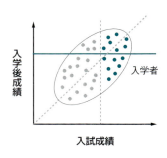

図2-17　男女別では相関があっても一緒にするとなくなる

図2-18　入学後の成績は入学者のものしかわかない

るべきです．属性別の散布図も書けますので，たとえば男性は黒で，女性は違う色とかで見てみるとよくわかります．

また，よく例に出るのは，**図2-18**のような選抜効果です．学校の入学者の入試の成績と入学後の成績では相関が弱いことが知られています．入学者はすでに選抜されていて，入試の成績の分散が小さいからです．不合格だった人が入学していたらどのような成績になったかを考えれば，入学前後の成績の相関はあるはずなのですが，不合格の人の入学後の成績はないわけで…．

これは言い換えれば，対象となる集団の一部が削れてしまったために相関がなくなる場合です．ある検査値で線引きした集団であれば，似たような検査値の人達だけになりますから，その検査値と何かほかの変数との相関は出にくくなります．これは，言いかたを変えると，2変数のどちらかの分散が十分にないと相関は高くならないということです．たとえば，納豆はダイエット効果があるのか調べようと思っても，対象者全員が納豆をたくさん食べていると，納豆の消費量と肥満度の相関は出にくいわけです．

■相関係数は直線性を見ている

また，すでに述べたとおり，見た目に右上がりや右下がりの直線に近いほうが相関係数は高くなります．一直線のときが1または−1で，そこからの離れ具合を見ている直線に近いかどうかの指標なわけです．

相関があるといっても，Xの単調な増加に対してYが単調に増加する場合に相関係数が高くなるわけで，Xが小さいときと大きいときにYが大きくなるというU字型や，その逆の∩字型，W型，S型などの，直線以外の関連の場合は関連が見られないようになります．直線でない場合は，曲線回帰（2次曲線，3次曲線など）という方法を用いることになります．

Q 眉毛と身長の間に隠れている「性別」は，交絡因子（→p.84 第3章 B-2）であると理解してよいのですか？

A そのとおりです．

7 変数で変数を説明できるとは：決定係数と分散

■決定係数とは

それから，相関係数を出した場合にもう 1 つ重要な考えかたがあります．相関係数 r の 2 乗です．これをなぜわざわざ計算するかというと，これが**決定係数**（coefficient of determination：$r^2 = r$ squared）と呼ばれるものでそれに意味があるからです．2 乗したものは何を表しているのかというと，相互に X と Y が何 % 説明し合うかを示しています．

■分散を説明するとは？　関連とは予測できること？

「説明って何？」と思うでしょう．分散を説明できるということはどういうことかというと，X が平均値から離れている様子を Y がその離れている要因としてどの程度うまく予測できるかということです．その逆もそうです．片方から片方を予測できる割合です．$r = 1$ のときは，2 乗すると 1 です．これは 100% 説明できるということで，片方が決まれば，片方が決まるということです．

r^2 がそれにあたるということですが，なぜ 2 乗するとお互いの説明力になるのか考えてみましょう．これから解説する多変量解析でも，説明変数によって目的変数を何 % 説明可能かという表現が出てきます．目的変数を年齢が何 % 説明しているというような言いかたです．関連の強さは相関係数で示すことができて，2 乗すると説明力になります．相関係数でいいじゃないかと思う方もあるかと思いますが，ちょっと違うのです．

関連を知るということは予測力を知るということでもあります．身長がわかればある程度体重がわかる，その人の何かがわかれば何かがわかる，ただしそれが何 % くらいの説明力か，何 % くらい当たるかということです．

■研究とは分散を説明すること

元々研究の目的の多くは，分散を説明することです．問題を偏差で把握して，偏差を引き起こしている変数を探し，分散の何 % を説明できるかを把握します．多変量解析でも，分散をどれだけ説明するかという目的は一緒です．これ以降は，図に○（まる）を書いたら，分散の話だと思ってください．その丸の面積が分散で，常に標準化して面積は 1 にしたとき，その領域の重なりが説明力＝決定係数です（図 2-19）．

説明力は常に r^2 だと言うことを忘れずにいてください．これからもずっと出てきます．このように相関係数について円の重なりで表す図のことを**ベン図**と言います．

たとえば，相関が .7 と出たときは，すぐに 2 乗して考えてみます．.7 の 2 乗だから .49，そうか半分重なっているんだなと考えるということです．.9 なら 81% でほぼ 8 割ですし，.5 なら 25%，.3 なら 9%，.2 なら 4%，.1 なら 1% という具合です．

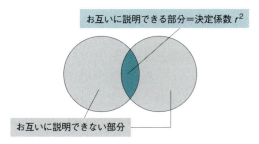

図 2-19　重なっている部分が説明できる部分

■回帰直線で平均値だけでの予測の誤差よりも残差を小さくできるか

　なぜ決定係数がその説明力に該当するのでしょうか．回帰直線を引いたときに，どうしても Y には残差が出ます．しかし，この残差を最小にしているので，その範囲では最善の努力をしています．

　他方，X からまったく予測できない状況を想定すると，それは $r=0$ のときにあたり，それは $Y=b$ という水平な線（b はある定数です）になります．すでに述べたように，このとき b として最も予測がうまく行くのは，平均値を入れたときです．そのときの残差を考えると，それは平均値との差なので偏差にあたります．したがって，この残差の平方和（2 乗の和）は偏差の平方和（2 乗の和）と同じで，人数で割れば分散です．

　X からまったく予測できないときの残差が分散と同じになるのに対して，$r=0$ ではなくて，X で少し予測できるときはその残差は，分散よりは小さくなります．X を使って予測をよくしていて，少なくとも全員平均値というよりは予測がよくなっているということです．そのよくなった分が決定係数になるということです．傾きがあるほうが水平な線よりは誤差が小さく予測できる場合があるということです．

　図 2-20 では，田中さんの体重は，平均値で予測すると大きくずれるのに対し

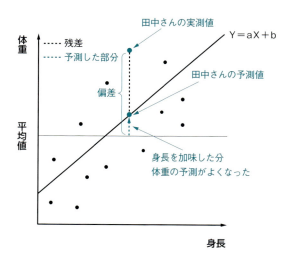

図 2-20　予測できる部分が決定係数

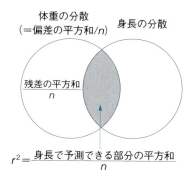

図 2-21　決定係数は予測できる部分

て，身長を加味すると，予測がよくなります．田中さんは点線(…)の分実測値に近くなります．実測値に近くなるように予測できる部分の長さ（予測値の偏差）の2乗和を人数で割ったものが予測値の分散です．それを分散で割ったものが，体重を身長で説明できる率（%）で決定係数になります．

なぜなら，次のように偏差の平方和は，予測できる部分（予測値の偏差）の平方和と残差の平方和とを足したものになります．

(偏差)^2 の和＝(予測できる部分)^2 の和＋(残差)^2 の和

これら3つの和をそれぞれ人数 n で割れば，**図 2-21** のように体重の分散が，身長で予測できる部分，すなわち予測値の分散で説明できる部分になります．

以上の話について，式を変形して説明してみると次のようになります．

▶memo
Yの予測値にaX+bを下記のように展開して代入．

$$\frac{XとYの共分散}{Xの分散} \times X$$
$$＋Yの平均値$$
$$－\frac{XとYの共分散}{Xの分散}$$
$$\times Xの平均値$$

$$説明率 = \frac{Yの予測値の分散}{Yの分散}$$

$$= \frac{(Yの予測値 － Yの平均値)^2 の和}{人数} \times \frac{1}{Yの分散}$$

$$= \left\{ \frac{XとYの共分散}{Xの分散} \times (X － Xの平均値) \right\}^2 の和 \times \frac{1}{人数} \times \frac{1}{Yの分散}$$

$$= \left(\frac{XとYの共分散}{Xの分散} \right)^2 \times \frac{(X － Xの平均値)^2 の和}{人数} \times \frac{1}{Yの分散}$$

$$= \left(\frac{XとYの共分散}{Xの分散} \right)^2 \times Xの分散 \times \frac{1}{Yの分散}$$

$$= \frac{(XとYの共分散)^2}{Xの分散 \times Yの分散}$$

$$= \left(\frac{XとYの共分散}{XのSD \times YのSD} \right)^2 = (相関係数)^2 = 決定係数$$

> **Q** 計算式がやはり難しいです．
>
> **A** 途中の計算式は興味がない人(計算を批判的に吟味したい人以外)は，「計算するとそうなるのでそういうものだ」と考えればよいと思います．

8 相関係数と因果関係は同じではない

　また，相関係数で大事なことは，これが因果関係を直接表すものではないということです．計算としては共分散を計算しているわけで，ともに変動していることはわかりますが，図にすると直線的な形になっているというだけです．これはたまたまかもしれないし，背景に違う共通した要因があるかもしれません．基本的に変数 X と Y に相関が認められた場合の因果関係の可能性は，Y → X，X → Y，Y → Z → X，Y → Z ← X，Y ← Z → X，Y ← Z ← X などがあります．第 3 の変数である Z の存在については，多変量解析のはじめのあたり(→p.86 第 3 章 B-3)で述べます．あくまで，因果関係を主張するための材料で，判断するのは人間です．それもより多くの人が認めてこそ間違いないと考えられるようになります．

■無相関の検定とは

　相関係数(→p.41 C-1)に関しては，相関係数 $r=0$ の検定のことを，**無相関の検定**という言いかたをします．このとき，$r=0$ であるという帰無仮説のもとに，相関係数がいったいいくつになるかということももう値がわかっています．元々母集団において，r が 0 だと考えたときにサンプル調査をしたとします．たとえば 100 人に調査して，本当は 2 変数に関係はないはずの 100 人のなかで検定をかけてみたら，r が .2 になったとします．相関が .2 になったといったら，それがどれくらいの確率で起こるのかというのがわかっています．図 2-22 のように，そのときの相関が 0 だと考えたときの検定にも，t を使った検定が行えます．

　次のような式になります．

$$t = r \times \left(\frac{N-2}{1-r^2} \right)$$

　t は，相関係数と N(サンプルサイズ)で決まっていることがわかります．そして，t が大きくなるということは，$r=0$ という仮説から離れているということで

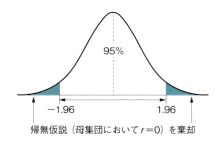

図 2-22　p が .05 より小さいときは帰無仮説を棄却する

す．式を見れば，r と N が大きくなれば，t が大きくなることがわかります．

■無相関の検定も t を使った検定

t というのはどういうものかというと，0 が 1 番起こりやすいものです．帰無仮説が，平均値の差が 0 とか，相関が 0 とかのときにそこからどれくらいずれるかという話になったら t が使えます．残念ながら質的データと質的データの関連を調べるときに使う比率の差には t は使えません（→p.77 F-2）が，そういった帰無仮説に 0 という値を使うときには t をよく使うと考えるとよいと思います．

Q 無相関の検定をどのような場合に行うのか，わかりませんでした．

A 無相関の検定は，帰無仮説が無相関（相関が 0）という意味だけです．平均値の差の検定も，平均値の差が 0 の検定という言いかたができます．検定は，帰無仮説がスタートなので，それが何かということで命名されていることがあるということです．

> **column** 相関係数をベクトルの角度で表すと
>
> 相関係数は 2 変数のベクトルの交わる角度で表現することもあります．相関係数はベクトルの内積になります．この場合，$r=\cos\theta$ になります．なぜこんな表現をするかというと，ベクトルを使うとのちのち行列も使えて，数学的に便利だからです．まだ多変量解析の話ではないので，その恩恵はないですが，後々多変量解析では見た目が統一されてすっきり見えます．本書では行列は使いませんが…．数学上の話だと思えばいいと思いますが，相関と角度はわかりやすい面もあります．
>
>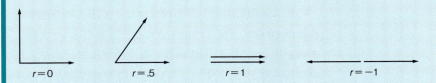
>
> 図 2-23 相関係数をベクトルで表す
>
> 図 2-23 の $r=0$ は相関なしで直交しています．したがって相関がないことを直交しているとも言います．$r=1$ はまったく同じ向きで，$r=-1$ は正反対です．当面は直交しているという表現が理解できればいいと思います．

Q ベクトルの話がいまいちピンときませんでした．

A ベクトルの知識がないと理解できないと思います．ベクトルの内積の計算が，相関係数の計算と同じ式で，角度によって r の値が決まるという関係があるということです（→p.254 第 10 章 E-2）．

量的データと質的データの関連

D 量と質の関連はグループ同士の平均値（分布）の比較

1 平均値の差があるか確かめる t 検定

　量的データと質的データの関連を見るときは，どうするのか．質的データが2グループのときと3グループ以上のときと区別があるのですが，いずれにせよグループごとに**平均値の比較**をするというのが，よく用いられる方法です．

　ここで関連があるというのは，あるグループに所属しているほど，平均値が高いということです．図 2-24 の例で言えば，子供の頃に見てはいけないテレビがあったかなかったかによって，息を止められる秒数の長さに違いがあります．しつけが厳しかった子ほど，我慢強く育ったのかもしれない，そういうデータです．そこに因果関係があるかどうかは別にしても数字上はこうなります．

　これらは見かたとしては質的データが原因で量的データが結果というものです．この逆になっている場合は，ロジスティック回帰分析（→p.184 第 7 章）が適切なのですが，その説明は後ほど話すことにして，ここでは省略します．

　図 2-24 のグラフを見ると，視覚的に見ても，あるいは数字上見ても差があるように見えます．グラフとしては，いろんなテクニックがあって，縦軸の一番下をここでは0に合わせていますが，目盛りを途中から始めてズームのようにすると差が大きく見えます．

　これは実際に測定したわけではなくて本人の自己申告ですが，息を止められる秒数が10秒以上違うのは大きな差だと感じます（実際に測った人もいたとは思いますが）．とにかく，10秒以上違うので本当に差があると感じますし，それぞれのグループが30人ずつくらいと対象者数が限られていますが，少なくともこのサンプルにおいては10秒以上差があったことは事実です．

■たまたまの平均値の差か，そういうものと一般化して考えるか

　人に公開するときには，サンプルにおいて差がありましたと言うと，「へぇ〜，

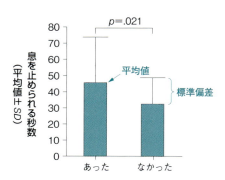

図 2-24　量と質の関連は平均値の比較（再掲）

どうかなあ．たまたまそうだったんでしょ．そんな変なことないでしょう」と思う人も多くいるでしょう．人によって見かたが違います．

「人間っていうのは，そういうものだ」と一般化する人もいます．それでも，やはり結果を一般化するとなると簡単にそうはいかないわけで，判断する根拠が問題になってくるわけです．問題はこのサンプルの話だけにするのではなく，「10秒以上かもしれないけれど，たまたまそうだったんだよ」と思う人にも納得してもらうためにはどうするかということです．因果関係はその次で，理由はともかくです．

■2つのグループの平均値の差をテストする t 検定とは

このサンプルの範囲のなかだけであれば，十何秒違いましたということを報告するだけで，差がありましたということが言えるわけです．しかし，これをより普遍的な事実として紹介するにはやはり検定をかけなければいけない，テストしなければならないというお約束になっています．この2つのグループの差が，回答した人たちだけでなく，それらを含む，あるより広い集団(母集団)に共通してあると考えられるかということです．このときの検定方法が，2群あるいは2グループの場合，**t 検定**と呼ばれる方法を使います．

Q ▶ t 検定は比較した差が一般的にも同じことが言えるかどうかを考えるためのテストという意味で解釈しました．小さな差でないという確認として使うのだと思いますが，合っていますでしょうか？

A ▶ 合っています．

2 t 値とは何か

■平均値の差がどのように起こるかを t という値で知る

次に t という値を計算する式があります．2グループ(AとBとします)の平均値の差を割る大きな式です．

$$t = \frac{A と B の平均値の差}{\sqrt{\underbrace{\frac{\frac{1}{n_A-1}(Aの偏差の和)^2}{n_A}}_{Aの標準誤差}} + \sqrt{\frac{\frac{1}{n_B-1}(Bの偏差の和)^2}{n_B}}_{Bの不偏分散}}$$

式としては分母に分散(正確には不偏分散というもので，偏差の2乗和をサンプルサイズ n ではなく $n-1$ で割るものですが，知らなくても大きな問題はないです)と n が入っているのですが，分子は平均値の差を入れればよいもので，この平均値の差を身長でも血圧でも何でも桁をそろえて標準化するような作業をしているわけです．

それによって，どんな測定値でも平均値の差というのは，t という標準化した値で表されるということです．桁数の多い国家予算であろうと，体重のように数

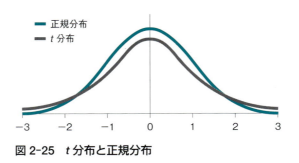

図 2-25　t 分布と正規分布

桁であろうと，差の大きさを標準化しています．偏差を標準化すると標準偏差，平均値の差を標準化すると t 分布という感じです．

■**サンプルでは平均値の差は t 分布になる**

そして，t の値がどのような値になりやすいのかがわかっています．**t 分布**と言い，正規分布に近い左右対称の山型で，正規分布よりも少し幅が広いものです（図 2-25）．$t = 0$ が山の中心で，そこが一番高くなっています．

t 分布は，元々そのような平均値の差は見られないとしたとき，サンプルではどうなるかを考えています．元々差がない場合は 0 になる可能性が最も高く，差が大きくなるほど（図 2-25 で左右に行くほど）それは起こりにくいということです．

■**t 値は平均値の差を標準誤差で割っている**

ちなみに t の式について参考までにもう少し書いてみます．分母の式で 2 グループのサンプル数がそれぞれ入っているのは，2 グループの分散が少し違う場合に，その影響をサンプル数に応じて調整しているからです．人数に比例して分散の影響を配分するようにしています．もし 2 つの分散がまったく同じならば，サンプル数は調整の必要はなく，そのまま分散を使います．そしてそのときの分母は，その分散の平方根である標準偏差をサンプル数の平方根で割ったもの，すなわち，標準偏差 $/\sqrt{n}$ です．この標準偏差をサンプル数の平方根で割ったものは，**標準誤差 SE**（standard error）と呼ばれるものです．

■**標準誤差とは平均値が複数のサンプルによってばらつく大きさ（標準偏差）**

標準誤差はサンプルの平均値でよく使われるもので，1 回だけのサンプリングでなく何度も別のサンプルを用いて平均値を計算してみた場合に，その標準偏差はどのくらいになりそうか推定した値です．いくつもの平均値はどの程度ばらついて，そのまた平均値からどの程度離れることが平均的になるかというものです．

平均体重が 50 kg で，標準誤差が 5 kg だとすると，今回のサンプルの平均値は 50 kg だったけれども，別のサンプル調査を何回もすれば，その平均値の標準偏差は 5 kg で，5 kg ぐらいは平均してずれる可能性があるなと考えられるとい

うことです．そして，標準誤差＝標準偏差/$\sqrt{n}$なのでnの大きさに左右されていて，nが大きくなればなるほど標準誤差が小さい，すなわち，何度調査しても，ある狭い範囲に平均値が入るようになると考えられます．

このとき思い出してほしいのは，標準化は測定値の偏差を標準偏差で割っていたことです．今回は平均値の差を平均値の標準偏差で割ることで，平均値の差の標準化を行っていることになります．

Q 標準化という点から見ると，標準偏差でずれを見ることと，t検定で平均値の差を見ることは同じようなことという意味ですか？

A 偏差から標準偏差，平均値の差からt値はいずれも標準化している点で共通しているという意味です．

3 2グループに対応のある場合

■t検定にも2グループに「対応のある」場合とない場合がある

2グループの平均値の差を見るt検定にも場合によって2種類が考えられます．2グループに「対応がある」場合とない場合です．

ない場合のほうが，よく使われるもので，独立したサンプルのt検定とも呼ばれます．独立というのは，2グループでは，特に対応している人，ペアになっている人がいないということです．それぞれのグループでの1人ひとりの値がどう入れ替わっても関係がなく，同じグループ内のAさんとBさんの値が逆でもまったく問題ないものです．

■「対応のある」とは，同じ人に2回測定

対応のある場合というのは，たとえば教育の効果の前後，同じ人について2回測ったもの，それを対応のある（paired：ペアード）t検定と呼んでいます．1人ひとりの値がどう変化したかを考えます．この場合は，tの式も異なります．分子には，各人の値の差をとってからその平均値を入れます．分母には，各人の値の差の標準偏差を用いた標準誤差になります．1人ひとりの差の平均値を考えているもので，その人の2つの値がペアになっている，カップルになっている，対になっている状態です．

4 2グループの分散が異なる場合

■2グループの分散が等しくないときはWelch（ウェルチ）のt検定

t検定では，2グループの分散が同じかどうかというのを気にします．それが同じであること（**等分散**）が前提となっているからです．視覚的に言えば，2つの分布の形が同じように見えるか違って見えるかです（図2-26）．等分散であることを確認するには，等分散であるかどうかの検定を行います．よく使われるのはLevene（レヴィーン）の検定（→p.72 E-5）です．

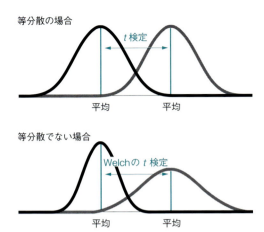

図 2-26　等分散でないときは Welch の検定

　等分散でない場合（図 2-26 の下）には，前に出てきた t の式ではなくて，ちょっと違った t の式を使います．名前で言うと **Welch（ウェルチ）の検定**で，t の式が違うだけです．分散が違う場合には，修正を施すということです．
　しかし，等分散の検定をしてまた検定をするのは，合わせて2回検定をすることになるので，望ましくないという指摘があります．最初から Welch の検定だけでよいという考えかたもできます．

■**一般的には等分散の検定は F 検定**

　等分散の検定は，一般的には **F 検定**を使います．F 検定というのはいったい何かというと，2つのグループの分散の大きさの比をとった F 値を用いて検討するものです．正確には分散ではなく不偏分散（→p.57 D-2）というものを使います．分母が n ではなくて，$(n-1)$ で割った値を使います．
　母集団で分散が同じであるという仮説を立てたときに，今あるサンプルでの比が，とても大きかったり小さかったりしたときに，それがどの程度の確率で起こるのかがわかっています．その F 値が起こる確率は F 分布という形で，正規分布の右端を右に引っ張った右に伸びた山になっています．図 2-27 のとおりです．

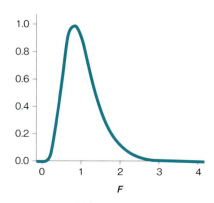

図 2-27　F 分布

F 分布は，分子の自由度と分母の自由度によって形が決まっています．それぞれの自由度は $(n-1)$ になります．

しかし，t 検定で用いられる Levene (レヴィーン) の検定では，この一般的な F 検定とは少しだけ違った計算方法になっています．これはあくまで参考までに知っておけばいいことだと思います．

5 正規分布が仮定できないときはノンパラメトリック検定

■平均値の差のノンパラメトリック検定

それから分布が正規分布と見なせない場合は，t 検定ではなく，ノンパラメトリック (略してノンパラ) 検定を使うことがあります．パラメトリックというのは，平均値の比較をするときに母集団で正規分布が仮定できることで，t 検定はそれが前提になっています．分散が等しいことも前提ですが，そうでない場合には Welch (ウェルチ) の検定が用意されています．

正規分布の前提がなくてもいいのが，ノンパラです．サンプルの分布が正規分布とはほど遠ければ，その仮定にちょっと無理がありますし，特に小人数のときには，それが仮定しにくいわけです．量的データとして，あるいは間隔尺度では使えないということで，順位 (rank) を基に計算するものです．多く使われるのは，**Mann-Whitney (マン-ホイットニー) の U 検定**です．**Wilcoxon (ウィルコクソン) の検定**も同じ計算です．

また，3 グループ以上の場合には **Kruskal-Wallis (クラスカル-ウォリス) 検定**がそうです．これは，後に説明する一元配置分散分析 (→p.63 E-1) に対応するノンパラ検定です．

なぜ順位なのかといえば，分布の形があてにならない場合，形がいくら変わっていてもそのなかの大きさの順番は影響されないからです．特にサンプルサイズが小さいときは変形したものが生じやすいですが，粘土をただ伸ばしたり縮めたり変形させても，分子の順番は変わらないのと同じでしょう．したがって形を変えていても順番としてどちらが大きいかがわかります．

6 検定の前提条件と結果の頑健性・検出力

■頑健とは力強く結論が出せること

ただし，t 検定や分散分析など，平均値をグループ間で比較するものについてはグループ間で分布の形が似ていれば，それなりに正規分布していなくても大丈夫だと言われています．正規分布でなくても形が似ていれば，平均値がずれていると言えるわけです．正規分布のところで少し述べました (→p.20 第 1 章 C-2) が，このような状況を統計学的には，**頑健 (ロバスト，robust) である**，あるいは**検出力がある**という言いかたをします．頑健であることを**頑健性 (robustness)** があるとも言います．

これは，帰無仮説を正しく棄却できる確率が高いということでもありま

す．そのため検出力が高いということです．頑健というのは人に対して使う場合強くて健康という意味ですが，ものの場合は強くできていて壊れないという意味なので，前提条件が崩れていても力強く結論が出せるということです．分析方法が頑健であるかどうかは，コンピュータで何回も何回もサンプリングして分析を繰り返して，どれぐらい有意になるかを確認するというシミュレーションによってわかります．本書では詳しく触れませんが，これをモンテカルロ(Monte Carlo)法と言います．

■ノンパラメトリックでも分布の形が同じでないと使えない

ただし，ちょっと正規分布していないとすぐにノンパラだというような傾向は問題です．ノンパラでも Mann-Whitney の U 検定も Kruskal-Wallis 検定も，グループの分布の違いを見るだけの検定で，分布の形が一緒な場合は，その中心がずれているということが言えますが，そうでないと使えないという前提があることに注意が必要です．すなわち，どんな形でもいいとしても，グループ間でその形は似ていないとだめだということです．

両方行ってみて，同じ結果になるかどうか，食い違う場合は，t 検定や分散分析の場合に外れ値の存在が考えられることがあるので，そのチェックが大事だと思います．また，ノンパラの多くは順位を基に計算しているので，測定値の間隔は無視しています．離れた値でも順序的には隣にしているということを念頭に置かなければなりません．このため，パラメトリックが使えるときにノンパラを使うと検出力が低くなることを覚えておきましょう．

量と質の関連で3グループ以上での平均値の比較

1 一元配置分散分析

■検定の多重性から，t 検定の繰り返しはしない

次は平均値の比較で3グループ以上のときです．3グループ以上のときは基本的には2グループで使ったt検定が使えません．ただし，昔はしていました．3グループがあったとすると，t検定を3回して，4グループなら6回していました．組み合わせの数だけです．

ところが今は，こんなことをしてはいけないということになっています．なぜいけないかというと，**検定の多重性**，すなわち検定を何回も繰り返すことで，全体として有意確率が高くなる，言い換えれば1つでも誤って有意としてしまう確率＝危険率が高まるからです．全体での危険率，すなわち行う検定が本当はすべて差がないのに1つでも誤って有意と判断してしまう確率は，$1-(1-\alpha)^k$ になります．α は1つひとつの検定の有意確率で，k は検定の回数です．

なぜこの式になるかというと，まず，1回検定して有意になる確率を α としているので，逆に有意にならない確率は，$1-\alpha$ です．3回検定して1つも有意にならない確率は $(1-\alpha)^3$ です．したがって3回検定して1つ以上有意になる確率は，$1-(1-\alpha)^3$ ということになります．

たとえば，4グループの平均値で6回検定すると，$\alpha=.05$ で，$k=6$ で，.265 と1/4以上になり，10グループで，45回検定すると，.901 で，9割以上の確率で有意となってしまいます．これでは，有意な関連が見つかったと思っても，相当怪しいということです．

ただし，t検定を使える場合もあります．前提として，行うすべてのt検定が有意であることが仮説で，すべて有意でない場合は仮説が検証されないと判断する場合です．たとえば，ABCの3つのケアがあって，AはBCの両方より優れているというのが仮説で，AとB，AとCのt検定が両方有意になれば仮説支持，どちらか1つが有意でない場合は，仮説を保留するという場合です．これなら1つでも誤って有意とすることはありませんので．言い換えると，どこかに有意なところを探すという目的で検定を繰り返すのはよくないということです．

■検定の多重性はいつでも起こる問題である

したがって，検定の多重性の問題は，3つ以上のグループでの平均値の比較の場合に限らず，有意なところを求めて検定を繰り返す場合は，いつでも起こりえることです．

具体的には，2グループの比較でも時系列的データで継続して多くのペアがある場合，変数が多くて仮説の数も多くてどれか1つでも支持されればよいと考える場合，変数の組み合わせやグループ分けなどを変えて多くのモデルを比較検討する場合，パラメトリックとノンパラメトリックのさまざまな検定方法を試して

有意になる方法を探す場合など，最終結果に至るまでに有意なもの探しで繰り返される検定も例外ではありません．

これらはやはり母集団でまったく関連がないとしても，いくつもの検定を繰り返せばサンプルではいつか有意になるものが現れる確率が高まるということです．このような場合は，有意水準を厳しめに考えて結論を考えるという姿勢や，仮説を提案するのみにとどめて後続の研究にその検証を委ねるといった姿勢が求められるでしょう．

■**全グループの平均値が同じではないことの確認**

それでは，どうするとよいかというと，1つは，t検定の繰り返しではなくて，**一元配置分散分析**を使うことです．英語では，One Way Analysis of Variance (One Way ANOVA)と言います．昔，私が院生の頃に，米国から来た先生が所属していた教室の研究会に参加していて，ちょうど私がANOVAの結果を発表していました(説明変数が1つの一元配置ではなく，複数の多元配置でした)．その先生の感想が，日本でANOVAが見られるなんてびっくりしたというものでした．日本を馬鹿にするなよとちょっと思いましたが，実際にその頃の日本では，2グループ間のt検定を繰り返した論文を海外の雑誌に投稿して修正を求められた，といって相談を受けることが何度かありました．

では，ANOVAが何をしているのかというと，やはり偏差が問題で，各データが平均値から離れているのは何が原因かを探り当てています．実際に**表2-3**のようなデータがあったとします．

15人のデータで，それぞれ5人ずつがABCの3グループに入っていて，全体では平均値がおよそ4.7(実際は4.66…ですが，説明をわかりやすくするため，4.7としています)です．このデータが不安の得点で，ABCは3つのケアの方法だとします．まず，1人に注目してみましょう．Bグループの上から2番目の8点の人が山中さんだとして，山中さんはBのケアを受けていて8点です．分散分析の仕組みとしては，山中さんはなぜ8点だったのかと考えます．

山中さんは平均からどれくらいずれているかという偏差を考えます．全体の平均値4.7点からすると3.3点ずれています．また，山中さんはBのグループに入っていますから，その平均値は7点なので，それと比べても少し高いです．Bのケアを受けている人たちの平均値は，全体の平均値よりも高くて，あまりよく

表2-3　ABC3つのケアでの5人ずつの不安得点

	A	B	C	全体
各ケースの得点	5	6	3	
	4	⑧	2	
	2	6	5	
	5	8	2	
	4	7	3	
平均値	4.0	7.0	3.0	4.7

○が山中さん

ないケアだと思えるうえに，さらに山中さんの点はそのなかでも高いです．Bのケアを受けているので，本当は7点であってもおかしくないはずなのに，それよりも1点上回っています．

　それが測定誤差か個人的な要因なのか，その原因が何かはわかりません．言い換えると，山中さんの場合はBのケアの影響を上回って，本人の何らかの特徴や背景などで不安が高いと考えてもいいわけです．いずれにしても，グループの効果とそれ以外の山中さんの個人の効果の2つによって得点は決まっているはずです．1人ひとりについて，なぜその点になったのかを考えていくわけです．それを全員について行います．

Q t 検定を繰り返すと，そのぶん精度が増して信頼度が上がると単純に思い込んでいたのが，見事に打ち砕かれました．研究データの捉えかたも誤ってしまう危険性があるのですね．

A そのとおりです．検定を繰り返すことのリスクを十分に理解している必要があります．

2 観測値に与えるグループ所属の影響を抽出する

■観測値の偏差はグループの効果と個人の効果でできている

　ANOVAでは全体の平均値が一番ありえる数値で，それからずれている部分，すなわち偏差を，グループに属しているから変化しているもの（グループの効果）と，個人が独自にもっているもの（個人の効果）とに分解しています．次のようにある人の観測値というのは，全体の平均値＋グループの効果＋個人の効果と言えます．この個人の効果は，グループの効果以外に違う条件はないと考えると誤差と呼ぶこともできます．

全体の平均値とグループの平均値の偏差
観測値＝全体の平均値＋ グループの効果 ＋ 個人の効果（誤差）
グループの平均値と個人の値の偏差

　たとえば最低得点2点の人は，実際にはCのケアを受けているので，3点になるはずだったのに，たまたまちょっと低くなっているだけで，測定誤差かもしれません．とにかく，なぜ低くなっているのか，その要因がこの範囲ではわかりません．

　わかっている要因としては，ABCのケアによってどの程度違いがあるかだけなので，それを問題にしていきます．グループの効果は，そのグループに属しているから生じている平均値のずれと考えます．Aグループに入ると全体の平均から0.7点下がっています．Bだと2.3点上がっていて，Cだと1.7点下がっています．グループに所属することによる散らばり，すなわち偏差の2乗の和である分散によって，観測値全体の分散を説明しようとします．

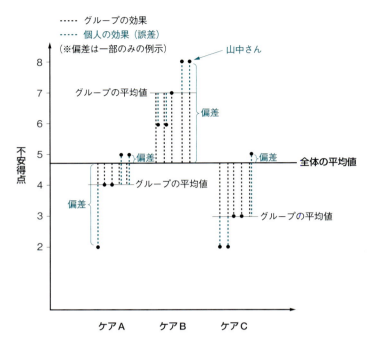

図 2-28 ケアの種類による平均値の差と，その平均値と個人の値との差

■グループの効果と個人の効果の分散分析表

図 2-28 のように，B グループの場合，1 人につき 2.3 点で（図 2-28 では………の長さになります），これが実際には 5 人分あるので，2.3 を 2 乗して，掛ける 5 とします．$2.3^2 \times 5$ です．残りも，A グループで $0.7^2 \times 5$，C グループで $1.7^2 \times 5$ です．この 3 グループを全部足し合わせたもの，これを**群間平方和**または**級間平方和**といいます．合計は 43.35 です．これは言い換えると，グループに属しているということによる偏差の 2 乗を全部足し合わせたものです．

群間あるいは級間とは何かというと，もとは英語で，群あるいは級というのは，class あるいは group です．SPSS では，英語版では between groups，日本語版では**表 2-4** の分散分析表のようにグループ間と出てきます．要するに group 間で差が出てくる量を表しています．いずれかのグループに入ることによって平均からずれてくる量を全部足し合わせたものです．グループ間の平方和の値が 43.333 と少し違うのは，本当は全体の平均値が 4.6666…のところを 4.7 で計算したからです．

表 2-4 分散分析表
不安得点

	平方和	自由度	平均平方	F 値	有意確率
グループ間	43.333	2	21.667	16.250	.000
グループ内	16.000	12	1.333		
合計	59.333	14			

どうしてグループ間で値が違ってくるの？ということについて，平均からのずれによってそれを全部表現したものです．

では，全体の平方和はどうやって計算するかというと，山中さんだったら全体の平均値の差を考えて，8－4.7で3.3（**図2-28**の―――），これを2乗して全員分を足していきます．これは結局，偏差の平方和です．これは何かというと人数で割らない前の分散です．全体の分散の大きさを表していると言えます．今は59.333…です．

もう1つしなければいけない計算があって，それは何かというと，1人ひとりのグループの平均との差の平方和です．これを**群内**あるいは**級内平方和**と言います．上の表ではグループ内，英語では within groups などと書かれます．要するにグループ内でどれくらい変動しているかです．たとえば，山中さんは8点だったから，Bグループの平均との差1点です（**図2-28**の………）．1人ひとりのこのグループの平均との差を全部とっていきます．それを2乗して全部足し合わせたものが群内あるいは級内平方和です．今は16.000です．

■**グループの効果と個人の効果に分けた**

こうして，全体の平方和が59.333…で，グループの効果であるグループ間の平方和が43.333…，グループ内で人によってちらばっている個人の効果であるグループ内の平方和が16です．この3つには次の関係があります．

全体の平方和＝グループ間の効果の平方和＋グループ内の効果の平方和

先に，観測値の偏差は，グループの効果と個人の効果の足し算になっていたのと同じ状況です．繰り返すと，ある人の全体の平均値からのずれというのは，そのグループに入っている効果と，そのグループのなかでまたその人がずれている効果に分解できます．

たとえば身長を考えたときに，対象が女性だとすると女性だから身長が低いという効果（グループの効果）があって，もう1つは女性だけれどそのなかに高い人と低い人がいる（個人の効果）ということと同じです．その性別に属している効果と個人の効果と2つの要因をもってみなさんの身長は決定されています．個人の効果と言っていますが，私たちはよく「個人差」と呼ぶものです．しかし実は，個人差と呼んだ時点でその要因が何かわからないということ，原因はわからないということです．人それぞれだから，といった時点で，なぜ人によって違いがあるのかはわからないと言っているのに等しいわけです．また，個人の要因ではなく，単なる測定の誤差の場合もあるでしょう．

3 分散分析で分散を説明している程度を知る

■**平方和を出した後は自由度で割る**

さて，3つの平方和の関係の後は，その平方和をどう利用するかです．分散分析表ではその右に自由度が登場して，平方和をそれで割って自由度あたりの平均

を出しています．だいたい**自由度**というのは，N（サンプルサイズ）-1になることが多いです．N以外では，質的データでカテゴリの数や，多変量解析では変数の数などが使われます．

今の場合，分散分析表（**表2-4**）では，合計すなわち全体の平方和の自由度は，Nが使われていて，$15-1$になっています．したがって，逆にここを見れば15人のデータが使われたんだなということがわかります．その上のグループ間のところが2になっているのは何かというと，今はグループが3つあるからです．グループが3つあって，$3-1$で2になっています．

グループの間の自由度というのはいったいどういう数でしょうか．自由度の見かたというのはいろいろあるのですが，1つは，たとえば3つのグループの平均値をそれぞれ知りたいとして，全体の平均値がわかっていれば，そのうち2つの平均値を決めさえすれば残りの1つが自動的に決まります．任意のどこのグループでもいいですから，その2箇所の値を決めれば，残りが決まるという見かたです．決めかたの自由度は2つということです．15人だと14が自由度になっているということは，全体の平均値がわかっていれば，14人分の値を決めれば残りの1人の値も自動的に決まるというわけです．決めかたの自由度は14ということです．

すなわち，一般的には，N個の値を決めるとき，$N-1$個の値を決めれば，残り1つは自動的に決まるということです．このようなとき，どこの値を決めるか選ぶ自由度は$N-1$になるという見かたです．

では，今のデータを平方和の図で表してみましょう．全体の平方和とグループの効果と個人の効果とがそれです（**図2-29**）．

そうすると，グループ間の自由度2というのは，何を表しているかというと，グループに属している効果の大きさを2で割ることで自由度1あたり，言い換えれば値を1つ決めるあたりという量に変えてあります．緑の部分の面積です．グループ内については，全体が$N-1$の決めかたがあり，そこからグループ間の2を引いたものになります．全体の自由度—グループ間の自由度です．これは，グループで説明できなかった以外で，全体が散らばっている要因をその残っている決めかた1つあたりに直しています．

これらを，別の角度から見ると，それぞれの平方和は，グループの数やNが

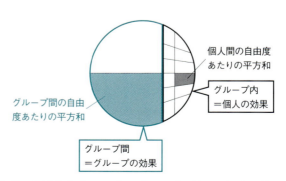

図2-29　全体の平方和（ばらつき）をグループの効果と個人の効果で説明する

多くなれば多くなるほど大きくなる傾向を考慮して，その影響を取り除いているとも言えます．自由度で割ることでグループ１つに所属する効果とそれ以外の個人１人ひとりの効果に近いもの（人数よりはグループの数分減らされているので）に変えているということです．

■グループの効果と個人の効果の比を見る

この自由度で割った，平均の平方和（SPSSの出力は平均平方）を比較しているのが F 値です．

$$F = \frac{\text{グループ間の平均平方}}{\text{グループ内の平均平方}}$$

それらの比をとってあります．いわば，グループ１つに所属する効果 vs 個人１人ひとりの独自の効果という話です．個人１人ひとりの独自の効果は原因がわからないので誤差とも言えるわけです．

ここでは，その比である F は 16 で，有意確率は .001 未満です．不安はケアで変動したのであって，１人ひとりがもっている把握できていない特徴や背景，あるいは個人差というものはそれに比べれば小さいだろうということです．

ただし，F 値というのは，分子の自由度と分母の自由度によってその有意確率が変わってきます．たとえば，分子の自由度が同じだとすれば，分母の自由度が大きくなるにつれて，同じ F 値でも有意になりやすくなります．基本的には，両方の自由度が大きいほうが有意になりやすくなっています．ちなみに，分子の自由度が２のときは，分母が十分大きくなれば（150 以上など），F が３以上あれば 5% 水準で有意になります．

Q F 値は群間の（平方和を自由度で割ったもの）÷（群内の平方和を自由度で割ったもの）で計算できるということですか？

A そのとおりです．

4 平均値のどことどこが違うのかの多重比較

■一元配置分散分析での有意差の意味

ここでの帰無仮説は，３つのグループ ABC の平均値はすべて同じであるというものです．グループの効果が十分大きくない，個人差に比べてグループでは変動していない，グループによって大きな違いはないということです．

したがって，有意になった場合，少なくとも３つは同じではありませんと言えます．３つは同じではないと言えるけれど，それ以上は何も言えません．A よりも B が小さいのかとか，B よりも C が小さいのかとか，そういうことまでは言えないということです．

上の結果では，ABC という３種類のケアをしたときに不安は同じではないということがわかっても，どれがいいのか，どれよりもどれがいいのかということ

がわからないと実際には情報として今ひとつです．確かに B のケアはやめておこうと思いますし，C で一番不安が減少すると思われますが，A ではそんなにだめなのか，C との差はどの程度なのかが気になります．

■**それでもやはりグループ間で比較してみたい**

そこで行うのが，**多重比較**(multiple comparison)という方法です．グループのどこに差があるのかを知るには，結局ペアにして複数を比較せざるをえません．すでに述べたように，ペアにして t 検定を繰り返して有意なところを探すことは問題なので，ペアが多くても有意になりにくくするように有意確率に工夫をするのが多重比較法です．繰り返すたびに有意になりやすいので，そのぶん有意確率を厳しくする(ペナルティを与えると言います)という方法が考えられました．

その方法についてはいくつもあって，統計パッケージ SPSS でも多くが用意されています．代表的なものは，**Tukey**(テューキー，正確には Tukey の HSD＝honestly significant difference)と **Dunnett**(ダネット)です．Tukey については，グループの n が異なるとき(そういう場合は多いですが)，**Tukey-Kramer**(テューキー–クラメール)という方法が使われます．Tukey がすべてのペアを比較するのに対して，Dunnett はすべての組み合わせではなくて，特定の対照(コントロール)群があって，それとほかのグループを比較する場合に使われます．

また，Tukey と同じような比較ができるものに **Bonferroni**(ボンフェローニ)があります．Bonferroni の場合の有意確率を厳しくする，すなわち値を低くして有意にしにくくする手段は，最もわかりやすい方法なので，具体的に紹介します．有意水準(たいていは .05)を，比較するペアの数で割るもので，シンプルです．具体的には，3 つのペアを比較したいときは，.05/3＝.0166…を有意水準とします．.0166…未満のときに初めて 5% で有意だと判断します．有意になりにくいように厳しくしているわけです．

Bonferroni は，ごく少ないグループでのペアの比較や，グループが多くても比較するペアが決まっていて少ないときは，Tukey よりも有意になりやすいです．逆に，グループが多く比較するペアの数が多い場合は Tukey よりもずっと有意になりにくいので用いることができないのが特徴です．これらの特徴を図でおおまかに表すと**図 2-30** のとおりです．

また，多重比較では，平均値を大きいもの順に並べてみて，それらを大きいものと小さいものの 2 つのグループに分けるとすると，どこで有意に分かれるのか

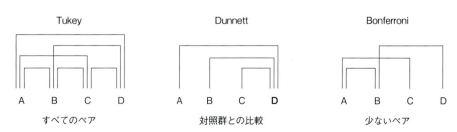

図 2-30　主な多重比較

という見かたも使われます.

さらに，Bonferroniについては，ペアが多いと検出力が下がるので，さまざまな改良が試みられています．いくつかあるのですが，まず，**Sidak(シダック)の方法**では，$1-(1-\alpha)^{\frac{1}{k}}$ を有意水準として使います．αが.05でk＝4のときは，Bonferroniは.0125なのに対して，Sidakでは，.01274…と大きめの値なので検出力がよくなります．本当に差があるものを有意にしやすいということです．

また，さらに改良したものに**Holm(ホルム)の方法**があります．これはペアの有意確率を小さいもの順に並べてから，一番小さいものとグループ数で割った有意確率を比較して，それが有意でないなら全部あきらめ，もし有意なら，今度は，2番目に小さいものについて，(グループ数－1)で割った有意確率と比較して，有意でないならあきらめ，もし有意なら…と繰り返す方法です．さらには**Shaffer(シェイファー)の方法**もありますが，ここまで来ると統計パッケージに必ず用意されているわけではないです．Sidakは，SPSSでもありますが，HolmはRなどで使えます．関心のあるかたはどうぞ[2]．

■ 多重比較の使い分けは明確には決まっていない

しかし，これらの使い分けについては，あくまで1つの目安です．このほかにも，それぞれの方法の特徴には，グループによる人数の違いの大きさや，グループによる分散の違い(等分散)，正規分布しているかどうかなどの条件が絡んできます．基本的には，人数が同じで，等分散で，正規分布しているほうが望ましいのは確かです．

したがって，この場合はこうとただ1つに決まっているわけではありません．まだまだこれら以外にも方法はありますし，等分散でない場合の別の方法や，ノンパラメトリックな検定もあります．データの種類や性質や，それを扱い評価する学問領域での考えかたもあるでしょう．

■ 分散分析と多重比較の関係

では，一元配置分散分析と多重比較はどう使い分けるのでしょうか．従来は，一元配置分散分析を行ってから，多重比較をするとされてきました．したがって，多重比較は事後検定あるいはその後の検定(ad hoc test)と呼ばれてきました．

しかし，現在では，多重比較をするような場合は，一元配置分散分析(ANOVA)は必要ないとされてきています．両者の結果は多くの場合結果が一致しないことがあり，一元配置分散分析で有意にならなくても，多重比較で有意になることがあるからです．一元配置分散分析の場合，グループ間の平方和を考えれば，全体が散らばっているほうが効率的に有意になりやすいですが，1グループだけ違っていて，ほかは同じというときは有意になりにくくなっています．多重比較では，比較したところでどこかに差があればよいわけです．

Q 多重比較の使い分けが明確になっていないということは，どれも同じくらい長短があるという理解でよいのでしょうか？

A ▶ 長短をよく知り，比較的新しい手法を使うとよいですが，学会などによって文化があるのでそれも考慮する必要があるかもしれません．

5 分散分析は目的変数の分散を説明したいとき広く使える

■ t 検定と2グループでの一元配置分散分析の関係

　実は t 検定と一元配置分散分析はまったく違うものではありません．3グループになったら急に大違いというのも不自然なものです．そもそも2グループで一元配置分散分析ができないかというと，まったくそうではなく，普通に可能です．そして，この結果は t 検定と同じ検定結果，すなわち同じ有意確率になります．ただし，そのときの t 検定とは，等分散のときに使うものです．そのときに限って両者の検定結果は一致していて，次の式の関係にもなっています．

$t^2 = F$

　2グループなら t 検定というのが一般的ですが，これは等分散にこだわっているからで，等分散であれば一元配置分散分析でも結果的には同じということです．

■ ところで3グループ以上で等分散でないときは？

　では，3グループ以上で等分散でないときはどうなるのでしょうか．後回しにしてしまいました．分散分析でも，t 検定と同様に分散が等しいことが前提になっています．しかし，多少正規分布でなくてもよいのと同様に，多少分散が違っていても頑健であることが知られています．それでも，前提が守られているほうがいいので，等分散の検定も考えられています．厳密に考えればやはり必要な検定で，実験系では大切に行われていますが，実際のところ調査系ではあまり意識されていないかもしれません．それも各グループに十分な数がある場合はある程度許されると思いますが，そうでない場合は慎重であったほうがよいでしょう．

　何種類かあるのですが，やはり t 検定のときと同じ方法で Levene(レヴィーン) による検定が代表的で，SPSS ではこれを使っています．これは変数の値を各グループでの平均値からの距離すなわち偏差の絶対値に変換して，それらに違いがないかを一元配置分散分析を使って検定しているものです．普通の一元配置分散分析が使えるかどうかを調べるのにそれを使っているところが面白いですが，正規分布でなくても頑健であることを利用しているとも言えます．

　しかし，平均値ではなくて中央値のほうが分布の形に左右されないのでさらに頑健と言われています．したがって，Levene(レヴィーン)のものを中央値にした検定 [Brown-Forsythe(ブラウン-フォーサイス)の検定とも言われます] や，それをさらに順位に直してノンパラ版にした Fligner-Killeen(フリグナー-キリーン)の検定があります．古くから Bartlett(バートレット)の検定も知られていますが，これは正規分布を前提としているので，あまり勧められていないようです．

そして，等分散でないとなったときは，これまた t 検定と同じ Welch による検定が使えます．さらに，そのようなときの多重比較法として等分散でないときの Tukey 法にあたり，比較的小さなサンプルでも有意になりやすい Games-Howell（ゲイムス-ハウエル）の検定と，一番厳しめのこれで有意なら堂々とできる Tamhane（タムヘイン）の T2 などがあります．

いろいろ紹介するとかえって混乱してしまうかもしれません．中身も大事でしょうが，等分散であるということが前提になっていて，そのためにいろいろな苦労があるということを知っていることが大事かもしれません．

■回帰直線でも分散分析ができる？

t 検定と F 検定の関係に触れたところで，量的データと量的データの関連のことを思い出してください（→p.41 C）．図 2-31 で，回帰直線が目的変数の分散を最もよく説明するように引かれていて，その回帰直線によって説明できる部分は，回帰直線によって予測できる部分の平方和になることを示しました．

このとき，分散分析（→p.156 第 5 章 A）と同じように分散分析表をつくることができて，F 検定が可能です．直線による回帰直線（回帰分析と言います）であっても，目的変数の分散を説明しているわけですから，分散分析が可能なのです．

次の表 2-5 が回帰分析のときの分散分析表です．説明変数の数は，説明変数が 1 つの単回帰分析では 1 です．この表は，後に説明する重回帰分析でも使えて，説明変数の数が増えるだけです（→p.103 第 4 章 A-4）．回帰直線で予測できる部分は回帰の平方和，できない部分は残差の平方和，全体は偏差の平方和，言い換えれば分散×人数になっています．

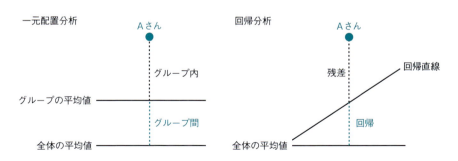

図 2-31　一元配置分析と回帰分析の関係

表 2-5　回帰分析の分散分析表

	平方和	自由度	平均平方和	F 値	有意確率
回帰 regression	〔（予測値）−（実測値の平均値）＝予測値の偏差〕の 2 乗の和	説明変数の数	回帰の平方和/回帰の自由度	回帰の平均平方和/残差の平均平方和	
残差 residual	（実測値−予測値＝残差）の 2 乗の和	サンプル数−説明変数の数−1	残差の平方和/残差の自由度		
全体 total	〔（実測値）−（実測値の平均値）＝実測値の偏差〕の 2 乗の和	サンプル数−1			

ここでは，F検定ができます．相関係数の検定にはt検定を使いましたが，先ほど説明したように$t^2=F$という関係になっていて，検定結果は実は同じです．F値は回帰の平均平方和と残差の平均平方和ですが，分子の平均平方和というのは，この場合，自由度が1なのでそのままですが．

　最後になりましたが，t検定のところでも出てきた「対応のある」データの場合は，第6章で紹介する反復測定の分散分析を使います（→p.176）．すなわち，3グループ以上に分かれた人たちから，2回以上繰り返して同じデータを収集する場合です．2時点であれば，時間の前後で変化に違いがあったかどうかの検定をします．

> **column 一元配置分散分析と回帰分析の関係**
>
> 　一元配置分散分析と回帰分析の関係は，**図2-31**のように見ることが可能です．
> 　Aさんの値を予測する，言い換えれば1人ひとりの偏差を説明するために，横線というグループを想定するか，斜線（回帰直線）という傾き（増加傾向，または減少傾向）を想定するかの違いだけです．単に横線を斜めにしてみただけといってもよいでしょう．誤差あるいは個人差をグループ内の平方和とするか残差の平方和とするか，説明できる部分をグループ間の平方和とするか回帰の平方和とするか，どちらも同じような距離に注目しています．
> 　これらを式で言い換えると，次のとおりです．
>
> 観測値＝全体の平均値＋予測できる部分（グループの効果または傾きの効果）＋予測できない部分（個人の効果，残差，個人差…）
>
> 　そして，分散分析，F検定として共通しているのは次のようなところです．目的変数を予測できるかどうかを，これで考えているわけです．いかがでしょうか．
>
> $$F検定 = \frac{（予測できる部分/自由度）}{（予測できない部分/自由度）}$$

質的データと質的データの関連

質と質の関連はクロス表

1 質的データと質的データはクロス表をつくる

■変数の組み合わせでできるセルを考える

　次は，質的データと質的データの関連です．3つある組み合わせのうちの最後です．まず**クロス表**（cross tabulation）をつくるのが最初です．どちらかのデータを縦に，もう一方を横にして表をつくります．

　たとえば，読むだけでタバコをやめられるという禁煙の本を読んだことがあるかないかで，喫煙者と非喫煙者の人数が違うかどうかです．以前，私も父親にタバコをやめてもらいたくて，まだ読んでもいない売れ筋だった禁煙の本を実家に送ったことがあります．そうしたら，タバコをやめたと電話がかかってきて，すごい効果だなと思ったことがありました（しかし長続きはせず，その後何年もし

表 2-6　クロス表の例
　　　　　禁煙の本を読んだ経験と喫煙の状況

	読んだ	読んでいない	計
非喫煙者			50
喫煙者			50
計	50	50	100

てですが，結局肺がんで亡くなりました）．

　少しの期間でもタバコをやめたのは，息子からそんな本が送られてきたという要因が大きかったようにも思いましたが，禁煙の本にも効果があったのでしょうか．まずはこうした因果関係よりも，ここでは数値としてどういう状態だったら効果があると言えるのかを考えてみましょう．

　表 2-6 では，対象者は少なくとも過去に喫煙経験のある人が全部で 100 人います．そのなかで禁煙の本を読んだことのある人と読んだことのない人が，それぞれ半々の 50 人ずついるとします．同様にその 100 人について喫煙の状況を調べたら，現在の喫煙者と非喫煙者はちょうど半々の 50 人ずつだったというデータです．このような表がクロス表です．ここまで数字が入っている部分の人数，すなわちそれぞれ縦と横のセルの合計の人数のことを**周辺度数**と呼びます．

　しかし，これだけわかったとして，空欄になっている部分が 4 つあります．クロス表では，数字が入る欄を**セル**(cell)と呼びますので，空いたセルが 4 つあるとも言えます．たとえば，4 つのセルのうち左上の組み合わせとしては，本を読んだことがあって，喫煙していない人です．

　では，それぞれのセルに何人入っているかが周辺度数だけからわかるでしょうか？　この縦と横の合計から，空いたセルの人数がわかると答える人がいたら，何人かを教えてほしいのと，それがどうやってわかったか聞きたいところです．超能力でしょうか．

■**クロス表に入ると期待される人数は？**

　実際に 4 つのセルについて考えてみましょう．正確でなくて，だいたいでいいので，それぞれに何人くらい入りそうかというのを考えてみます．この人数の予測値というのは，みなさんだったらどうやって計算するでしょうか．25 人ずつ入ると答える人が多いのではないでしょうか．

　これは，喫煙者のなかで，本を読んだ人と読んでいない人との割合が同じぐらいというのが，中立的で偏りのないおおよその考えかたです．実は，喫煙していても読んだ人と読んでいない人の割合は同じだろう，と予測しているのと同じです．**表 2-7** のような場合で，クロス表における**期待度数**または**期待値**と言います．

　実は，この状態のときは，2 変数にまったく関連がない状況です．なぜなら，読んでも読まなくても喫煙する人の数に違いがない，すなわち喫煙率が同じだということです．

表 2-7 期待度数(期待値)のクロス表
まったく関連がない状態＝期待値が入る状態

	読んだ	読んでいない	計
非喫煙者	25	25	50
喫煙者	25	25	50
計	50	50	100

どのように期待値を計算しているかというと，本を読んだことがある非喫煙者の期待値は，全体の 100 人のうち，読んだことのある割合は 50/100 なので，50 人に絞り，そのうち非喫煙者の割合が 50/100 なので，50×50/100 と計算できます．丁寧に計算すると，100×(50/100)×(50/100) となりますが，分子に全体の人数が 1 つ，分母には 2 つ入るので，常に約分して，次のように一般化できます．

$$セルの期待値 = \frac{縦の合計 \times 横の合計}{全体の合計\ N}$$

あるセルの期待値を求めたいときは，そのセルの下の合計と右の合計を掛けて，全人数で割ればよいということです．実際にこれは，本を読んでいようが読まないでいようが，喫煙率はフィフティフィフティ(5分5分)で，まったく効果がないということになります．

■関連があるときに入るクロス表の人数は？

では，関連がないときの状態が期待値であれば，関連があるというときはどうなるでしょうか．表 2-8 にあるように，一番関連が大きい場合は，本を読んだ人が全員非喫煙者になり，読んでいない人が全員喫煙者になります．本がものすごい効果をもっているという場合です．

これは言い換えれば，期待値からずれればずれるほど関連が大きくなるということです．表 2-8 のように，期待値の 25 からのずれが最も大きいのは 50 か 0 しかありません．逆の関連の場合もそうで，読んだ人が全員吸っていて，読んでない人が全員吸っていないときも，一番関連が強いわけです．まったく逆効果という場合です．

表 2-8 最も関連の強い場合のクロス表
関連が最も強い状態＝期待値とのずれが最大

	読んだ	読んでいない	計
非禁煙者	50	0	50
禁煙者	0	50	50
計	50	50	100

2 χ^2(カイ2乗)検定を行う

■期待値とのずれの大きさを計算する

このときに，このずれの大きさを計算しているのが χ^2(カイ2乗：chi-squared)値です．次のように計算します．

$$\chi^2 = \frac{(\text{そのセルの度数} - \text{期待値})^2}{\text{期待値}} \text{の全セルの和}$$

χ^2 値が大きいということは期待値からのずれが大きいということで，関連が強いことになります．上の例で，いくつになるか計算してみましょう．4つのセルの期待値はすでに計算済みで 25 ずつです．実際のセルの度数は 0 が 2 つと 50 が 2 つです．0 のところは $(0-25)^2/25=25$ です．50 のところは，$(50-25)^2/25=25$ です．そうすると，25 が 4 つで，χ^2 値は 100 になります．この 100 という値が，期待値からのずれ具合の全体を表しています．

χ^2 値が計算される場面は，このように，期待値，あるいは理論的にはそうなっているという理論値と実際のデータのずれの大きさの確率を知りたいときによく使われます．適合度の検定もそうで，理論的な状況に実際の状況がどれだけ適合しているかというものです．後で紹介するロジスティック回帰分析(→p.194 第 7 章 D-3)や構造方程式モデリング(→p.281 第 11 章 B-1)などでも，適合度には χ^2 値による検定が使われます．

■χ^2 値は自由度によって分布が違う

100 という値が大きいものなのかどうかは，それが起こる確率を考えなければわかりません．χ^2 値は，図 2-32 のように χ^2 分布というもので表せる確率で起こることがわかっています．t 分布や F 分布と同じで，帰無仮説のときに，サンプルでどれくらいそこからずれるかの確率がわかっています．

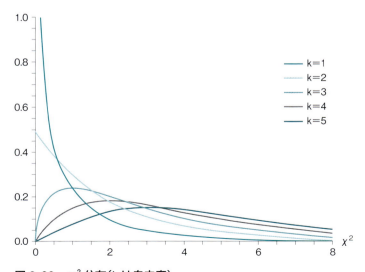

図 2-32　χ^2 分布(k は自由度)

図2-32では，やはりtやFの分布と同様に，自由度によって，分布が異なることがわかります．図の縦軸は確率密度(大きいほうが起こりやすい)で，横軸はχ^2値で，kが自由度です．**自由度**は，クロス表の(縦のグループ数−1)×(横のグループ数−1)になります．2×2の表(四分表)の場合は，(2−1)×(2−1)なので1です．3×3の場合は，2×2で4になります．

自由度として1引くのはよくあることですが，2×2の表の場合，周辺度数の人数から予測するときに1つのセルの人数さえ決まれば，残りの3つのセルの人数が自動的に決定します．だから自由度1で，2×3の表になると，自由度が2で，2個決まると残りの4つが決まるという具合です．やはり自由に決められるところは何か所あるのかという意味合いです．

ちなみに，2×2の表で自由度が1のときは，χ^2値は3.84あれば5%水準で有意になります．したがって，100というのは相当起こりにくいほど大きいことがわかります．ただし，2×2の表の場合は，サンプルサイズが小さい場合は計算の補正などをすることになっていますので注意が必要です．これについては後で説明します．

■ χ^2値はサンプルサイズによっても大きくなる

さらに，N(サンプルサイズ)が大きくなると全体として大きくなります．たとえば，100人ではなくて全体で1,000人いたとすれば，全体として10倍されて，期待値は250になって，実際の人数は0か500が入りますから，1つのセルで$(500-250)^2/250=250$で，χ^2値は全体で1,000と10倍になります．そういう意味では，χ^2検定もサンプルサイズが大きくなれば有意になりやすいということを表しています．

2×2の表の場合は，χ^2値は次のように計算することも可能なので，分子にNがあることを考えればよくわかる話です．

$$\chi^2 = \frac{N(ad-bc)^2}{(a+b)(c+d)(a+c)(b+d)}$$

aからdは**表2-9**の各セルの度数です．

■ 3グループ以上の場合の順序の問題

2×2ではなくて，2×3，2×4などグループが増えていった場合ですが，χ^2検定の計算方法では，その順序は考慮されていないことを知っておくべきです．年齢階級や学歴，収入などの3以上のカテゴリでは，それに順序があったとして

表2-9　2×2のクロス表における各セルの人数

			計
	a	b	a+b
	c	d	c+d
計	a+c	b+d	N

も，計算には何もその情報は使われていないということで，順序を入れ替えても結果は同じです．

では，順序を考えたい場合はどうするかと言えば，1つは片側が2グループの場合はMann-Whitney（マン-ホイットニー）のU検定，どちらも3グループ以上の場合にはKruskal-Wallis（クラスカル-ウォリス）検定を使う方法です．これ以外で，同じ順序といっても，たとえば年齢とともに有病率が直線的に上昇するような，比率の変化に直線的な傾向があるか検討したい場合は，**Cochran-Armitage（コクラン-アーミテージ）検定**が使えます（SPSSでは，クロス表のχ^2検定の結果で「線形と線形の連関」として計算されます）．クロス表でも，順序があるのか，直線的なのかについて考慮する必要性について考えておくことです．

■対応のある場合

質的データのどちらかが，対応のある場合はどうでしょう．同じ人たちから2回データをとって，カテゴリが変化したかをどうか知りたい場合です．先ほどの喫煙の例であれば，禁煙の本を読むという介入の前後で，介入した人たちのほうがやめる率が高いかどうかの検定が可能です．

この場合は，2×2のクロス表で，**McNemar（マクネマー）検定**を行います．χ^2検定なのですが，少し式が違っていて，次のような式です．

$$\chi^2 = \frac{(|a-d|-1)^2}{a+d}$$

■χ^2検定はサンプルサイズが小さいときはちょっと注意

Nが小さいときは，特に2×2の表については，いろいろと注意が必要です．まず，**Yate's（イエーツ）の補正**が考えられます．Nが小さいときは，上の式では少しχ^2分布からずれるので補正をするものです．次の式で計算するもので，分子の一部で$2/N$が引いてあるので，χ^2値は少し小さめになります．ちなみに引き算するとマイナスになる場合は0にします．

$$\chi^2 = \frac{N(ad-bc-2/N)^2}{(a+b)(c+d)(a+c)(b+d)}$$

基本的に期待値が5未満のセルが1つでもあると，この補正をしたほうがよいと言われますが，Nが大きいときには有意になりにくく，第2種の過誤が起こるので，補正は必要ないとも言われます．やはり，きちんと有意になるように計画して十分なサンプルサイズがほしいところです．

また2×2の表では，4つのセルのうち少なくとも1つの期待値が5未満のときには，χ^2は不適切であると言われます．そのような場合には，**Fisher（フィッシャー）の正確（または直接）確率検定**を使うとされています．

これは，セルのなかに組み合わせとして，誰がどこに入るか人の入りかたをすべて求めてから，そのうち実際では，それ以上に期待値からずれる確率はどれだ

けかを求めるものです．全体で100人ならば，100人がどこに入るかの組み合わせはたくさんありますが，そのうちどこかに人が偏って入る組み合わせの確率を求めるものです．

さらに，2×2よりも大きな表の場合でも，期待値が1未満のセルが1つ以上ある場合と，期待値が5未満のセルが全セルの20%以上ある場合は，χ^2検定が望ましくないとされています．

この場合はカテゴリの併合をするか，カテゴリに順序性がないかを見てMann-Whitney（マン-ホイットニー）のU検定，Kruskal-Wallis（クラスカル-ウォリス）検定などを考えるしかありません．ただし，カテゴリを併合するときは，その意味内容から併合するのであって，有意になるところを探して併合するというのは，検定の多重性の問題が発生しますので，望ましくはありません．

やはり，計画段階から十分なサンプルサイズが必要です．ましてや，次の章からの多変量解析のためには，なおさらです．

Q χ^2検定は期待値とのずれの大きさを計算していますが，ここでも十分なサンプルサイズが大事になるのだということですか？

A 検定と来たらサンプルサイズを考えたいですね．

Q クロス表の行と列のどちらから値を見ているか，今まで気づきませんでした．クロス表をきちんと読めるようにならないと，大事な情報を見落としてしまうことがありますか？

A はい．いくつも見て解釈する練習をしましょう．

● 文献
1) Benjamin, D., Berger, J., Johannesson, M., Nosek, B., Wagenmakers, E. -J., Berk, R., Bollen, K., Brembs, B. . . . & Johnson, V. (2017). Redefine statistical significance. Retrieved from psyarxiv.com/mky9j
2) 永田靖・吉田道弘(1997). 統計的多重比較法の基礎. サイエンティスト社.

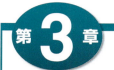

3つ以上のデータの関連を見る多変量解析の基本

 なぜ多変量解析が必要なのか

　なぜ多変量解析を使わないと，質の高い研究論文になりにくいのでしょうか．
　私たちは，日頃から多変量解析を行っていると思います．たとえば店で洋服を見ているときに，値札を見る前にだいたいそれがいくらくらいか，ある程度値段の予測をつけています．どのような店で，どのようなメーカーやブランドのものかとか，どういう生地のものかとか，いくつもの要因によって予測しているわけです．
　また，人に「どこに住んでいるの？」と聞いたとき，事情に詳しい人であれば，駅から何分のところにあるとかそういう情報を聞いていけば，アパートやマンションの家賃がだいたいいくらくらいするかは予想がつくはずです．
　このように，みなさんも値段などをはじめとして，経験を蓄積しながら多変量解析を日々行っているわけで，それをただ実際に数量化しているだけです．競馬の予想やゲームの戦略もそうでしょう．結婚相手も，この人とうまくやっていけそうかどうかを目的変数にしたりして，何事もそれほど単純にはものを見ていないはずで，いくつもの要因(説明変数)から予測しているはずなのです．
　多くの実証的研究の目的は，変数間の関連を見て，物事の因果関係を明らかにすることにあります．そのため，原因となる説明変数と結果となる目的変数を測定する尺度を用意し，その関連を明らかにする必要があります．このとき，変数を多く測定したい2つの理由があります．これは，第1章で紹介した基本的な研究枠組で，おぼろげな目的変数と説明変数の関連をくっきりさせるためと，おぼろげな目的変数と説明変数の測定をくっきりさせるためです(→p.8 図1-2，3)．言い換えれば，「多くの説明変数を用いて目的変数の予測精度を上げる」と「尺度の信頼性と妥当性を高めるため」です．

多変量を測定する理由1：
多くの説明変数を用いて目的変数の予測精度を上げる

1 「要因」は実に多い

　多くの変数を用いたい理由の1つ目は，予測の精度を上げるために，目的変数を多くの説明変数で予測したいということです．

　やはり，1対1の関係だけでは予測しづらいものがあります．本当に目的変数が1個で説明変数が1個という研究をするのなら，その場合には多変量解析は必要ないのですが，やはりあるときからは必要になります．たとえば患者さんなどを相手にするときは，少なくとも性，年齢，疾患の種類，ADL，症状，家族の状況などを最低条件として把握し，そのほかにQOLとか不安，ストレスなど何らかの変数をとるわけですから，1対1の関係だけで説明するということは，そうそうないわけです．第1章の図1-2と図1-3において説明変数を複数にしているのは，実際にそのような研究枠組がほとんどに近いからです．

　もしあるとすれば，対象を男性だけに絞り，年齢もたとえば50歳台だけにして，しかも疾患もほかの状況も極力限定していけばよくて，そのような場合は1対1になります．たとえばRCT（randomized controlled trial：無作為化比較試験）であれば，介入の方法とアウトカムの1対1です．これは，介入の効果のみを見たいからです．しかし，アウトカムは介入前の基準（ベースライン）となる値によって影響を受けることがあるので，その影響を取り除こうとすると多変量解析が必要になります．たとえば，減量プログラムで，減量前の体重が重い人ほど，体重が減少しやすいというような場合です．

■コントロールする必要のある変数がある

　このように，目的変数に対する，ある変数の影響を見るときに，それとは別の変数の影響を取り除くことを，**コントロール**あるいは**制御**(control)すると言います．そして，そのようにコントロールする変数のことを，**コントロール変数**あるいは**制御変数**(control variable，またはcontrolled variable)と呼びます．特に説明変数のように問題の原因や解決方法として関心がある変数でなくても，事前に関連があることがわかっていたり，その可能性が予想される変数はコントロールしてから分析する必要があります．たとえば，年齢や性別などの属性や，ADL（日常生活動作），重症度といった対象者の背景や特性などです．

■グループ別の分析にも限界がある

　また，介入の効果が対象の属性によってどのように異なるのか，と考え始めたらまた多変量解析です．そのとき，層別あるいはサブグループ別の分析，たとえば性別・年齢別に行えばいいじゃないかと思う人がいるかもしれません．それで問題が解決する場合もありますが，別の問題も生じてきます．サンプルサイズが

小さくなることで検出力が落ちて，有意になりにくくなったり，グループによってサンプルサイズが違ってきて検出力に違いが出たりします．過去の研究のなかには，サンプルサイズの小さいほうが有意にならずに大きいほうだけ有意になっていて，片方だけ差がありました，という報告は意外とあるものです．しかし，よく見ると数値はどちらかというと数の少ないほうで差が出ているのに…，というようなもったいないものもあります．グループ別でなく多変量解析をしていれば違う結論になるのでは，と思います．

2　1つよりも多くの要因で予測の誤差を減らす

　目的変数を予測するのに，より多くの変数で予測したほうが正確になりやすいというのはわかりやすい話だと思います．いわゆる1対1で予測する，関連を見るというのは，その変数で予測できるかどうかを見ることでもあり，予測したときに誤差がどれくらい大きいか小さいかを見ることです．例がよいかどうかは別にして，下記のような予測式を立てたとします．これによって年齢がどの程度予測できるでしょうか？

年齢＝a×顔のしわ＋定数

　定数は，顔のしわが出始める直前の年齢になります．それが何歳からスタートするかは不明ですが，顔のしわが1本増えるたびに何歳上がるかということがある程度わかったとしても，誤差（→p.45 第2章 C-4）は当然出てくるわけです．それよりも，肌の張りとか（どうやって測るかはわかりませんが），声のしゃがれ具合とか声の低さとか，いろいろな要素を入れたほうが予測しやすいですね．つまり，それらを含めて下のような形にするのです．

年齢＝a×顔のしわ＋b×肌の張り＋c×声のしゃがれ具合＋d×声の低さ……
　　　＋定数

　a，b，c，dというのは，目的変数に対するそれぞれの説明変数の影響力の大きさを表しています．私たちが，それなりに人の年齢を判断できるのも，このような漠然とした式が頭のなかにあるからです．近くに寄るとわかったり，声を聞いたら見た目と全然違って，意外と年齢が高いことがわかったりします．

　若い人は得てして人の年齢を当てにくいものですが，それは，これまで見てきたサンプルサイズが小さいために，予測に用いる変数が十分使われず，abcdの値が大きく間違っているのでしょう．

■係数は，重み付けであり影響力である

　$Y=aX+b$（定数）という回帰式では，変数X，Yが標準化してある場合，aは相関係数になります（→p.46 第2章 C-5）．これが，XがYに与える影響力の大きさを表すことになります．顔のしわが1本増えるたびに何歳年をとったかという予測をするときには，1歳年をとるのと10歳年をとるのとでは，顔のしわの影

響力は，10歳年をとるほうが，影響力が大きいということです．

■擬似相関，交絡因子を見抜く─ショートヘアの女性ほど彼氏がいる？

　また，多変量解析は擬似相関，つまり実は直接の関連はないのに計算すると関連があるように見えるような状態を見抜くことができます．これは大きな役割です．

　図3-1は，ショートヘアの女性ほど彼氏がいるということを示したものです．

　これは，昔ある看護学校で私が統計学を教えているとき，学生で調査を行って出てきた結果です．学生に質問紙をつくってもらい，自分たちを対象として調査を行って分析するという目的の授業を行いました．

　そのときに，「彼氏がいる人の要因を探る」というテーマで分析を行い，そのなかで有意な関連が出たのが，髪の毛の長さだったのです．ショート，セミロング，ロングの3択の質問項目で，「ショート」と答えた人が，彼氏がいる率が最も高かったのです．これは，私にも学生にも予想に反する結果で，これはおかしいという話になりました．

　そこで，擬似相関というものを学生にわかりやすく理解してもらうために，彼氏がいる人がどういう人で，ショートヘアの人たちがどういう人か，ということを追加して調べました．すると，ショートヘアの人は「活動的」ということがわかりました．

　「活動的」というのはどういうことかというと，たとえば「授業中は寝ない」「遅刻はしない」「アルバイトをしている」といった割合が多く，またスポーツにも活発に取り組んだりしていたことがわかったのです．しかし同時に，活動的だから彼氏がいるのか，彼氏がいるから活動的なのか，その因果の向きはわからない，ということも話しました．

　彼氏がいる背景としては，ショートヘアであることそのものの問題ではない，要するに，髪の毛を切った翌日から次第にそうなる（彼氏ができる）ということはありえないと思われます．そのような，見せかけとしてそう見える関連のことを**擬似相関**（正確には相関係数を計算しているわけではないですが，このような表現をすることがあります）と言います．

　これは別の言いかたをすれば，交絡がある，または**交絡因子**があると言います．交絡は，誤差のうち系統誤差（→p.88 第3章 C-2）すなわちバイアスの代表的なもので，交絡バイアスと呼ばれます．第3の変数（交絡因子）の影響により，見せかけの関連があるように見える，というものです．この場合，「活動的」であることが交絡因子になります．これを見抜くために，多変量解析を用いることがで

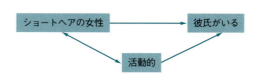

図3-1　擬似相関と交絡因子

きます．

彼氏の有無＝ $\boxed{a}$ ×髪の長さ＋ $\boxed{b}$ ×活動的＋定数
　　　　　　　髪の長さの影響力　　活動的の影響力

たとえば上の式のように計算すると，ショートヘアであることは，活動的であるという影響力を取り除いてもなお，彼氏の有無への影響力をもつのかということが検討できます．

活動的であるということを測定するのはまたひと工夫必要ですが，ここでは，活動的であるということで彼氏がいる/いないを予測させるわけです．活動的であるという変数を式に入れておけば，その影響力がわかるわけです．この変数が入っていてもなお髪の長さの影響力があって初めて，a が 0 ではないこと（ショートヘアの女性＝彼氏がいるケースが多い）が言えるわけです．多変量解析をしないで，髪の長さだけで a の値を計算してそれが大きいとすると，真の値は 0 なのにバイアスがあるままになるということです．

> memo
> ここでは例として重回帰分析を用いるが，目的変数が彼氏の有無のような 2 値のデータの場合，実際の分析ではロジスティック回帰分析（→p.184 第 7 章）のほうが適切である．

3 説明変数による分散の説明力

これを視覚的に確認するために，分散という点から説明します．

彼氏がいる/いないというのを 1/0 の 2 値データで計算すれば，そのばらつきについて分散で表すことができます．ほかの 2 変数もそうで，その分散の大きさを標準化して 1 としてベン図で示したものが図 3-2 です．

「活動的」という変数の分散と重なっている部分が 2 変数の相関係数 r を 2 乗した r^2 です．「彼氏の有無」の分散を「活動的」である程度説明できてしまうと，活動的な人はショートヘアの確率が高く，「活動的」と「髪の長さ」は重なっていて，「髪の長さ」がそれでも独自に「彼氏の有無」に影響している場合は，図 3-2 の左のようになります．独自にというのは，「髪の長さ」と「彼氏の有無」の 2 つだけが重なっているところがあるという意味です．それに対して，擬似相関で，彼氏がいるのは活動的であるからということが本当の原因だとすれば，図 3-2 の右の

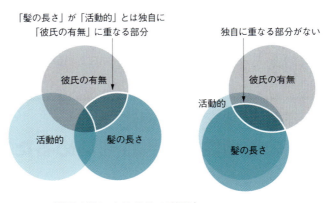

図 3-2　説明変数による分散の説明力

ように，「髪の長さ」は「活動的」と重なってはいるけれども，「彼氏の有無」とは独自には重なっていないということになります．「髪の長さ」が「彼氏の有無」と重なっている部分は，「活動的」と「彼氏の有無」の重なりのなかに含まれてしまっています．図3-2の右でも「彼氏の有無」と「髪の長さ」は1対1では関連が見られるのですが，多変量解析では，そうはならないということです．

多変量解析以外にも，活動的な人と活動的でない人に分けてから，髪の長さの影響を考えるというやりかたもあります．しかし多変量解析であれば，1回の計算でどちらの影響力がどの程度あるのかが計算可能です．これは2つの要素だけではなく3つでも4つでも同じです．

■常に第3の変数の存在を疑う

以上のように，目的変数と説明変数に1対1で統計的な関連が見られても，それだけではすぐ因果関係があるとは言えません．因果関係を認めるには，それに加えて，そのメカニズムに説明がつくことが重要です．そのメカニズム，すなわち因果関係のつながりやルートに敏感である必要があります．常に統計的な関連を見るときには，交絡因子を含めた第3の変数の存在を疑ってみることが必要です．

■媒介変数と調整変数

たとえば，活動的な人ほど彼氏がいるとすれば，さらにまたなぜだろうと考える必要があります．その中間で橋渡しをしている変数として，「出会いの多さ」があるかもしれません．これは**媒介変数（mediator）**と呼ばれます（→p.137 図4-17, 18）．また，「出会いの多さ」と「彼氏の有無」の間には，まだ何かあると思います．出会いが多くてもある条件が備わっているときだけ関連が生じる変数として，「告白する勇気」があるかもしれません．これは**調整変数（moderator）**と呼ばれるものです（→p.121 説明変数の組み合わせの効果：交互作用と調整変数，→p.159 説明変数の組み合わせの効果である交互作用）．このように，説明変数として第3の変数の存在を必ず確認し，予測をより確かなものとするために多変量解析は必要です．因果のルートは奥が深いものです．

Q 彼氏がほしいと思ってショートヘアにしようとしても，ほかの変数を見ておかないとそうはならないということですね？

A そのとおりです．直接の要因ではない可能性，第3の変数を考える必要があります．

多変量を測定する理由2：尺度の信頼性と妥当性を高めるため

2つめの理由は，測定する尺度の信頼性（reliability）と妥当性（validity）を高めるためにです．現在では，多くの心理社会的な尺度が，複数の項目からできてい

るのが一般的です．すでに標準となっている尺度を用いなくても，何かを測ろうとするときは，なるべく複数項目で測ろうとします．

たとえば幸福感を測定するには，「あなたは幸せですか？」「はい/いいえ」という単純な単項目のものから，「生きていてよかったと思いますか？」「楽しいと思うことがありますか？」など，幸福感を表すいろいろな表現でいくつもの質問をして，その合計点(平均点でも同じ)を出すという形も可能です．そういう場合でも，やはり単項目ではなく，たくさん質問したほうが測定の回数が多いうえ，内容的にも網羅できて信頼性と妥当性が高くなります．

1 信頼性：誤差以外の真の値の部分の割合

信頼性とは，簡単に言えば誤差が少ないことです．「幸せですか」と聞いたとき，果たして回答するその人は，たとえ少し前に嫌なことがあった後でも，いつも同じように同じ回答をするでしょうか．つまり，幸せであるかどうかを聞くときに，1日で何回も変動するようなものではなく，根の張った生活全般についての幸せについて聞きたいとすれば，聞くたびに回答が変わるようでは困るわけです．たとえば昔，何十万円と高価だったころの体脂肪計では，昼食を食べて帰ってくるだけで何％も値が上がったこともあったと聞きます(測りかたによる違いもあったと思いますが，少なくとも今はそんなことはないでしょう)．そういうふうに結果がコロコロ変わるようでは，まさに信頼できないわけです．

たとえば心理尺度にはたくさんの種類がありますが，その多くのものにおいては，何回も似たようなことを質問します．その理由の1つには，何回も念を押して聞くことで，誤差を少なくしようという意図が含まれています．1回血圧を測るよりも，3回測って平均をとったほうが真の値に近くなるのと同じ理屈です．異性の愛情を確認したいために，愛の言葉を頻繁に言ってもらいたいのは，ある意味では信頼性を高めたいということでしょう．裏を返せば…．

それはさておき，上のように少ないデータよりも，より多くのデータから平均を出したほうが真の平均値に近づくことを**大数(たいすう)の法則**(law of large numbers)と言います．そのほうが誤差が少なくなります．80人のクラスで全員の平均身長がわかっているとして，そこから何人かを選んで平均値をとるとき，人数が多いほうが，誤差が小さいことは容易に予想がつくところです．

観測値(observed value)というのは必ず，真の値(true value)と誤差(error)を含んでいます．

観測値＝真の値＋誤差
　　　　　　　　偶然誤差＋系統誤差

観測値に占める真の値の割合，言い換えれば観測値の分散のうちの真の値の分散の割合を，信頼性と言います．後で述べますが，尺度の信頼性で必ずといっていいほど使われる Cronbach(クロンバック)の信頼性係数 α (Cronbach's α ＝alpha)

は，この真の値の割合を示しています（→p.259 第10章 E-4）．

測定を繰り返して平均値をとれば，真の値よりもプラスだったりマイナスだったりするような，偶然起こる誤差が相殺されて少なくなるというわけです．実際に，平均値について測定回数を何回か変えて平均値の分散をとってみると，測定回数が多いほど分散が小さく，分散が測定回数に反比例することが証明されています．

2 妥当性：直接測れない真の値をどれだけ測定できているか

ただし誤差には2種類あります．前項で述べているのは**偶然誤差**（random error）という，まったく予測のつかない，その時々の原因不明のランダムな誤差です．もう1つは**系統誤差**（systematic error）といって，必ず，ある方向に同じようにずれを生じるものです．信頼性と妥当性を図で示したものが**図 3-3** です．それには原因が必ずあり，いつも少し高めになるとか低めになるとかいうものを言います．偏りがあるという意味で**バイアス**（bias）と呼ばれます．

妥当性とは，測ろうとしたものが本当に測れていて，偏りがない，バイアスがないということです．バイアスがある場合は，測ろうとしている真の値から常にずれた状態になります．たとえば幸せといっても，その内容にいろいろな幅があると考えた場合，いろいろな聞きかたをしておかないと，偏った内容になってしまいます．

偶然誤差は，測定を繰り返すことで減らせますが，バイアスはそれでは無理で，原因と大きさがわからないと，減らすことはできません．たとえばボウリングで，狙ったところから左右どちらかに同じ程度に少しずつずれるのは偶然誤差

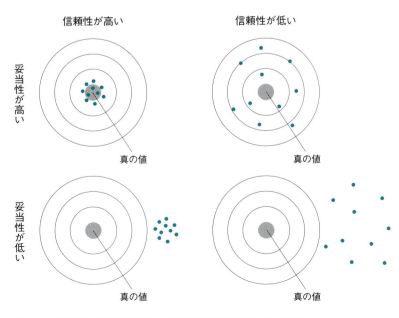

図 3-3 信頼性（偶然誤差）と妥当性（系統誤差：バイアス）

と言うことができて，その場合は，一所懸命練習してフォームを固めるしかないでしょう．しかし，いつもボールが右に行ってしまってガターになる傾向があるのなら，それはバイアスであり，フォームそのものを矯正する必要があるでしょう．

バイアスがある場合，原因と大きさを探りますが，多変量解析は，その誤差を減らすためにこそ有効です（→p.83 B-2）．その理由は，先に挙げた1つめの理由に拠ります．

信頼性の話のときに，体脂肪計を例に挙げましたが，本当に脂肪の割合を測っているかというと，実は電気抵抗を測っているわけで，それが高い相関関係にあるからこそ，妥当性を維持できているわけです．多くの測定装置というものは，真の値をそのまま測れることは少なく，それに近い実際に測れるもののなかから相関の高いものを選択しているというのが実情でしょう．特に心理社会的な事柄に関しては，幸福感といっても見た目や言語で測るしか方法がなく，またいずれも真の値は直接測れないものがほとんどです．

あるものを測定して，それが妥当であるためには，それが言葉で測定するものである場合，その概念を表せるすべての言語表現のなかから，代表として適切なものが選ばれるのが理想です．そのようにして選ばれた多くの変数を使って，測定した後にどうするのか．それをただそのまままとめて足し算するだけでよいのか，ということの確認が必要になります．幸福感として10の質問を用意したけれども，みんな本当に意図した内容を測定していたのかの確認です．

■**因子分析—多くの変数をまとめたり分類したりする**

そうした場合には，それらの変数間の相関係数を見ることができます．それぞれ相互に似たものであるのかという検討です．しかし，10の質問の場合，相関係数の数は組み合わせの数で45個もあります．それらをじっとながめていても，うまく評価できるのでしょうか．そのようなとき，多くの変数を似ているもの同士でまとめたり分類したりする機能があるのは，**因子分析**（factor analysis）です（→p.239 第10章）．概念や事柄の測定のためにいくつもの変数が登場する場合，因子分析は欠かせない方法です．「○○尺度」といったようなものをつくる，あるいはできているものを使うという場合です．

複数の，ある一定の数以上の変数の調査を行った場合，因子分析を使わないということはもはやほとんどないでしょう．変数を束ねるために，似ているもの同士だけなのか，仲間外れはいないのか，というのを探す方法として，因子分析は使われます．「次元の縮小のため」とも言われますが，たとえば10の変数を2つの変数に要約する，というような，変数を束ねてまとめるためにあると言えるでしょう．

■**主成分分析—まとめると1つなのか，2つなのか，3つなのか？**

別の言葉として，**主成分分析**（principal component analysis）というものがあります．これは，因子分析のなかの，ある特殊な形とも言えますが，その目的が違います（計算方法や結果は似ているのですが）．このあたりの詳しい解説は，こ

こでは省略します（→p.267 第10章 F）．

簡単に言ってしまえば，因子分析の目的は先述のとおり，分類していくつかにまとめるということです．10個の変数があれば，そのなかで2つに分かれたり3つに分かれたりするのではないか，ということです．このとき，まとめられるのは1つなのかどうなのか，一番最初にまとめた最も多数派のグループには多くの仲間がいるか，2番目以降は十分小さいかということを確認するのが，主成分分析です．基本的に，「1つになっているかどうか」と確認するのが主成分分析だと考えてください．1つであるかどうかが主成分分析で，いくつかに分かれるのではないかというのが因子分析です．

いずれにしてもこれらを使うことができないと，何らかの尺度を測定してそれを操作することはできないです．

多変量解析の種類

以上のように，「予測」「尺度」という2つの観点に基づいて，なぜ多くの変数を用いる必要があるのか，多変量解析を用いる必要があるのか，おわかりいただけたのではないかと思います．では多変量解析を用いる際，それぞれについてどのような方法があるのかを見ておきましょう．

■「予測をよくする方法」は，変数の種類の組み合わせで決まる

予測をよくするときには，2つの変数間の関係を見ているのとまったく同じ話で，目的変数が量的データなのか質的データなのか，説明変数が質的データなのか量的データなのかの組み合わせによって，手法が変わってきます．**表3-1**に示すような形になります．

両方とも量的データの場合は重回帰分析を使います（→p.93 第4章）．

次に目的変数が量で，説明変数に量と質が混ざっている場合（このときの量は共変量と呼ばれるものです）は共分散分析です（→p.172 第5章 D）．そして説明変

表3-1　多変量解析の種類

目的			分析方法	目的変数	説明変数
目的変数を説明変数で予測する	一般化線形モデル	一般線形モデル	重回帰分析	量	量，量
			多元配置分散分析，共分散分析，ダミー変数による重回帰分析	量	質，量
			多変量分散分析	量，量	質，量
			反復測定の分散分析	量	質（時間），量
			ロジスティック回帰分析	質	質，量
			生存時間分析	時間	質，量
		一般化線形混合モデル	マルチレベル分析，混合モデル	量	質，量
尺度または潜在変数の構造を見る			因子分析（探索的因子分析）	量，量	量，量
			主成分分析	量，量	量，量
			構造方程式モデリング（確証的因子分析など）	量，量	量，量

数に質的変数ばかり用意されている場合は多元配置分散分析です(→p.156 第5章 A).多元配置というのは,要するに2個以上ということです.一元配置分散分析というものがありますが,一元配置というのは説明変数が1個ということであり,説明変数が2個以上あるものは多元配置分散分析です.2個だったら二元配置,3個だったら三元配置です.「○元〜」などと難しい言いかたをしていますが,英語では one way とか two way といいます.

なお重回帰分析は,説明変数に量と質が混ざっている場合でも用いることができます.ただこの場合,質的データをダミー変数(各カテゴリに0と1という数値を割り当てたもの)として変換して用います(ダミー変数による重回帰分析).実際のところ,目的変数と説明変数が何であっても,一般線形モデル(general linear model)として統一されました.linear というのは「線形」ということで,どの説明変数で予測するにしても,それを直線関係で表してみるとどうなりますか,ということです.

また,目的変数が1つではなく,複数ある多変量分散分析(→p.174 第5章 E-1)や,説明変数に時間という説明変数がある反復測定の分散分析(→p.176 第6章 A-1)があります.

あとは質的な変数,たとえば「〜する/しない」「生きる/死ぬ」「治る/治らない」「うつる/うつらない」などの2つの値(2値データ)を目的変数にしたものです.この場合はロジスティック回帰分析です(→p.184 第7章).ただこの場合も目的変数が加工してあるだけで,予測する説明変数の部分は重回帰式になっています.この分析方法は,一般線形モデルをさらに広げて,目的変数を選ばないようにした一般化線形モデル(generalized linear model)というものに含まれています.まぎらわしいですが,一般(general)と一般化(generalized)の違いで,統計ソフトでも使い分けられています.

これらのほかにある予測の多変量解析は,時間が目的変数に含まれる生存時間分析(→p.207 第8章),さらに説明変数に個人レベルとグループレベルの説明変数があって,対象が階層的(地域と住民,学校と生徒,病院と職員など)になっているマルチレベル分析あるいは混合モデル(→p.217 第9章)などがありますが,これらも一般化線形モデルに含めて考えることができます.マルチレベル分析あるいは混合モデルについては,一般化線形混合モデル(generalized linear mixed model：GLMM)と呼ばれることが多いです.

すなわち予測においては,全体として一般化線形モデルに統一できるということです.なぜなら,その背景には共通して目的変数をいくつもの説明変数で予測するという重回帰モデルがあるからです.このことからも,重回帰分析が基本であることがわかるでしょう.

■「尺度づくり」は因子分析

先述したように,多くの変数を似ているもの同士で分類したりまとめたりして,信頼性の高い目的変数,説明変数を作成するのは,因子分析です(→p.239 第10章).因子分析には,因子の存在に理論的な前提や仮説がないタイプで,因子

分析によって因子を探すのが目的の探索的因子分析と，因子の存在とそれを表す変数が理論や先行研究から明確に仮説としてあるタイプの確証的因子分析があります．

■**因子分析と重回帰分析を同時に行える構造方程式モデリング**

多変量解析の方法には，因子分析と上述の重回帰分析を同時に行えるものがあります．それが構造方程式モデリング（共分散構造分析）です（→p.271 第11章）．因子分析を行って因子間の関連も同時に導き出すという手法です．従来はそれぞれ別々に行うことが多かったのですが，現在では，一緒に行えるうえに，ほかにもいくつものメリットがあることから，多く用いられるようになってきたものです．

因子分析も，中身は項目数と同じ数の重回帰式からできていて，構造方程式モデリングも全体としてそうなのです．因子分析と構造方程式モデリングは，先に述べた予測のための多変量解析と区別してまとめると，**表3-1** に示すとおり尺度または潜在変数の構造を見る多変量解析と言えます．目的変数と説明変数と書きましたが，（探索的，確証的とも）因子分析と主成分分析ではそのような分けかたはなく，それらの両方を測定するためのものという意味です．

Q▶ 変数の種類の組み合わせで分析方法が決まるというのはわかりやすくていいです．目的変数と説明変数は何かをしっかりおさえる必要があるということですね．

A▶ そのとおりです．第1章Bで説明したように，データの種類を確認することが重要です．

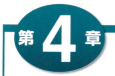

1つの量的データを複数の量的データで予測する重回帰分析：多変量解析の基本

 多変量解析の基本は重回帰分析

1 2つ以上の説明変数で目的変数を予測する

　多変量解析にはいくつもの手法があります．そのなかで，重回帰分析（multiple regression，または multiple linear regression）は一番シンプルで基本的なものです．また，最も頻繁に用いられる手法の1つでもあり，ほかの多変量解析の基礎ともなっているものです．

　使う場面としては，1つの量的なデータを複数の量的なデータで予測するときです（図4-1）．**目的変数（従属変数）が量的なデータ**で，**説明変数（独立変数）も量的なデータ**です．2変数の関連であれば，相関係数が用いられる場面にあたります．

　実際，相関係数の計算（→p.41 第2章 C-1）から，説明変数の数を増やしたもので，その延長線上にあると言えます．ただし，多変量解析になると，説明変数間の関連が気をつけるべき大きな問題となります．そのことは，重回帰分析の基本的なところをおさえた後で説明します（→p.82 第3章 B）．

■**単回帰式から重回帰式へ，予測に使う変数は2個以上**

　すでに2章で説明したように，1つの量的なデータを1つの量的なデータで予測する場合は，目的変数Yと説明変数Xという2つの変数で表すと，Y＝aX＋bという回帰式になります．Y＝a＋bXと書いても同じですが，要するに，Xに何かを掛け算した後，何かを足し算してYにする方法です．縦軸をYに，横軸をXにしてこれらの散布図を書いたときに，この回帰式による1本の線によっ

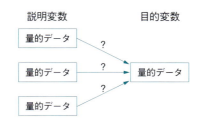

図4-1　量的データを量的データで予測

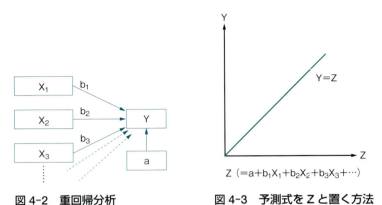

図 4-2　重回帰分析　　　　図 4-3　予測式を Z と置く方法

てなるべく誤差がないように予測するという話です．

この説明変数 X が 1 個のときの回帰式を特に**単回帰式**とも言って，X が 1 個でなく 2 個以上にしたものを**重回帰式**といいます．X_1，X_2，X_3…と複数ある場合です．この重回帰式で予測するのが**重回帰分析**です（図 4-2）．

　　　定数
$Y = \boxed{a} + b_1 X_1 + b_2 X_2 + b_3 X_3 \cdots\cdots$

X が 1 個で予測している場合は 2 次元の世界（Y と X でできる平面）ですが，これが 2 個，3 個になると，3 次元，4 次元の世界になります．3 次元まではわかるけど 4 次元以上はわからない，空間図形的にもどうなるかわからないという人がいます．その解決策としては，10 次元だろうが 20 次元だろうが，数学上の話だから空間を描かなくてもよいと思うのが 1 つです．

もう 1 つは，単回帰と同じ感覚で，たとえば，右辺＝Z と置いてしまう方法があります．多次元空間がピンと来ない人は，少なくとも横軸が Z であって，縦軸が Y になっていると考えるわけです．Z にはとにかくいろいろな値が入ってきて，直線の予測をしているのだという感覚です（図 4-3）．

■ 予測値の誤差＝残差を少なくする

先の重回帰式で，予測をするときの要因にあたる変数が，X_1，X_2，X_3 です．中身は変化する値です．b_1，b_2，b_3 は，それぞれ重みづけであり，関連の強さ，影響力の大きさにあたります．いくつかの X で Y をうまく予測してやろうということです．予測するときに，b_1，b_2，b_3 にいったいどんな値を入れたらうまくいくだろうか，というのを計算するわけです．

たとえば，住む家を借りるときは，家賃が気になります．ある物件を見て，最寄り駅から徒歩何分だとか，築年数，部屋数，面積（平米 m^2）だとか，そういうものを説明変数に入れるわけです．徒歩時間×1,000 円とか，平米 m^2×2,000 円とかの重みづけをします．そして，そこは 6 万円の物件だと予測できたとして，実際にはもっと高くて 7 万円だったとしたら，誤差が 1 万円になるわけです．

予測値（predicted value）と**実測値**（実際の値：observed value）というのは，常

に一致するとは限らないわけです．実測値―予測値，これが誤差になりますが，回帰分析では特に**残差**(residual)という呼びかたをします．たとえば10件の物件について，これで一番うまく予測できるだろうという式を1つ立てたとしても，予測値はみんなそれぞれ少しずつ残差が出るわけです．もちろんほとんど当たっているのもあるかもしれませんが．

先の重回帰式では，この式の右辺で予測をして，実際にはYには予測値が入ります．そういう意味では実測値と区別して予測値をY′で書く場合もあります．もしYに必ず実測値を入れる場合は，右辺の一番右に残差を足して書くこともできます．実測値＝予測式＋残差という式で，次のような形です．

Y'（予測値）$=a+b_1X_1+b_2X_2+b_3X_3+……$
Y（実測値）$=a+b_1X_1+b_2X_2+b_3X_3+……+e$（残差）

■残差が最小になるように影響力の大きさを決める

予測が一番よいb_1，b_2，b_3というのは，この残差の集まりをなんとか最小にするようなものです．たとえば，最初に予測して，駅からの徒歩時間が1分あたり−5,000円で計算していたら，徒歩10分というだけで5万円も安くなってしまうので，残差がたくさん出てくるわけです．それよりも−1,000円にしたほうが，残差が小さくなったということが起こります．より正しい予測ができるような重みづけにするということです．

▶残差を2乗する理由
第1章C-4で説明した偏差の平方和と同様に，残差も負の値をとるため2乗してから和をとる．

実際の計算方法としては，残差を2乗して，その合計が最小になるようにします．単回帰式でも使われる，**最小2乗法**という方法です．これは2乗した合計が，最小になるように，b_1，b_2，b_3という値を決めていくという作業になります．定数aについては，これらが決まれば自動的に決まります．これは統計パッケージ（ソフト）にまかせておけば計算してくれます．

■各説明変数の影響力を実際に計算してみる

次が実例です．実際に聖路加国際大学付近の東京都中央区築地のワンルームマンション10件のデータ（**表4-1**）で計算し，家賃を予測してみました（高いですね）．残差は，最小値が174円，最大値でも1万円以内でした．予測式は，次のとおりです．

家賃の予測値（円）＝46,740−887×徒歩時間＋2,705×面積−834×築年数

46,740というのは定数で，「−887×徒歩時間」というのは，徒歩1分あたり887円下がるということです．ほかも同様で，1m²あたり2,705円上がり，築年数1年あたり834円下がるという予測式です．

これらを計算したSPSSでの実際の出力は**表4-2**に示すようなものです．

表 4-1　築地のワンルームマンションの 1 か月の家賃の実測値と予測値

実測値 (円)	予測値 (円)	残差 (円)	駅からの 徒歩時間 (分)	面積 (m²)	築年数 (年)
63,000	67,618	−4,618	9	19.0	27
78,000	75,886	2,114	4	19.8	25
82,000	83,741	−1,741	5	25.5	33
84,000	74,183	9,817	3	17.3	20
86,000	90,168	−4,168	3	19.2	7
90,000	99,364	−9,364	3	22.6	7
108,000	111,424	−3,424	3	24.9	0
111,000	104,346	6,654	3	22.9	2
125,000	120,096	4,904	9	31.0	3
150,000	150,174	−174	5	40.5	2

表 4-2　家賃の重回帰分析での回帰係数

係数[a]

モデル	非標準化係数		標準化 係数	t	有意 確率	B の 95% 信頼区間	
	B	標準誤差	ベータ			下限	上限
1　(定数)	46740.267	11115.361		4.205	.006	19541.959	73938.575
徒歩時間	−887.225	1126.053	−.083	−.788	.461	−3642.578	1868.127
面積	2704.644	424.351	.731	6.374	.001	1656.295	3742.993
築年数	−834.287	237.725	−.399	−3.509	.013	−1415.980	−252.594

a. 従属変数：家賃

2　説明変数の影響力は回帰係数

■回帰係数には標準化したものとしていないものがある

　b_1, b_2, b_3 については，少なくともこれらが，一番予測がよい値ということになります．この値のことを**回帰係数**(regression coefficient)という名前で呼びます．日本では特に重回帰分析の場合は，偏回帰係数と呼んで区別することがありますが，ここでは回帰係数にしておきます．

　重回帰式で，各変数を標準化しないまま計算した場合は，**非標準化**(unstandardized)**回帰係数**と言います．多くの場合，B と書かれます．全変数を標準化して計算した場合(そうしなくても求められますが)は，**標準**(standardized)**回帰係数**です．多くの場合，β(ベータ)と呼ばれます．標準の後に「化」をつける場合もあります．論文によっては，β とだけ書いて，これが標準回帰係数であるという説明を省略しているものもありますが，区別が明確になるように書いておくべきでしょう．ちなみに SPSS の日本語版では，英語の出力結果で使われているだけの unstandardized coefficient と standardized coefficient という表記をそのまま非標準化係数と標準化係数と訳していますが，「回帰」という言葉を省略したものをそのまま使わないほうがよいでしょう．

　回帰係数が標準化されていない，すなわち変数が標準化されていないということは，入力した値そのままで計算しているということです．家賃だとすれば，面

積の回帰係数は，築年数などほかの条件をすべて考えた後，言い換えれば，ほかの条件をすべて同じにしたときには，1m^{2}あたりいくらするかという値を示しています．そのため，実際の値段で計算や解釈を行うことができます．したがって，この係数の意味合いとしては，ある説明変数の係数は，ほかの説明変数の目的変数への影響力を考慮したうえで，その値が1上がると目的変数がいくつ変化するかという実際の予測値を表していることになります．

■**正確な回帰式は別の人の未来の予測に使える**

　この標準化していない予測式では，とても予測が正確なものをつくりさえすれば，別のサンプルでもそれにあてはめて予測値を出すことができるようになります．特に，残差が小さい回帰式ができた場合です．各説明変数の値がそろっていれば，わかっていない未来を現状から予測することも可能です．疾患の予後を予測するとか，入学後の成績や就職後の働きかたなども予測できるようになります．

　ただし，別の新しい人にその予測式を使ってもいいか，一般化可能かどうかは，**交差妥当性**(cross validity)の検討が必要になります．これは，複数のサンプルで同じような式が再現されるかどうかということです．大きなサンプルサイズで調査して，それをランダムに2分割したり，2つ以上のサンプル調査をして結果を見比べることで，再現性を確認する必要があります．

■**説明変数の影響力の大きさを比較するには**

　標準化していない回帰係数は実際の予測には使えますが，そのかわり，一番影響力が大きい変数がどれかについては，その大小を比較するだけでは，わかりにくいです．みんなそれぞれ単位が違うからです．1m^{2}あたり800円と1年あたり1,000円という数値を比較しても，どちらの影響力が大きいのかはすぐには決めかねます．1年あたりといっても，築年数はどのくらいの範囲に収まっているのか，5年なのか20年なのかによって年数の家賃への影響の幅が違ってきます．つまりその影響力が分布の幅によるということです．

　比較のためには，標準化した**標準回帰係数**を使います．目的変数も説明変数も，まず標準化しておいてから計算式に入れてやれば，標準化された値が出てきます．統計パッケージでは標準化しておかなくても出してくれますが，非標準化回帰係数と標準偏差を使えば手計算でも計算できます．標準偏差を使うのはまさに分布の幅によるからです(→p.24 第1章 C-5)．

　標準化された値というのは，-1から1の間に入って出てきます．すべて同じ土俵にのせてあって，平均が0，分散が1です．標準化は統計学ではずっとついてまわるものなので理解しておかないといけないものです．相関係数と同じように，0であれば影響力はないということで，プラスマイナスも含めて，基本的には相関係数と同じような見かたをすればよいものです．

　先ほどの築地のマンションの例(**表4-2**)では次のとおりです．

家賃の予測値＝-0.083×徒歩時間＋0.731×面積-0.399×築年数

係数を見比べると，面積の影響力が一番大きく，次いで築年数で，徒歩時間はあまり大きな影響ではないようです．みな駅から近めなので，差が出にくいことも原因と思われます．

なお，この場合は，定数はありません．全変数が標準化されていますから，すべての説明変数は平均値は0で，目的変数でも平均値は0です．

■ B を SD 単位の量にした＝標準化したのが β（ベータ）

標準化していない回帰係数 B は，その説明変数が1増加したときの，目的変数の変化量なのに対して，標準回帰係数の β（ベータ）はその変数が SD（標準偏差）1つ分変化したときに，Y は SD いくつぶん変化するかという値になります．標準化してあるというのは，そのように SD 単位での話になるということです．必ずしも，全変数を標準化しなくても次のように計算することができます．まさに SD でそろえているということです．

$$\beta = \frac{B \times 説明変数の\ SD}{目的変数の\ SD}$$

Q たびたび登場してきた「標準化」「SD」の考えかたにだんだん慣れてきました．共通しているということですね．

A 慣れてきてよかったです．

■ 回帰係数が0かどうかの検定を行う

そして，回帰係数が0かどうかの検定が行えます．帰無仮説は，回帰係数＝0というものです．母集団では0と仮定したときに，このサンプルでの値以上の大きさになる確率を求める作業です．この場合は t 分布による検定を使います．平均値の差の検定で使われる t 検定ですが，相関係数でも，回帰係数でも t 分布が使えます．回帰係数の計算には，相関係数と同じ共分散が使われていますので，それと似た形になると考えてもよいでしょう（→p.46 第2章 C-5）．

平均値の差の検定での t の計算でも，平均値の差を標準誤差で割って t を求めています（→p.57 第2章 D-2）．回帰係数の場合は，それと同じくその回帰係数をその標準誤差で割ったものになります．標準誤差の考えかたは，何回もサンプル調査したとしたらその値の範囲はどうなるのかというものです．100人のサンプルのうち1人でも違う人に変わったとすれば，回帰係数はわずかに変化すると予想されるので，サンプルによって回帰係数にばらつきが出るはずです．そのときの回帰係数の SD（標準偏差）を計算したものが標準誤差です．回帰係数が0から離れていて，偶然とは思えないほど小さな確率（有意確率）で標準誤差よりも大きいものであれば，回帰係数が0ではないだろうと判断します．

■ 回帰係数が母集団ではどのくらいの範囲に入る？

それでは，回帰係数がサンプルごとに変わると考えると，現在手元にあるサン

> **信頼区間と信頼限界**
> 95%信頼水準で推定される信頼区間がa〜bのとき，下限値aと上限値bを信頼限界という．

プルのデータからは，母集団でどのくらいの値だと予想できるのでしょうか．その値が入る範囲を計算したものが，**信頼区間（confidence interval）** あるいは**信頼限界（confidence limits）**です．サンプルの回帰係数を中心にして，その前後にどの程度の範囲に入りそうかということで，95%信頼区間が多く使われます．有意水準の5%と同じ考えかたで，数値としては100−5＝95ということです．有意水準1%と考えて，99%が使われることもあります．

非標準化回帰係数Bの信頼区間は次の式で計算されます．t値は自由度（$n-$説明変数の数-1）のt分布です．

非標準化回帰係数　　標準誤差
$$\boxed{\text{B}}\text{の信頼区間}=\text{B}\pm\boxed{SE}\times\boxed{t\text{値}}$$
両側検定の有意水準

> **標準誤差**
>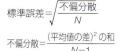

サンプルサイズが大きくなると，標準誤差の分母が大きくなるので値が小さくなり，この範囲が狭くなります（t値も小さくなりますが，両側検定の有意水準が.05であれば1.96が最低値です）．より値がはっきりしてくる，あるいは精度が高くなってくるということです．

■**信頼区間は検定結果もわかって情報量が多い**

この信頼区間は，有意差検定よりも情報量が豊富なので，有意確率よりもこちらを表記すべきだという考えかたもあります．信頼区間がわかれば，有意かどうかは，**その範囲に0が含まれているかどうか**で判断がつきます．含まれていれば有意ではなく，含まれていなければ有意だということです．0であるかどうかを検討しているので，95%の確率で0が含まれる可能性があれば，5%で有意ではなく，含まれていないならば5%で有意だということです．有意確率はどの程度有意なのかを示してくれますが，それはどの程度影響が大きいかとか，どの程度影響の程度の幅が予想されるのかということは示してくれません．

それに対して，信頼区間は，その幅の広さによって影響が大きいのかどうか，また，その幅の狭さで，その値の精度が高いのか，すなわち誤差が小さく，何度行ってもその値に近くなるかがわかります．

図4-4のように，同じ有意でも影響が小さくて信頼区間が狭いことで有意なのか，影響が大きくて信頼区間が広いけど有意なのかでは意味が違います．有意でない場合でも，影響は大きいけれど信頼区間が広いことで有意でないのか，信頼区間は狭いけど影響が小さくて有意でないのかとは違います．なるべく信頼区間を表示してその値の内容を考えたいものです．

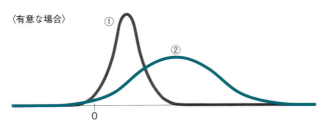

①かなり有意でも影響小さい vs ②ぎりぎり有意でも影響大きい

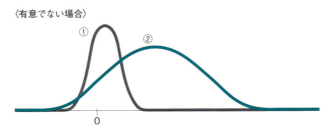

①有意でないし影響も小さい vs ②有意でないけれど影響大きい

図 4-4　信頼区間から見た有意性と影響力の大きさ

3 重回帰式で予測できた割合は

■予測式が役に立ったかは重相関係数で

　重回帰式で予測して，それがうまく役立っているかは実測値と予測値の関連の強さで判断できます．言い換えれば，残差が小さいということで，これらの相関係数が大きくなります．これは単回帰式での相関係数と同じことです．この実測値と予測値の相関係数を**重相関係数**(multiple correlation)と呼び，R（大文字にします）で示します．多変量解析の場合は「重」(multiple)を先頭に付けます．

　先ほど，予測した家賃と実際の家賃の話を述べましたが，実際の家賃と予測した家賃にちゃんとした相関があるかどうかを見るということです．SPSSでは**表 4-3** のとおりです．

　単相関と基本的に同じです．右辺が aX+b ではなくて変数がいっぱい入っていて，「重」が付いているというだけです．重相関係数の2乗のことを**重決定係数**(**R square**：R^2)と言います（正確には「重」を付けますが使うことは少なく，決定係数でよいと思います）．相関係数の2乗のことを決定係数といって，相互に何％説明が可能かという割合に変わるわけですが，それと同じです．大文字の R^2 として区別しただけです．

▶決定係数の表記
SPSSの出力を例示する場合，その出力どおりR2乗と記載している．

表 4-3　家賃の重回帰分析での重相関係数

モデル集計

モデル	R	R2乗	調整済みR2乗	推定値の標準誤差
1	.974(a)	.948	.922	7191.55800

a　予測値：(定数)，築年数，徒歩時間，面積

■ **基本的に重相関係数は変数が多いほど大きくなる**

説明変数をどんどんと増やしていくと，加えられるたびになんとかそれを使って残差を少なくするように計算しますので，R^2 の値も少しずつであったとしても必ず大きくなります．説明がよくなるということです．ただし，それだけを目的にすると，回帰係数が有意でないものも多く入れればよいということになってしまいます．やはり，有意でないものに予測させるのはよくないでしょう．影響は 0 かもしれないわけですし．

■ **変数の数の影響を調整した重相関係数と決定係数**

したがって，そのように説明変数が増えると必ず R が高くなってしまう傾向を調整するために，普通の重相関係数の求めかたとは違う方法をとるものがあります．説明変数の数の影響を考えることで，その影響力を弱めて(ペナルティを与えると言います)いる方法です．計算のしかたとしては，下のように説明変数の個数を入れて，それが多くなると，値が小さくなるようになっています．

$$\text{自由度調整済み } R^2 = \frac{1-(1-R^2)\times(N-1)}{N-\text{説明変数の数}-1}$$

そして，そうして求めたものを**自由度調整済みの決定係数**(adjusted R^2)と呼びます．先の**表4-3**にもあったものが，これです．そして，そのルート(平方根)をとれば，**自由度調整済みの重相関係数**(adjusted R)が出ます．

自由度調整済みの決定係数は，ときとしてマイナスになることがあってびっくりすることがありますが，式を見ればわかるように，元々の決定係数と，サンプルサイズが少なく，そして説明変数が多いと起こりうることです．たとえば，$R=.2$ でサンプル数 $=50$，説明変数の数 $=5$ では，$-.069$ になります．別にマイナスの説明力でも計算ミスでもないわけです．その場合は，関連の低い説明変数を減らしてみて，それでもだめなら，用いた説明変数では予測ができないと判断するほかはないでしょう．もしくはサンプルサイズを大きくするしかありません．

■ **決定係数は高ければよいのか**

高い決定係数を求めることそのものが目的の場合もあるかもしれませんが，人を対象としている場合は，多様な集団を相手にするわけですから，説明できない個人差も多くあります．目的変数のほとんどを説明できるということは求めないほうがよいかもしれません．特に人の意識や行動を測定している場合などは，よほど似た概念のものを予測している場合を除いて，10～20% 以上あれば十分なほうではないでしょうか．10% を切ることもよくあります．一見，関連がなさそうなもののなかからそれを見いだす作業が多いですから，その場合は，関連がたとえ弱くても，その関連を発見して指摘することこそが目的になるのではないでしょうか．そのあたりを考えながら決定係数の大きさについて考えてみましょう．これは相関係数をはじめ関連を表す指標全般で言えることです．

また，より少ない変数で決定係数を高くすることも，目的として求められるこ

とがあります．実際には，ある程度関連の強い説明変数を選んでしまうと，それよりもずっと関連の弱いものをいくら入れても，大きな変化は得られません．その最後の数％にも満たない説明力アップのために汗を流しても，それほど得られるものはないように思います．

■**重相関係数の検定は説明変数の数を考慮したF検定を使う**

そして，予測式が役に立ったかどうかを表す重相関係数Rが0ではないかという検定を行えます．この場合は，分散分析で**F検定**（→p.60 第2章 D-4）になります．Rが0かどうかなら相関係数と同じくt検定のように思うかもしれません．しかし，この場合は相関係数のように予測値を1つの変数でつくるのではなく，予測値は複数の変数でつくられています．説明変数の個数が多いほど説明力が上がってしまうので，その個数を考慮した検定方法を用います（実際のところ，説明変数が1つの場合のF検定の結果はt検定と同じ結果になります）．

帰無仮説は，重相関係数＝0です．これは言い換えればすべての回帰係数が0になります．Fの式としては次のようになり，目的変数の分散をどれだけ説明できるのかということを問題にしています．決定係数R^2で説明されている割合と，$(1-R^2)$というその式では説明できない割合の比をとります．説明できない部分と説明できた部分の大きさを比較して，それが十分大きいかを見ているわけです．しかしさらにそれだけでなく，それぞれ分子と分母には，自由度が入っています．自由度は，説明できない部分は（N−説明変数の数−1）で，説明できた部分は（説明変数の数）です．

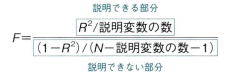

このように，重回帰分析では，各説明変数の影響力を回帰係数から，そして，それらすべてを合わせた影響力を重相関係数から判断します．これは多変量解析全般に共通するもので，常にチェックすべき2つのポイントとなっています．これを図に示すと**図4-5**のとおりです．どんな多変量解析でもこの2つのポイントをおさえることが大事で，分析方法によってこれらを示す用語は違っていて

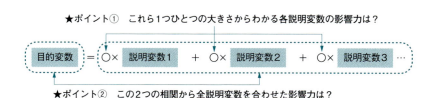

図4-5 多変量解析で見るべき2つのポイント

も，見ているものは同じであると考えてください．これが多変量解析を理解するコツの1つで，重回帰分析を理解しておくことがそのスタートになるわけです．

Q ▶ 標準回帰係数で影響力の大きさを見るといっても，その数字をどう考察するかは研究者次第なのですね．

A ▶ そのとおりです

4 目的変数をどれだけ説明できるかを予測値の偏差から見てみる

■重回帰分析での分散分析表

次が重回帰分析での分散分析表になります（**表4-4**）．全体の平方和を回帰の平方和でどれだけ説明できるかを見ているものです．それぞれの式は，表の平方和のところで説明してあります．

重回帰分析では，単回帰分析と同じで，目的変数の実測値の分散を，説明変数でどれだけ説明できるかが問題になります．**表4-4**の一番下にある全体の平方和とは，各ケースの実測値のばらつきです．目的変数の偏差を2乗して足し合わせたものです．これをサンプル数で割れば目的変数の分散と同じです．一番上の回帰の平方和とは，全体の平方和のうち予測値で説明できた部分です．

回帰の平方和がなぜ説明できる量になるかを考えてみます．これは単回帰式でも同じことです．単回帰式でも重回帰式でも，もし説明変数が1つもないとすると，予測式は定数だけのものになります．このとき一番よい定数，すなわちそれが唯一の予測値になりますが，それは目的変数の平均値と同じになります．具体的に言えば，ある看護大学の1年生の体重をある1つの数値で予測してみるとします．その数値と1人ひとりの体重には，ずれがでますが，そのずれの合計が最小になる数値というのは，その1年生の体重の平均値になるということです．

そして，定数だけを使った式よりは，説明変数を使って，それよりも実測値に近づけたのが重回帰式による予測値なわけです．その差，すなわち，予測値の平均値からのずれである予測値の偏差が，予測値によって説明できる部分になりま

表4-4 重回帰分析における分散分析表

	平方和	自由度	平均平方和	F値	有意確率
回帰 regression	〔(予測値)−(実測値の平均値)=予測値の偏差〕の2乗の和	説明変数の数	回帰の平方和/回帰の自由度	回帰の平均平方/残差の平均平方	
残差 residual	(実測値−予測値=残差)の2乗の和	N−説明変数の数−1	残差の平方和/残差の自由度		
全体 total	〔(実測値)−(実測値の平均値)=実測値の偏差〕の2乗の和	N−1			

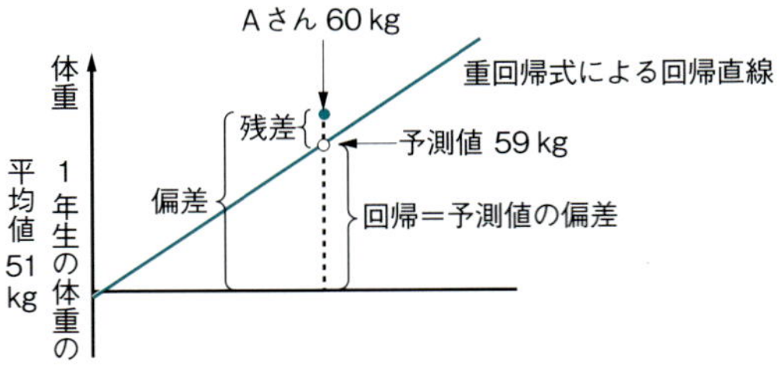

図4-6 Aさんの偏差と重回帰式による予測値の偏差と残差

す．例を挙げれば，図4-6のように，看護学生Aさんの体重が60kgであったとします．1年生の平均体重が51kgだったとすると，平均値では9kgも少なく予想されてしまいます．Aさんにとってはうれしいことかもしれませんが，あまり予測がうまくいっていないことになります．そこで，体重の説明変数として身長と体脂肪率で重回帰分析をしたら，59kgと予測されたとします．残差は1kgです．この説明変数を用いた重回帰式によって，51kgより59kgと実測値に8kg近づいたわけです．この予測値と平均値の差である予測値の偏差が回帰の平方和のもとになっているということです．

最初に挙げたマンションの例では，マンションの平均値は97,700円になります．これを重回帰式による予測をすることによって，表4-1に示すとおりほとんどの物件の予測値が実測値に近づいていますから，高い説明力があることがわかります．

■**全体の平方和を回帰の平方和で説明できる割合を考える**

説明変数による予測値でもまだ説明できなかった実測値と予測値の誤差，すなわち残差の2乗を集めたものが残差の平方和です．次の式のように，全体の平方和は，回帰の平方和と残差の平方和で表すことができます．

全体の平方和＝回帰の平方和＋残差の平方和

▶**SPSSの科学的表記**
SPPSでは10のべき乗をEを使って出力される．
10.0E+002＝1000.0
10.0E+000＝1.0
10.0E−002＝0.10

SPSSでは表4-5のように出力されます（なお，5.7E+009というのは，5.7×10^9という意味です．Eはexponentialの頭文字で10のべき乗，すなわち10の何乗かを表しています）．

回帰の平方和＋残差の平方和が全体の平方和になっています．回帰の平方和と残差の平方和をそれぞれの自由度で割って，平均平方和（表では平均平方）の比を

表4-5 家賃の重回帰分析の分散分析表

分散分析[b]

モデル		平方和	自由度	平均平方	F値	有意確率
1	回帰	5.7E+009	3	1.9E+009	36.581	.000[a]
	残差	3.1E+008	6	51718506		
	全体	6.0E+009	9			

a. 予測値：(定数)，築年数，徒歩時間，面積
b. 従属変数：家賃

とったものがF値になっています．この場合は，有意になっています．$p<.001$で有意と判断できます．表では有意確率は.000と表記されていますが，ここではSPSSが小数点以下3桁しか表記せずに，4桁以下を四捨五入しているだけです．

さらに，このとき，回帰の平方和が全体の平方和に占める割合が決定係数になります．

$$R^2 = \frac{回帰の平方和}{全体の平方和}$$

▶ **F値**

$$F = \frac{R^2/説明変数の数}{(1-R^2)/(N-説明変数の数-1)}$$
$$= \frac{回帰の平方和}{残差の平方和}$$

したがって，すでに触れた重相関係数についてのF検定での<u>Fの式</u>の$(R^2)/(1-R^2)$の部分にこれを代入して変形すると，回帰の平方和/残差の平方和になります．これは，**表4-4**の分散分析表のF値のところの式と一致します．確認してみてください．

■ 係数が大きいものを見比べる，どのくらいの大きさだと関連が強い？

各説明変数の影響力の大きさを比較するときは，標準回帰係数で見ると述べました．では，いくつを超えると影響力が大きいと言えるのでしょうか．そのような基準があるかというと，それはありません．なぜなら，この標準回帰係数というのは基本的に相関係数と同じようなものです．マイナス1からプラス1の間に入って，まったく関係のないものは0で，100％それで予測できる場合は1になります．そういったものですから，「相関係数がいくつ以上だと大きい」と明確に定義できないのとまったく同じ状況です．

また，標準回帰係数を2乗すると決定係数のように説明できる割合に近いものになりますが，あくまで目安です．すべての係数の2乗の値を足し合わせても，全体の決定係数R^2と一致するとは限りません．たいていは説明変数間に相関があって，**図4-7**のように重なり合っているからです．ちなみに，R^2は，2章，3章で見てきたように相関をベン図で示すと，**図4-7**の灰色の部分の面積になります．このあたりは，説明変数間の相関の話なので，後ほど詳しく説明したいと思います（→p.107 B）．

影響力の大きさの判断は研究領域や対象などによってまちまちだと思います．

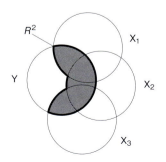

図4-7 重回帰分析における各変数の分散とR^2

回帰係数が .1 いくつであろうが，有意であれば少なくとも 0 ではないのでそれなりの関連があるということになります．これがたとえば工学系でのエンジンのデータなどなら相当高い値で話がされているのではないでしょうか．保健医療など人を対象としていて，特に心理行動の場合は，そのようなことは少ないと思います．

5 説明変数は質的データでもダミー変数にすれば大丈夫

■ダミー変数のつくりかた

また，説明変数は量的データということですが，質的データを入れられないわけではありません．実際には，2値データになっていればそのまま入れることができます．3カテゴリ以上のものでも，**ダミー変数**(dummy variable：1と0の2値データにした変数)を用いて入れることができます．その場合は，カテゴリの数よりも1つ少ないダミー変数をつくります．

たとえば，疾患名が「がん」= 1,「心疾患」= 2,「脳卒中」= 3,「その他」= 4, だとすれば，1つ少ないまったく新しい3つの変数をつくります．新しい変数名をそれぞれ仮に，「がん dum」「心臓 dum」「脳 dum」とします．それらのコードは，1つめは「がん」= 1 と「がん以外」= 0, また2つめは「心疾患」= 1 と「心疾患以外」= 0, そして3つめは「脳卒中」= 1 と「脳卒中以外」= 0 とします(**表 4-6**)．

「その他」については新変数はつくらなくても大丈夫です．これら3つのダミー変数があることで，「その他」は，3つとも0という意味で含まれてしまっています．これを参照(reference)カテゴリと呼びます．そして，これら3つを一緒に説明変数に入れます．この場合は，回帰係数は3つ出てきます．見かたとしては，「その他」を0としたときに，それとの比較でそれぞれ「がん」「心疾患」「脳卒中」がどれだけ影響しているかと読みます．

■ダミー変数の仕組み

ダミー変数の場合，どうして1つ少なくてすむのか，どのように計算されているかみてみます．

次のようなデータがあったとします．簡単に4ケースだけにしてあります(**表 4-7**)．

これで重回帰分析をしてみると，次のような重回帰式になります．

表 4-6　新しく1と0だけでダミー変数をつくる

疾患名	新変数		
	がん dum	心臓 dum	脳 dum
がん	1	0	0
心疾患	0	1	0
脳卒中	0	0	1
その他	0	0	0

表 4-7 ダミー変数を使った重回帰分析用データ

氏名	目的変数	がん dum	心臓 dum	脳 dum
A さん	5	1	0	0
B さん	3	0	1	0
C さん	6	0	0	1
D さん	4	0	0	0

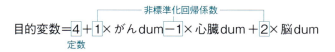

定数が4で，それぞれの非標準化回帰係数は，1，-1，2になっています．目的変数は，3つの病気が全部0だったとき，すなわち「その他」のときに4，これがそのまま定数になっています．そして，それぞれの病気では「その他」のときの4に加えて，がんのときはプラス1，心疾患はマイナス1，脳卒中はプラス2で，予測値が目的変数とちょうど一致します．すなわち，「その他」と比較して，それぞれがいくつ足したり引いたりされているのかを計算しているということです．したがって，参照カテゴリとなった「その他」と比べて，どれだけ影響しているかと見ればよいということがわかります．

もっと人数が増えた場合はどうなるかというと，各カテゴリが参照カテゴリと比較して，平均値でどれだけ違うかが計算されます．今の場合は，回帰係数の1，-1，2の部分が，参照カテゴリでの平均値とどれだけ違っているかの平均値の差になって出てきます．

平均値の差を見るのと相関を見るのは違うように見えますが，元々平均値の差のt検定の有意確率とその2グループをダミー変数として計算する相関係数の検定（無相関の検定）の有意確率は同じになります．これは，グループの差で見るか回帰直線で見るかの違いだけで，同じものを見ているという第2章の一元配置分散分析と回帰分析の関係というコラム（→p.74）の内容とも共通します．

このように，ダミー変数を使えば，カテゴリ間で平均値を比較する分散分析と同じような分析ができます．重回帰分析と分散分析が一般線形モデルとして統合されたのは，このような理由からです．

多変量解析ならではの説明変数間の関連と組み合わせ

1 説明変数間の相関と回帰係数の関係

■単相関と標準回帰係数は，そうは一致しない

前回，標準回帰係数 β の値を相関係数のように見るという話をしました．しかし，それは目的変数と説明変数の**単相関**（普通の相関係数ですが，多変量解析でないときに区別して使います）の値とは，違っていることがほとんどです．単相

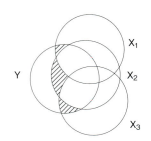

図4-8 説明変数間に相関がないとき　　図4-9 説明変数間に相関があるときの独自の影響力の部分

関よりも大きくなったり小さくなったりします．

しかしβは，ある条件のとき，単相関と一致します．それは，説明変数間の相関係数がすべて0のときです．次の図4-8のように，目的変数Yに対して，説明変数X_1，X_2，X_3が独立して影響しているときです．

そのときは，あまり重回帰分析をする意味がないのです．わざわざそれをしなくても，βは単相関と同じであることがわかっているからです．決定係数も，個々の決定係数（図の網掛けの部分）が重なっていないので，その合計と一致するので，計算の必要がなくなります．

■説明変数間に相関があるからこそ，多変量解析

しかし，なかなかそのようなことはないでしょう．もちろん，実験の場合では，説明変数の独立した影響力を明確にするため，極力，それらの間に関連がないようにデザインします．それに対して，現実世界をそのまま観察するような調査の場合は，そうはいきません．実際に説明変数間に相関があるからこそ，多変量解析が必要になってきます．説明変数が重なり合っているからこそ，そのなかから説明変数独自の部分はどこなのかを探し出しているわけです．

したがって，そのような場合の多変量解析では，1つひとつの説明変数の影響力は，ほかの説明変数の影響力をすべて取り除いた後の結果として表わされます．言い換えれば，ほかの説明変数が一定で変わらないとしたときに，その変数がどう影響するかです．たとえば，あなたがチームで仕事をしていて，仕事の結果にどう貢献しているかを考えるとします．そこでの自分独自の貢献部分は，自分の仕事全体のなかからほかの人と同じ仕事をしている部分を取り除いたときに初めてわかるということと同じです．

■相関を考慮して，その説明変数独自の影響力の大きさを知る

これを図に表すと図4-9のようになります．説明変数独自で説明できる分散，すなわちその影響力は，それぞれの変数内の斜線の部分になります．説明変数X_1のように，目的変数と相関があって，1/3程度は重なっている部分があっても，それ独自の影響は少ないということです．この変数は，X_2，X_3と重なって

いる部分があるからです．そのことを示すには，βを示すだけでなく，その説明変数と目的変数の単相関や，全体での決定係数と比較することなどが必要になります．

図4-7に示したように，決定係数は，目的変数と説明変数の重なっている部分全体で，独自の部分である斜線部分も，それ以外の説明変数が重なっている部分も含まれます．重なっている部分は一緒に共同で目的変数を説明していて，決定係数には含まれますが，ここが大きくなると独自の部分が小さくなり影響を相殺することになります．

斜線部分の大きさをもとに考えたものがβです．さらに，β以外にも，その大きさを考えた相関係数が2つあります．1つは，**偏相関係数**（partial correlation coefficient）で，もう1つは，**部分相関係数**（semipartial correlation coefficient）です．

■独自の影響力の大きさを図で表すと

それぞれの係数の2乗が，面積の割合にあたりますので，これらを図4-10と表4-8に示しました[1]．わかりやすくするため説明変数は2つにしておきます．

βは，X_1で言えば，図4-9の斜線部分にあたるaを，X_2と重なる部分以外の（a＋e）の部分の大きさで割ったものの平方根にあたる，ということです．偏相関も部分相関も，同じく分子はaで同じです．ただ，分母が違っていて，前者は，目的変数Yがほかの変数と重なっている部分を取り除いたところで，後者は，目的変数Yが分散全体になっています．そういう意味では，偏相関はβに近い見かたですが，部分相関のほうは，その2乗が，表の1番下の単相関で見たとき

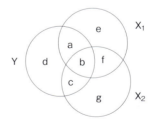

図4-10　変数の分散の各部分の記号

表4-8　説明変数の影響力の大きさ

	X_1	X_2
β^2	$\dfrac{a}{a+e}$	$\dfrac{c}{c+g}$
（偏相関係数）^{2}	$\dfrac{a}{a+d}$	$\dfrac{c}{c+d}$
（部分相関係数）^{2}	$\dfrac{a}{a+b+c+d}$	$\dfrac{c}{a+b+c+d}$
（相関係数）^{2}＝決定係数	$\dfrac{a+b}{a+b+c+d}$	$\dfrac{b+c}{a+b+c+d}$

の決定係数のうち，その説明変数独自の部分を表しています．部分相関の2乗は，単相関での決定係数や重決定係数と比較することで，どのように目的変数を説明しているかの目安になる，役立つ指標です．

いずれにしても説明変数独自の部分の影響力を表す指標が必要だということです．これらは，ほとんどの統計パッケージで計算できますので，見比べたり，上の表の計算を確認したりしてみてください．

それぞれの要因が影響を与えている部分，すべてが影響を与えている部分について，ベン図を用いて円と円の重なりで表現すると，とてもよくわかりました．そして，研究をするにあたって，自分はどの重なりを見たいのか，はっきりさせることが大事で，この円の重なりをイメージしていきたいものです．

2 相関が強すぎると生じる問題（多重共線性）と確認方法

■回帰係数が不安定になる多重共線性の発生

では，説明変数が共通して影響している部分があってもよいといっても，それがやたらと大きくなって，独自の部分がとても小さくなっていたらどうでしょうか．そのときは問題が起こります．説明変数間に相関があるといっても，これが強すぎてもいけないということです．得られる回帰係数の計算結果が不安定になってしまうことがあります．その状態を**多重共線性**（multicollinearity）と言います．**マルチコ**とも呼ばれます（以下，こう呼びます）．先の**図 4-9**で言えば，説明変数同士が重なりすぎて，回帰係数の計算をする部分が三日月のように細くなってしまう場合です．

具体的に起こることは，全体のモデルとしては決定係数が高く十分有意なのに，回帰係数の検定ではまったく有意でないことなどです．また，数ケースの値が変化したり，投入していた有意でない説明変数を削除しただけで，回帰係数が極端に変化してしまうことも起こります．

■相関係数の高さでチェック

そうは言っても，どこからがマルチコなのかの明確な線引きは難しいものです．そのため，その予防や診断の方法が考えられています．

そもそも，説明変数間の相関が.9以上というペアがある場合は，その時点でどちらかを削除したほうがよいと思われます．ほとんど同じようなものなので，投入する意味がなくなってきます．両方を説明変数として採用した場合，結果を解釈するときは，片方の影響を取り除きますので，残る部分はほんのわずかです．独自の影響力はないに等しくなりますので，そこに意味を見いだせるでしょうか．

たとえるならば，もし三脚の脚を広げずに立てたら，それぞれの役割は発揮されず安定しないで倒れてしまうのと一緒です．また，本当に区別がつきにくいほど似ているものによって，何かを予測するということは難しいことです．たとえば，子供たちの顔から親の顔の特徴を探しだすときに，一卵性双生児よりはそう

でない兄弟姉妹のほうが，情報があって探しやすいでしょう．

それでは，相関が，.7〜.8 ぐらいなどはどうなのでしょうか．たとえば，身長と体重の相関は .7 程度になることがあります．両方を説明変数としたい場合は，高い相関であったとしてもやはり意味合いが違いますから，どちらを削除するにしても迷います．これが肥満度であれば，BMI（body mass index）に変えることができます．しかし，そうしたとしても，さらにほかにも，腹囲や体脂肪率があったらどうでしょう．

■回帰係数が安定しない個々の説明変数は VIF でチェック

もし，.7 ぐらいからでも，それが束になってある場合は，マルチコが潜んでいると疑ってみたほうがよいようです．そのときはまず，**VIF**（variance inflation factor）を計算する方法があります．VIF とは，回帰係数の「分散を拡大する因子」で，すなわち回帰係数のばらつきが大きく不安定ということです．

これは1つひとつの説明変数について，その値を計算するものです．VIF が 10 を超えていると，マルチコと判断されることが多いです．しかし，4 や 5 ぐらいから注意が必要ともいわれますし，1 つだけでなく高めのものが多くある場合が問題とも言われます．

■VIF は許容度というほかの変数で説明されない割合から計算される

それでは，この VIF というのはいったい何を計算しているのでしょうか．VIF は，**許容度**（tolerance）の逆数です．では，許容度とは何かというと，対象となっている説明変数を目的変数として，それ以外の説明変数を説明変数とした重回帰分析をしたときの決定係数 R^2（SMC：squared multiple correlation）を算出して，1 から引いたものです．決定係数を求めるということは，すなわち，対象となっている説明変数が他の説明変数によってどれだけ説明されるかということです．下の式で許容度を「$1-R^2$」としているのは，ほかの変数では説明されない独自の特徴をもつ割合を計算しているからです．

これらをまとめると次のとおりになります．

$$\text{VIF} = \frac{1}{\text{許容度}} = \frac{1}{1-R^2}$$

$$= \frac{1}{\text{ほかの変数で説明されない部分}}$$

こうして確かに，VIF は説明変数間に相関があると大きくなることはわかります．それでは，VIF の大きさそのものは何を表しているのでしょうか．VIF が 10 ということは 10 倍不安定ということでしょうか．

回帰係数が不安定であるということは，それはサンプルによって大きな誤差が出やすいということで，標準誤差が大きいということです．回帰係数の標準誤差は，説明変数間に相関がある場合は，まったくない場合の標準誤差よりも大きく

表 4-9　重回帰分析での VIF

係数[a]

モデル	非標準化係数		標準化係数	t	有意確率	共線性の統計量	
	B	標準誤差	ベータ			許容度	VIF
1　(定数)	46740.267	11115.361		4.205	.006		
徒歩時間	−887.225	1126.053	−.083	−.788	.461	.783	1.277
面積	2704.644	424.351	.731	6.374	.001	.657	1.523
築年数	−834.287	237.725	−.399	−3.509	.013	.668	1.497

a. 従属変数：家賃

なることがわかっています．どれぐらい大きくなるかというと，それは$\sqrt{VIF}$倍です．VIF が 10 ということは，3 倍以上の標準誤差になるということです．そのとき，回帰係数の検定で用いる <u>t 値</u>は，分母が標準誤差ですから，1/3 以下になって有意になりにくいです．さらに，<u>信頼区間</u>も標準誤差の倍数ですから，3 倍以上の幅に拡大します．

> **memo**
> $t\text{値}\dfrac{\text{平均値の差}}{\text{標準誤差}}$
> 信頼区間
> ＝B±標準誤差×t 値

ほかの変数と相関が大きいために，自身のことを決めるにも，ほかの変数の動向に影響されて変動しやすいということです．たとえるならば，女性に対してはっきりしない男性は周囲のことばかり気にしているとか．

さて，次が SPSS の出力です(**表 4-9**)．マンションの家賃のデータです．VIF は，みな 1 点台で問題はありません．

どの程度の相関なら 10 を超えるのでしょうか．たとえば，説明変数が 2 つの場合で考えてみます．その間の相関が .9 の場合は，R^2 がそれぞれ .81，許容度は .19，VIF は 5.26 になって，ある程度はセーフです．相関が .95 になると，R^2 が .90 で，VIF が 10 を超えます．かなりハードルが高いので，次に，説明変数が 3 つだとします．それぞれの相互の相関が .9 だとすると，それぞれの R^2 は .85（計算は省略）で，VIF はまだ 6.79 で，相互の相関が .94 だと 10 を超えます．VIF が 10 以上というのは，かなりの相関でないと生じないというのがわかります．

■説明変数全体については条件指標で見る

また，VIF は個々の変数のチェックですが，変数全体としてマルチコをチェックする方法があります．**条件指標**(condition index)を使ったものです．これは因子分析(→p.244 第 10 章 C-1)に似た方法を用いています．まず，変数の個数＋1 個の固有値を計算します（回帰式に定数を含むので 1 個多くなります）．ここでの固有値は，説明変数が相互に高い相関をもつ場合には，0 に近いものが出てきます．0 に近い程度を表すために，一番大きな固有値をその固有値で割り，そのルート（平方根）をとります．これが条件指標です．

$$条件指標 = \sqrt{\dfrac{最大の固有値}{固有値}}$$

表 4-10 が SPSS での例です．

表 4-10 条件指標

共線性の診断ᵃ

モデル	次元	固有値	条件指標	分散の比率			
				(定数)	徒歩時間	面積	築年数
1	1	3.437	1.000	.00	.01	.00	.02
	2	.425	2.845	.00	.01	.02	.55
	3	.116	5.436	.07	.91	.03	.04
	4	.022	12.381	.92	.07	ⓐ.94	ⓐ.39

a. 従属変数：家賃

表 4-11 条件指標で多重共線性が疑われる例

共線性の診断ᵃ

モデル	次元	固有値	条件指標	分散の比率				
				(定数)	徒歩時間	面積	築年数	似た変数
1	1	4.216	1.000	.00	.01	.00	.00	.00
	2	.629	2.588	.00	.02	.02	.01	.01
	3	.120	5.919	.05	.86	.03	.00	.00
	4	.023	13.511	.62	.10	.82	.12	.03
	5	.011	ⓐ19.674	.32	.02	.13	ⓐ.87	ⓐ.96

a. 従属変数：家賃

　条件指標の値が 10 未満ではマルチコの可能性は低く，15 を超えるとその可能性があり，30 以上だと深刻な状態と言われることが多いです．値が大きいときは，そこでの個々の説明変数の分散の比率を見て判断します．各変数の分散の比率は，縦の合計が 1 です．高い条件指標で，なおかつそこで分散の比率が高いところが 2 つ以上あるかが分かれ目です．見かたとしては，因子分析で高い因子負荷量を示す変数がいくつあるかという話と同じです．

　高い条件指標が 1 つの場合は，分散の比率が .5 を超える変数が 2 つあれば，1 つが削除する候補になります．表 4-10 では，条件指標が 12 以上の一番下の段で○印の部分を見ます．.94 と .39 なので，1 つは .5 以上ですが，もう 1 つは .5 未満なので，この基準で言えばセーフです．

　高い条件指標が 2 つ以上ある場合は，各説明変数で分散の比率を合計して，.5 を超える説明変数が 2 つの場合は 1 つを，3 つ以上ある場合は，2 つ以上が削除の候補です．しかし，高い条件指標が 2 つ以上あるというのは，説明変数間にずいぶんと相関があるので，合計得点で尺度化できないか検討したほうがよいと思われます．

　試しに，高い条件指標になる場合を見てみるために，築年数に似たような値の「似た変数」という名前の変数を適当につくって入れてみました．2 変数の相関は .97 と高いです．表 4-11 の○印の部分のように，条件指標が 15 以上になっていて，これは要注意です．ちなみに VIF を計算すると，築年数と「似た変数」は両方とも 18 以上ありました（表は省略します）．

　このようになかなか出にくい状況から考えると，心理，行動，社会に関連した変数を使っているときはどうなのでしょうか．そうそう高い相関は出ないので，ほとんど同じものを測っているのに気がつかないか，かなり似た変数をたくさん

投入しない限りは，起こりにくいものと思われます．しかし，可能性が低いと思うところにこそ落とし穴がありそうです．多変量解析では，常にその可能性を疑うべきだと意識しておきましょう．

■マルチコがある場合はどうするのか

最終的には，マルチコと判断された変数（または変数たち）を削除してみて，回帰係数がどれほど変化するかを見てみます．極端に変化していれば可能性が高いです．その原因はあくまでデータの問題なので，できることは説明変数を削除することです．この方法は，それを削除してもあまり言いたいことが変わらない場合，または，相関が高くほかの変数でそれを十分に説明できる場合には可能です．

しかし，どうしても重要な要因を含む変数と考えられる場合は，変数同士で差をとって新しい変数にしたり，掛け算や割り算したりすることで，両者とも活用することを探る方法があります．前述の例では，身長と体重はBMIにするなどです．そうでなければ，説明変数を主成分分析（→p.267 第10章F）や因子分析（→p.239 第10章）などによって，似た変数を合成したり，分類したりして得点化することを検討するとよいでしょう．たとえば，BMI，胴囲，体脂肪率で，主成分分析をして肥満度尺度を作成するなどです．もちろん，この場合は尺度の信頼性と妥当性の問題も生じますし，1つひとつの特徴については区別ができなくなります．

それ以外は，データをさらに追加するという方法があります．マルチコはサンプルサイズが小さいときほど起こりやすいということがあるからです．しかし，これはなかなか難しいでしょうが．

また，リッジ回帰（ridge regression）という方法があります．データに数値を少し足して解決するというものです．しかし，その数値の基準が分析者の都合で決められてしまうので，あまり勧められないようです．

マルチコの判断や対処は，研究者の考えかたにもよりますし，研究領域によっても違うようです．単にその場を乗り切る目的でなく，データと理論を突き合わせて議論を深めることが大切だと思います．その議論の深めかたのレベルによって，その学問領域の質が問われるのではないでしょうか．

Q マルチコと判断した後の対処により研究の質が変わってきますね．重要な変数であった場合，その後にどう分析するか力量が問われませんか？

A はい．理論的な検討が重要です．

3 回帰係数は奥が深いので解釈に要注意

■ほかの変数をコントロールしても関連しているとは

回帰係数は変数独自の影響力で，ほかの変数をコントロールしても有意な関連をもつ場合は，どのような解釈を心がけるとよいでしょうか．

たとえば，訪問看護師の専門的な能力を目的変数として，訪問看護師としての

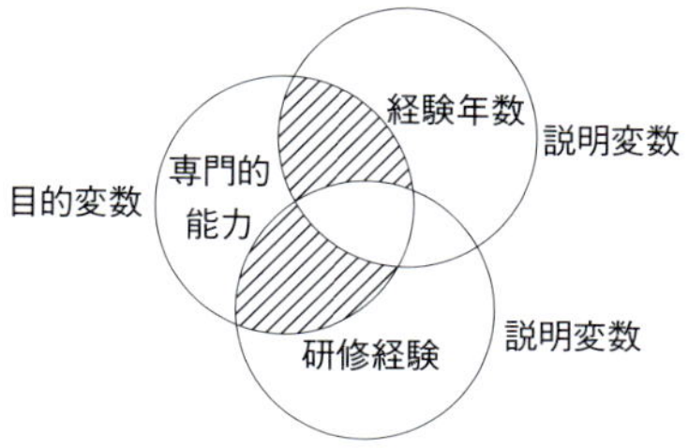

図 4-11　専門的能力が目的変数

　経験年数と訪問看護の研修の受講経験の多さを説明変数としたとします．図 4-11 のように両方の説明変数が有意で十分な関連をもっていた場合は，どのように解釈するかです．単に，どちらも関連があったというだけでしょうか．その場合，経験年数の長いベテラン看護師は研修の機会があったとき，積極的に参加するべきでしょうか．経験年数があるのだから参加しないという人がいたらどうするかです．

　図 4-9 も見返してみて，図 4-11 の斜線がある独自の部分について考えてみましょう．研修経験は，経験年数の影響を取り除いても（コントロールしても）関連があったのです．経験だけでは学べないことが研修にはあったことを示しています．こうなると，ベテランでも研修に行くべきであることがわかります．

　また，経験年数は，研修経験の影響を取り除いても（コントロールしても）関連があったのです．経験を重ねることのなかには，研修では学べなかったことがあったことを示しています．これは言い換えると，それまで行われてきた研修が，経験でしか学べないことを含んでいない，ベテランの技を取り込めていないことを示しています．経験年数の長い看護師の技を研究により明らかにして，それが身に付けられるような研修プログラムの開発が必要であることがわかります．そうしないと，いつまでたっても経験年数を重ねるしかなくて，専門的な能力のある訪問看護師が育つのを待つしかありません．それか経験年数の長い人の奪い合いをするかです．

　そして，研修を見直して改善したときに，もう一度同じ分析をすればよいのです．もし，研修経験だけが有意な関連になり，経験年数が有意な関連をもたなくなったら，そのときは研修の改善に成功したことがわかります．経験年数が独自の影響力をもたなくなったということです．

　このように，多変量解析は，単にいくつの説明変数に有意な関連があるのかを知るためだけのものではないのです．ほかの説明変数をコントロールすることで，何が見えてくるのかを常に考えて判断できることこそが多変量解析の技なのです．

■ 相関係数と回帰係数の符号が変わることもありうる

　マルチコと判断される場合は別として，そうでなくても説明変数間の相関によって，符号が逆になったり，値が変化したりする現象は起こりえます．そのと

表 4-12 入院時と術前と術後の 3 時点における不安得点

患者 ID 番号	入院時	術前	術後
1	1	1	1
2	1	1	1
3	1	2	1
4	2	2	1
5	3	2	1
6	3	2	1
7	2	2	2
8	2	2	2
9	3	3	2
平均値	2.0	1.9	1.3

表 4-13 入院時と術前と術後の不安得点の相関係数

	入院時	術前
術前	.72	
術後	.29	.56

き，頭を抱えてしまうのではなく，理論的にどのような説明が可能であるか，その解釈をよく考える必要があります．

たとえば，**表 4-12** のように入院時と術前と術後の 3 時点における不安得点（高＝3 点，中＝2 点，低＝1 点）があるとします．全体として，その平均点は，2.0, 1.9, 1.3 とだんだんと下がっています．特に術後に大きく下がっていることがわかります．

もし，術後の不安を前の 2 時点で予測できれば，術前に対応が可能になるかもしれません．単相関を見てみると，次の**表 4-13** のように，これら 3 変数は相互に正の相関になっています．

そこで，術後の不安を目的変数にして，入院時と術前の不安得点を説明変数にして，重回帰分析をしてみます．すると結果は次のようになります．

　　　　　　　　　　　標準回帰係数
術後の不安得点＝ 0.72 ×術前の不安得点 − 0.23 ×入院時の不安得点

β を見ると，術前＝0.72，入院時＝−0.23 で，入院時は符号が単相関と反対になっています．それでは，術後の不安が低くなるためには，入院時の不安は高いほうがよいというのでしょうか．

こんな結果が出てしまって，きっと自分は間違った計算をしている，やっぱり統計には手を出すべきでない，調査が悪かったからもうダメだ，公表するのはあきらめよう，などという人がいると大変です．そうではなくて，回帰係数は相対的に見る必要があるということです．

■符号が変わってもびっくりしないでしっかり解釈

相対的な見かたというのは，入院時の β を評価するときに，術前の値の影響を

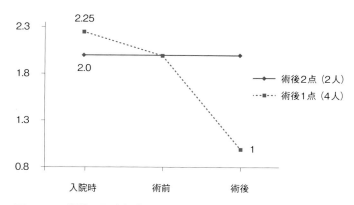

図4-12 術前の不安得点が2点だった6人の得点変化

取り除いたうえでどうか，すなわち，術前の値が同じだとするとどうかというものです．術前が同じ値の人たちを並べたとき，術後に低くなった人は，入院時は高かった人が多いということです．実際に，図4-12では，術前に2点だった人6人について変化を見ています．6人のうち，術前が2点で術後も2点で変化しなかった人が2人，術前が2点で術後は1点に下がった人が4人がいます．この人たちの入院時の平均点を見ると，術前術後で変化しなかった2人が2.0点と低めだったのに対して，術後に下がった4人では，2.25点で高めだったことがわかります．

最初に不安が高かった人は下がっていったのに対して，最初に不安が低めだった人は変わりにくかったということです．言い換えれば，入院時から術前にかけて不安が軽減できた人は，その後も不安が下がりやすいのに対して，入院時から術前に変わらなかった人はそのまま術後も変わりにくかったということです．

■わかりにくいときは変数の差をとるなどの工夫をする

この分析結果は，別の方法で表現できます．新しい変数として，「入院時－術前」という「入院後の不安の減少」という変数を作成して，入院時の代わりにして重回帰分析をしてみます．そうすると次のような結果になります．

術後＝－0.16×入院後の不安の減少＋0.56×術前

これは，術後の不安には術前の不安も影響するが，入院後に不安が減少していた人ほど術後の不安が低いと解釈できます．また，入院時と術前の平均値をとって，計算する方法もあります．そうすると，次のようになって解釈もほぼ同じです．

術後＝－0.44×入院後の不安の減少＋0.64×入院時と術前の平均値

理解しにくい場合は，こうして変数を変換することも考えてみるとよいと思います．

そして，これら3種類の分析では，どれも決定係数 R^2 は .33 でモデルの説明

力は変わってはいないというのもありがたい話です．さらに，このようにすると，説明変数間の高かった相関も低くできます．変換前は，**表4-13**のように単相関が.72 だったものが，変換後はそれぞれ-.038 と-.47 になって，VIF も小さくなりますから，より安定した回帰係数を得られることもメリットです．

このように，回帰係数はその変数独自の影響力ではありますが，あくまでほかの変数の影響力を取り除いたうえでのものです．その値を見るときは，ほかの説明変数の影響をすべて取り除いたとき，あるいは，ほかの条件をみな同じにしたときの影響力として見なければいけないわけです．そのためには一定の訓練が必要かもしれません．常に忘れないようにしたいものです．

> memo
> ほかの変数を取り除くことをコントロール，あるいは制御したと表現することもある．

4 縁の下の力もちの説明変数：抑制変数

■抑制変数とは

上のように説明変数の組み合わせで，単相関から見ると回帰係数に変化したようになることは，説明変数間に相関がある場合は珍しくないことです．単相関では低い値で，関係なさそうだった説明変数が，回帰係数になってぐんと大きくなることもあります．その変数はそれだけでなく，ほかの説明変数の回帰係数さえも大きく引き上げるような縁の下の力もちになることがあります．関連の低かった自分が伸びるだけでなく，ほかの説明変数の影響力もアップしてくれるものです．「ナイスアシスト！」という感じでしょうか．多重共線性のように不安定でなく，確実なものです．

そのような変数を，特に**抑制変数**（suppressor variable，抑圧変数とも言います．訳の問題です）と言います．抑制（suppression）というのは，その変数が，ほかの説明変数の分散のうち目的変数と重なっていない部分を抑制する，あるいは小さくするという意味です．この意味については，後ほど改めて図で説明します．

■アシストの種類は主に3つのタイプがある

抑制変数のパターンには，3つあると言われます．ただし，この3つの名称（日本ではそれほど普及していないようです）に合わせて，その区別ができる必要はないでしょう．それよりも，どの場合でも，きちんと解釈できることが大事だと思います．

具体例として，目的変数を患者のQOL（生活の質），そして2つの説明変数として，患者の医師（Dr）との接触時間と看護師（Ns）との接触時間があるとします．そして重回帰分析では，それぞれの標準回帰係数 β は，次の式で求めることができます（相関は相関係数の略です）．

$$医師(Dr)の \beta = \frac{QOLとDrの相関 - QOLとNsの相関 \times DrとNsの相関}{1-(DrとNsの相関)^2}$$

$$看護師(Ns)の \beta = \frac{QOLとNsの相関 - QOLとDrの相関 \times DrとNsの相関}{1-(DrとNsの相関)^2}$$

これをもとに，実際の数値で，どれほど標準回帰係数が大きくなるか計算してみます．みなさんも Microsoft Excel などで上の式をつくって，いろいろな相関を入れて計算してみたらいかがでしょう．

■タイプ 1：単相関が 0 でも回帰係数を大きくする抑制

まず，患者の QOL，医師との接触時間，看護師との接触時間の 3 つに次のような相関があるとします（表 4-14）．

このとき，重回帰分析の結果は，次のとおりです．

QOL＝－0.27×医師との接触時間＋0.53×看護師との接触時間

医師と QOL との関連が 0 でなくなり，β がマイナスになってそれなりの大きさになっています．看護師の β も相関係数より大きくなっています．このときは，医師との接触時間が抑制変数ということになります．そして，このときの決定係数 R^2 を計算すると，.21 になります．看護師だけで予測したときの決定係数 $.4^2 = .16$ よりも増加しています．

1 つ目の抑制のタイプは，このような，単相関が 0 でも，ほかの説明変数の β を上げて，影響力をもつようになるものです（classical suppression と呼ばれます）．ただし，符号が反対になるのは説明変数間の相関が正のときで，それが負の場合は，符号は反対にはならずに β が大きくなるだけです．

なぜこのようなことが起こるのでしょうか．図 4-13 のように，看護師の分散のうち，QOL と重なっていない部分（a 以外の部分）があって，これは看護師で QOL を予測したときの残差（誤差）にあたります．医師は QOL とは相関がないですが，看護師とは相関がありますから，図にすると医師はこの残差の部分で重なっているということになります．医師が残差を説明できるということで，c の分だけ残差が減ります．β の 2 乗は，図 4-13 では a/(a＋b) に該当しますので，c の部分を除いて b が小さくなれば，看護師の β が大きくなって，看護師の影響力が増すことになります．

表 4-14　QOL と医師・看護師との接触時間の相関係数

	QOL	医師
医師との接触時間	.0	
看護師との接触時間	.4	.5

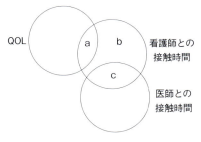

図 4-13　相関は 0 でも β が大きくなる抑制

この結果の解釈としては，同じ看護師の接触時間がある場合は，医師の接触時間は少ないほうがよいとも言えますが，それよりは，医師の接触時間が少ない場合は，看護師の接触時間はより大きな影響力を発揮すると考えればよいでしょう．

このような変数があるので，重回帰分析では，単相関で関連がないからといって，説明変数を削除してしまうと，このような黒子に徹した変数を探すことはできないということです．単相関で関連がないものは多変量解析には入れないというのが危険なことがわかります．

■タイプ2：とにかく符号が変わって回帰係数を大きくする抑制

次は2つ目のタイプです．上のように，そもそも単相関が0でなくても，ほかの説明変数の残差を抑制することは可能で，同じく符号が変わってβも大きくなることがあります（これを classical suppression と区別して，net suppression と呼びます）．たとえば，単相関がQOLと医師=.5，QOLと看護師=.2，医師と看護師=.7で，βがそれぞれ医師で0.71，看護師で−0.29になります．この場合の結果の解釈は先ほどと同じです．

■タイプ3：負の相関なのに同じ向きに協力し合う抑制

3つ目は，目的変数との単相関の符号は一致しているのに，説明変数間の相関はマイナスのもので，いずれのβも単相関より大きくなるタイプの抑制です（co-operative または reciprocal suppression と呼ばれます）．また逆に，説明変数間の相関がプラスであっても，目的変数との単相関の符号は反対で，いずれのβも単相関より大きくなるものもそうです．これらは要するに，説明変数と目的変数の単相関の符号と，説明変数間の相関の符号が一致しないのに，協力するように，いずれのβもそのまま大きくなるものです（図4-14）．

たとえば，医師と看護師の相関がマイナスで，βが両方プラスで値が大きくなるものです．QOLと医師=.3，QOLと看護師=.3，医師と看護師=−.4だとすると，それぞれのβは医師で0.5，看護師で0.5になります．これらの生じる理由も，先ほどと同じ理由です．

この場合の結果の解釈を考えてみます．医師と看護師は負の関連がありますから，両者の接触時間は補完的なもので，医師が長いときは看護師が短く，医師が短いときは看護師が長いことを意味しています．いずれの接触時間もQOLに影響していますが，たとえば，看護師の接触時間が長いほど，医師の時間が短くな

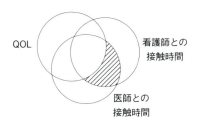

図4-14　両方のβが大きくなる抑制

るため，そのぶん看護師の影響は大きくなるということです．逆に看護師が短いほど，医師の時間は長くなるため，看護師の影響はさらに小さくなるということです．これらは医師の接触時間の長短についてもまったく同じです．いずれにしても，この抑制は，協力し合って影響を高め合っているのが特徴と言えるでしょう．

Q 回帰係数から引き出される影響力や抑制変数を見るときに，グラフや図にして考えると理解しやすいと思いますがいかがでしょうか．さらに多くの研究を見て，見る目をもつ必要があると思いました．

A そのとおりです．図にして考えてみましょう．

5 説明変数の組み合わせの効果：交互作用と調整変数

■重回帰分析でも交互作用を使う

質的データを説明変数とする分散分析では，説明変数の組み合わせの効果である**交互作用**(interaction)を考えることはよくあります(→p.159 第5章B)．交互作用もまた，多変量解析ならではの説明変数が複数あることによる特徴的な分析です．ある条件が備わっているときだけ関連が生じる変数である**調整変数**は，交互作用の計算によって明らかになります．

たとえば，ソーシャルサポート(以下，サポート)とストレスがその組み合わせで健康度に影響を及ぼすといった例では，ストレスが高いときと低いとき(2カテゴリ)では高い場合にのみ，サポートの高低(2カテゴリ)が影響するというような場合です(説明変数が質的データの交互作用については，次の第5章で詳しく説明しています)．これは，サポートの健康度への効果が，ストレスが高いときに特に発揮されるというものです．ストレスの高低によって効果が違うので，このときストレスは調整変数と呼ばれます．

重回帰分析で量的データの交互作用を考えることは少ないように思えますが，心理社会系ではよくあることのように思います．たとえば，サポートとストレスを量的データのまま使うことができて，その場合は，2つの変数を掛け算した説明変数に投入します．表記としてもサポート×ストレス，あるいは×のかわりに＊が使われます．次のようになります．

健康度＝a×サポート＋b×ストレス＋c×　サポート×ストレス　＋d
　　　　　　　　　　　　　　　　　　　　　（交互作用）

このとき，同時に主効果の説明変数としてサポートとストレスを投入することがほとんどなので，そうすると多重共線性が発生しやすいので注意が必要です．このような変数を組み合わせた計算によってつくられた変数は，必要以上に高い相関になることがあります．

■中心化すると多重共線性を回避できることもある

そうしたときには，交互作用の説明変数を**中心化**(センタリング：centering)

してから用いるとそれを回避できることがあります．それは，その変数の平均値を求め，そこからの偏差を値として用いる方法です．標準偏差として標準化する必要はなく，ただ平均値との差をとるだけです．中心化しても単相関は変化しないのですが，回帰係数については，標準化していない場合は交互作用の非標準化回帰係数，標準化した場合はすべての標準回帰係数が変化します．

　それでも多重共線性が見られる場合は，元々そうなので，中心化では解決できません．中心化はあくまで，使われている変数が重複していることで発生しているものを修正するだけです．

　実は，中心化による効果は，交互作用のような掛け算に限った話でなく，説明変数の足し算や引き算などでつくり出した新しい変数全般が対象です．これらは多重共線性のもとになりやすいので，このように修正することで使えるようになることがあります．

■交互作用が掛け算で表せるわけ

　しかし，そもそも，2つの説明変数の掛け算がなぜ交互作用なのでしょうか．両方を標準化して，平均値をどちらも0にして考えてみます．そのときの交互作用の符号に注目すると，両方がプラスか両方がマイナスのときは，交互作用はプラスで，どちらも数字が大きくなればプラスに大きくなります．そうではなくて，両方の符号が反対のときは，交互作用はマイナスで，数字が大きくなればマイナスに大きくなります．すなわち符号が同じ向きならプラスで，逆ならマイナスで大きくなるということです．

　これをサポートとストレスでいうと，両方とも一緒に大きくなったり小さくなったりするときはプラスで，向きが食い違っているときはマイナスです．健康度が低くなるのは，高ストレス低サポート，低ストレス高サポートのときで，健康度が高いのは，ともに高低が一致しているときです．となると，食い違っているときに目的変数が低く，一致しているときに高いのですから，このとき交互作用の回帰係数はプラスです．また，健康度ではなく，不健康度なら符号はマイナスです．交互作用は向きが一致しているときはプラスで，不一致のときはマイナスと考えてさえいれば問題ないと思います．

■交互作用はやはりグラフで確認

　交互作用が有意になったとき，それがどのように影響しているのかを理解するには，グラフがないとなかなかわかったものではありません．これは分散分析（ANOVA）での質的データのときと同じです（→p.159 第5章B-2）．しかし，量的データの場合は，少し工夫が必要です．方法としては，どちらかの説明変数を，高い値と低い値で固定してグラフを書いてみる方法です．たとえば，サポートとストレスならば，サポートを平均値よりも1標準偏差（SD）高いときと，1 SD低いときに固定して考えてみます．

　まずその前に，重回帰式で，定数が1，非標準化回帰係数がサポートでは2，ストレスでは-5，交互作用では3だったとすると，回帰式は次のようになります．

健康度の予測値＝2×サポート−5×ストレス+3×|サポート×ストレス|+1

　　　　　　　　　　　　　　　　　　　　　　交互作用

　ほかにも説明変数があったとしても，省略してこれらの2変数の主効果と交互作用だけで予測される値についてグラフ化するとよいでしょう．

　このとき，サポートの平均値が0でSDが±1であったとすると，+SDのときと−SDのときで，それぞれ+1と−1を代入すると，次のような式になります．

【+SDのとき】
健康度の予測値＝2×1−5×ストレス+3×1×ストレス+1＝−2×ストレス+3

【−SDのとき】
健康度の予測値＝2×(−1)−5×ストレス+3×(−1)×ストレス+1
　　　　　　　＝−8×ストレス−1

　これは2つの回帰直線を表しています．グラフにすると図4-15のようになります．ストレスが+1，0，−1の値を代入してみれば，それぞれがどこを通るかがわかります．交互作用は，傾きの違いで表現されます．サポートの高低でストレスの影響のしかたが違うということです．それがないときは2つの直線は平行になります．平行ということは，サポートの高低にかかわらず，ストレスと健康度の相関＝傾きは変わらないということですから．

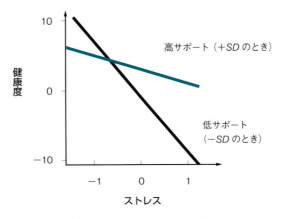

図4-15　ストレスとサポートの交互作用

説明変数を選んだり順番に入れたりする

1 説明変数の統計的な選択（ステップワイズ）の仕組み

■ステップワイズは使うべきではない？

　分析のために用意した説明変数は，多重共線性が見られた場合はともかくとして，なるべくすべてについて関連を確認したいものです．しかし，要因としての可能性がある変数を徹底して収集した調査や既存の統計などの場合は，用意した変数があまりに多くなることがあります．そして，そのなかからなんとか関連のある変数を探し出す必要があります．まず単相関でスクリーニングするのも1つの方法ですが，第4章 B-4（→p.118）で述べたように，抑制変数が存在することを考えるとそれだけで削除するのも不安になります．

　そのとき，よく用いられてきた代表的な方法は**ステップワイズ（stepwise）法**です．これは，指定した統計学的な基準によって，変数を選択させる方法です．一定の関連のあるものだけを拾うように計算させるわけです．

　しかし，このような統計的に変数を選択する方法に対しては，根強い反対意見があります．基本的にそれに賛成です．それでも，実際には，特に日本では，かなり普通に使われていることがあるようです．ここでは，それがなぜなのかを考えてみることにしましょう．それには，その仕組みをよく知っておく必要があります．自動的になんの疑いもなく，一番関連のあるものだけを簡単に探してくれていると思ったら間違いで，そこに落とし穴があります．

■説明変数を追加したり削除したりする方法

　SPSSなどの多くの統計パッケージでも使われているステップワイズは，説明変数がない定数だけの重回帰式からスタートして，説明変数のなかでも最も基準を満たす変数を，1つひとつ追加していく方法です．そして1つ追加したと同時に再び全部チェックして，せっかく選ばれたものであっても，決めた基準から外れていれば，その時点で削除します．それでも，1回削除されたとしても，基準をクリアするときが来れば，また追加されます．そして，もう追加するものも削除するものもなくなった時点で終了します．これは**変数増減法**と呼ぶこともできます．ほとんど用いられませんが，この逆で，最初にすべての変数を投入してから減らしていく減増法というのもあって，可能な統計パッケージもあります．

　また，変数を追加するだけで，途中で削除はしない方法として，**変数増加法**（forward）もあります．逆に，最初は全部入れておいて，最も基準から遠いものからどんどん削っていく，**変数減少法**（backward）もあります．以上をまとめると**表4-15**のようになります．増減法と減増法は，増加法と減少法の両方を組み合わせて使っているといってもよいでしょう．この変数選択のプロセスでは，その基準として，説明変数の影響力を考えてF値を使っています．多くのパッケージではそうですが，これ以外の基準を設けることも可能で，それによって結

表4-15 変数選択法の種類

方法	スタート	選択のプロセス	終了
増減法[a]	0	F最大を追加(F>基準)→途中でF<基準を削除	追加,削除とも0
減増法[a]	全部	F最小を削除(F<基準)→途中でF>基準を追加	削除,追加とも0
増加法	0	F最大を追加(F>基準)	追加0
減少法	全部	F最小を削除(F<基準)	削除0

a. ステップワイズ法

果が違うこともありえます.

■ いずれの方法にしても，増減の決め手は統計的な基準

そして，F値で基準を設けるときは，その説明変数を投入したときのF値か，そのときのp値を指定します．有意確率がある範囲のもの（たとえば.05未満）だけを残したいと思う場合は，p値を指定すれば可能です.

F値を用いるのは，目的変数の分散の説明を考えているからです．変数を追加するときは，各変数について下の式が使われます．その変数を追加したときに，R^2が十分に変化して，目的変数の分散の説明力が有意にアップするかどうかの検定が行えます.

$$F = \frac{変数追加による R^2 の変化量}{(1-追加後の R^2)/(N-追加後の説明変数の数-1)}$$

言い換えれば，R^2の増加量が0でないかという検定です．帰無仮説はR^2の変化量，すなわちFの変化量が0であるということです．たとえば，最初の1個目の説明変数を選ぶときは，上の式の分子は，その変数のR^2そのもの，すなわち，目的変数との相関係数の2乗です．さらに，分母の「追加後の決定係数」も1個目なので，R^2です．また「追加後の説明変数の数」は1です．そうすると，1個目の説明変数は，R^2の大きさだけで決まることがわかります.

■ 変数が選ばれていく仕組み

実際に例を挙げて見てみましょう．データは，病院に勤務する看護職の生活満足度を，13項目の職場や職業に対する意識で説明しようとするものです．単相関は次の表4-16のとおりで，相関係数の絶対値で大きいものから順に並べてあります．これらを使ってステップワイズ法で変数選択をしたときのR^2などを表したものが表4-17です.

選択の基準については，ここではSPSSの初期値のままで，F値の有意水準で投入は.05未満，削除は.10より大きいです．モデルの1から3までがありますが，表4-18の下にあるように，モデル1ではまず，最も単相関の高かった「仕事で生きがいを感じている」が選択され，モデル2では単相関の高さでは2番目も3番目も飛び越して，4番目だった「職場で派閥があって雰囲気がよくない」が入っています．そして，モデル3では単相関が2番目に高かった「仕事は自分の興味や能力に合っている」が選ばれています．これ以上は基準によって追加もさ

表 4-16　生活満足度と職場や職業に対する意識との相関係数

説明変数	相関係数	有意確率
仕事で生きがいを感じている	.383	<.001
仕事は自分の興味や能力に合っている	.362	<.001
自分の能力を新たに発見する機会に恵まれている	.301	<.001
職場で派閥があって雰囲気がよくない	−.294	<.001
職場でいじめやえこひいきがある	−.267	<.001
チャレンジ精神が発揮できる仕事である	.173	.008
仕事が忙しすぎる	−.168	.010
身体的にきつい仕事である	−.156	.017
能力や努力に見合った収入が得られている	.133	.042
仕事の内容や職場環境で，危険なことがある	−.125	.056
人生や社会についていい勉強ができる仕事である	.096	.144
精神的にきつい仕事である	−.080	.223
責任の重い仕事である	−.011	.864

注）生活満足度については「あなたは，全体として，現在の生活に満足していますか」に対して「たいへん満足」=5,「すこし満足」=4,「どちらともいえない」=3,「やや不満」=2,「まったく不満」=1，職場や職業に対する意識への回答は「まったくそう思う」=5,「まあそう思う」=4,「どちらともいえない」=3,「あまりそうは思わない」=2,「まったくそうは思わない」=1 で算出

表 4-17　ステップワイズ法での変数選択時の F 値

モデル集計

モデル	R	R 2 乗	調整済み R 2 乗	指定値の標準誤差	変化				
					R 2 乗変化量	F 変化量	自由度 1	自由度 2	有意確率 F 変化量
1	.388^a	.151	.147	.82938	.151	40.604	1	229	.000
2	.442^b	.195	.188	.80902	.045	12.672	1	228	.000
3	.483^c	.233	.223	.79162	.038	11.135	1	227	.001

a. 予測値：(定数)，仕事で生きがいを感じている．
b. 予測値：(定数)，仕事で生きがいを感じている．職場で派閥があって雰囲気がよくない．
c. 予測値：(定数)，仕事で生きがいを感じている．職場で派閥があって雰囲気がよくない．仕事は自分の興味や能力に合っている．

表 4-18　ステップワイズでの変数選択後の各変数の検定

モデル	非標準化係数		標準化係数	t	有意確率	相関係数		
	B	標準誤差	ベータ			ゼロ次	偏	部分
1　(定数)	1.565	.177		8.860	.000			
仕事で生きがいを感じている	.361	.057	.388	6.372	.000	.388	.388	.388
2　(定数)	2.408	.293		8.225	.000			
仕事で生きがいを感じている	.323	.056	.347	5.735	.000	.388	.355	.341
職場で派閥があって雰囲気がよくない	−.195	.055	−.215	−3.560	.000	−.231	−.229	−.211
3　(定数)	2.066	.304		6.792	.000			
仕事で生きがいを感じている	.215	.064	.232	3.377	.001	.388	.219	.196
職場で派閥があって雰囲気がよくない	−.196	.054	−.216	−3.654	.000	−.281	−.236	−.212
仕事は自分の興味や能力に合っている	.235	.071	.226	3.337	.001	.364	.216	.194

a. 従属変数：生活満足度

れず，入った3つも途中で削除されなかったということです．このように1つひとつ変数が追加されていきます．

それぞれが選ばれた根拠について確認します．モデル1では，**表4-17**に「F変化量」とありますが，これは先ほどのF値の式で計算したものです．分子はR^2である，「R2乗変化量」と「R2乗」のところにある.151です（計算は，より正確な.1506で行います．.151だとFが40.7になるので）．Nは231で，次の式になります．

$$F=\frac{.1506}{(1-.1506)/(231-1-1)}=40.6$$

自由度について言えば，**表4-17**にあるように，自由度1は1で，自由度2は229，これらがそれぞれ分子と分母の自由度になっています．分子は1で割っているので，F値の式には元々書いていなかっただけです．分母では，229で割っています．

モデル2で，2個目を選ぶときも先の式が使われます．残りの変数のなかでこのFの値が最大のものが選ばれます．最大のものが次のF値だったということです．

$$F=\frac{.045}{(1-.195)/(231-2-1)}=12.7$$

R^2の変化量は.045です．この値は実際にR^2の引き算をすることで求めることができますが，部分相関係数の2乗，すなわちその変数独自の決定係数でもあります．

こうして，モデル3でも，そのときの最大のF値になる変数が選ばれたわけです．

column **F値とt値の関係**

相関係数の検定はt値で行いますが，分散分析でF値を用いても可能です．このとき，F値での自由度が2つありますが，片方が1だと，$F=t^2$が成り立っています．この場合は，どちらを使っても有意確率はまったく同じになります．たとえば，平均値の差の検定で使われるt検定で，2グループの分散が等しい場合のt値と，一元配置分散分析での2群でのF値でもこの式が成り立っていて，結果は同じです．F値の自由度の1つが，2グループということで1になるからです．

これは，重回帰分析における各説明変数の回帰係数の検定でも同様です．t値で検定を行いますが，変数選択法では各説明変数についてF値を用いて選択します．このときのF値はその変数を追加したときにどれほど説明力が上がるかというその1変数についての検定になるので，自由度の1つが1になって，$F=t^2$が成り立っています．

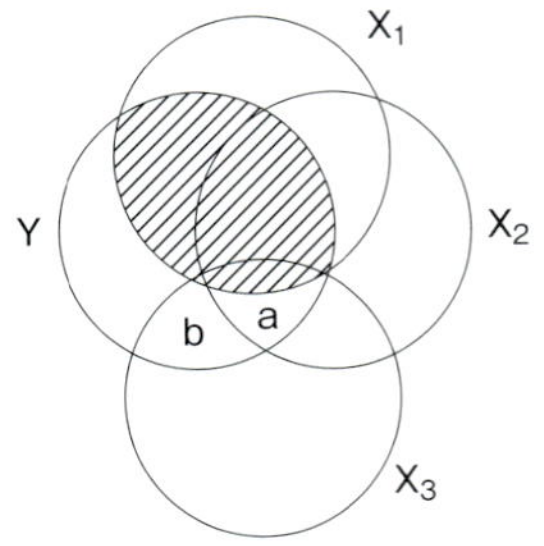

図4-16　ステップワイズのときの変数の重なりの影響

■選ばれる順番に注意が必要です

　このように，先に変数が選ばれると，後続の変数にとっては，それらによる影響力は常に考慮されたかたちになります．スタート時点で負けた変数はどうしても不利になることが起こりえます．先に相関の大きいもの勝ち，早いもの勝ちです．

　変数選択の順番を図4-16で見てみます．説明変数X_1，X_2，X_3では目的変数Yとの関連が強いのは，最もYとの重なりの大きいX_1なので，まずそれが選ばれます（斜線部分が大きい）．次の変数を考えるとき，単相関ではX_3よりもX_2が大きいのですが，X_1がすでに選ばれているので，それを取り除いたX_2独自の部分は，aの部分です．また，X_3独自の部分はa+bの部分になります．そうするとX_3が選ばれて，X_2は選ばれない可能性があります．

　このような傾向からわかることは，早くに選ばれたものとは重ならないでいて，独自の部分がある変数は選ばれやすいということです．単相関が大きくても，そうでないものは選ばれにくいということです．選ばれないものは相関がないわけではなく，順番争いで僅差であったとしても，それに負け，その後独自の影響力を発揮できなかったものだということです．安易に関連がないと切り捨てるのは問題であることがわかります．これは変数選択における大きなリスクの1つであることを忘れてはならないでしょう．

■変数の残留の仕組み

　しかし，そうして選ばれたとはいえ，同時に削除の対象にもなっています．2個目が選ばれた直後からは，それぞれのF値を求め直します．2つの説明変数になるため，この2変数が少しでも相関をもっていれば，影響力が重複するからです．選ばれた説明変数は，ほかの変数を加えたときも影響力を保ち続けるかの試練が待っています．影響力が弱くなってF値が小さくなると削除の対象になります．まさにどこの世界でもある話で，選ばれた新人がどんどんと入ってきたときに，それよりも勝っているかの生き残り合戦です．

　その経過を追ったものが先に挙げた表4-18です．モデル1ではまだ1つ入ったばかりなので，ただの単回帰式です．モデル2以降が，削除の基準を探る作業として，通常の重回帰分析が行われています．モデル2でも3でも，削除する基準であるp値が0.10以上になっていないので，説明変数が残留しているわけで

> **F値とt値の関係**
> p.127 column を参照.

す．表 4-18 をみると，F 値でなくて t 値なのかと思う方もいるかもしれませんが，どちらでも検定結果は同じになります．モデル 1 での t 値 6.372 は，2 乗すると先ほどの F 値 40.6 になっています．モデル 2 でも 3 でも，t 値の 2 乗が F 値になっています．

t 値を 2 乗する方法もありますが，もちろん先に挙げた式で計算できます．このとき，すでに述べたように，F 値の式は次のように書くこともできます．

$$F = \frac{\overbrace{\text{説明変数独自の } R^2 = \text{部分相関係数}^2}^{\text{変数追加による } R^2 \text{ の変化量}}}{(1 - \text{追加後の } R^2) / (N - \text{追加後の説明変数の数} - 1)}$$

分子の「変数追加による決定係数の変化量」は，部分相関係数の 2 乗に置き換わっています．言い換えると，ある説明変数を入れたときと入れないときの R^2 の差は，その部分相関係数の 2 乗であるということです．

たとえば，モデル 2 での「仕事で生きがいを感じている」については，部分相関係数が .341 なので，その 2 乗は .116 です．2 つの説明変数での R^2 は .195 なので，F 値は次のようになります．t 値 5.735 の 2 乗に一致しています．

$$F = \frac{.116}{(1 - .195)/(231 - 2 - 1)} = 32.9 = 5.735^2$$

■すべての組み合わせを比較する総当たり法もある

こうしてステップワイズで変数を選んだとしても，選ばれた変数の組み合わせは，実は山ほどある説明変数の選択方法の組み合わせのなかから選ばれた 1 つです．たとえば，30 個の説明変数があれば，1 個だけ選ぶといっても 30 通りありますし，なかから 2 個ずつ選んでも $30 \times 29/2 = 435$ 通りあります．最終的には 30 個まで入れられますが，説明変数をいくつ入れるかという数の組み合わせは膨大です．

そのすべての組み合わせを検討する方法もあります．総当たり法というものです．計算量としては大変なものです．SPSS では用意されていませんが，SAS などのほかの統計パッケージには用意しているものもあります．これらの方法では，すべての組み合わせで，R^2 や自由度調整済み R^2 などを計算して，最もよいものを探そうという方法です．

ただし，基本的には自由度を調整したとしても，変数が多くなるほど R^2 は大きくなりますから，より少数の変数を選びたいときは，統計学的な工夫が必要になります．いずれにしても統計学的な手法に頼るわけで，そこには変数が何を測っているのかという意味内容が考慮されないのは変わりません．

2 統計的な変数選択（ステップワイズ）に潜むリスク

■変数選択を統計にまかせるのは仮説がないから？

　変数選択をさせるということは，結果である目的変数について，できるだけ少数の原因を探すという作業にすぎません．最初から理論的な仮説がはっきりしていないことの裏返しです．言いかたを変えれば，多くの説明変数を用意するということは，より探索的な作業であるとも言えます．そして，そのように探索的に選択させるときは，説明変数はすべて同列に扱われます．各変数に対する思いが違っていたとしても計算上は同じですし，変数の種類としても，制御変数や媒介変数，調整変数の区別も考えられていないということです．

　たとえば，目的変数への年齢の影響がすでに広く知られている場合は，それは前提としてその影響を取り除いたときの要因を探るため，たいていは年齢を制御変数として使います．事前にその影響は取り除いておいて，新しいことを考えたいから入れるわけです．そのときは何よりもまず一番にモデルに入れるべきです．これは部分的に仮説がある状態といってもよいでしょう．それをステップワイズにしてしまって，結果として選ばれなかったとしたら，本当に関連がなかったのか，その原因もよく考えなければなりません．したがって，少なくとも年齢は強制的に投入させてから，そのほかの変数についてだけステップワイズにするということが必要です（SPSSでもたいていのパッケージで可能です）．つまり，部分的にでも仮説どおりにするという方法も忘れてはなりません．

　媒介変数，調整変数についても，本当に投入する変数が直接的に影響していると考えるのか，それとも間接的に影響していると考えるのか，事前に検討可能なものはあるはずです．これについての詳細は後に述べますが，その存在の可能性についてもしっかり考えましょう．

■分析の見通しをつける使いかた

　実際のところ仮説がなくてステップワイズを用いるとすると，それは，使いかたとしては，まず分析の見通しをつけてみるというものでしょう．だいたいどのような変数が残りそうかをみることは，仮説形成あるいはモデル形成になります．その結果と単相関を見てから，どのようなストーリーにするかという探索的な研究のしかたも，まったく否定されるべきではないと思います．

　特に学部生や院生は，時間的なリミットもありますので，このような探索的な分析のなかから学ぶことは多くあります．統計的手法にはさまざまな切り口があること，改めて仮説が大切であること，多変量解析と研究デザインの関連などについて学習ができます．そのときは，選択におけるリスクを理解したうえで，分析のプロセスとして用いるだけです．それを行いつつ，理論的な検討を加えて，モデルや仮説が決まれば，最終結果では使わなくてよくなるはずです．

■説明変数がたまたま選ばれる危険性

　また，変数選択を用いるには，たくさんのサンプル数が必要だと言われます．

なぜかと言うと，偶然に関連のあるものが発見される可能性があるからです．少ないサンプル数のときほど偶然性は高まるので，一般化することが難しくなります．ほかのサンプルでは違うものが選ばれる可能性が高まります．図 4-16 で確認したように，実際，関連の似たような 2 つの説明変数でどちらが先に選ばれるか（削除されるか）は，ほんのわずかな偶然による差で決められてしまう可能性があります．

　2 つの変数の影響力の違いを，たとえば目的変数との相関係数で考えてみてください．1 つ目の変数選択においては，相関係数がものを言いますから，片方が .46 で片方が .45 であれば，.46 のほうが選ばれます．もしこの 2 つの変数の相関が高ければ，.45 のほうは .46 のほうの影響を取り除かれてしまうと選ばれないということが十分ありえます．そして，.46 のほうを削除して分析すると .45 はきちんと選択されるという場合です．

　この .01 の差は，このサンプルだから生じている誤差の範囲だとすると，別のサンプルではひっくり返る可能性が十分あります．相関係数の信頼区間の幅をせまくするためには，十分なサンプル数が必要になります．実際に相関係数の信頼区間を計算すると，相関係数が .45 でサンプル数が 100 だとすると，95% の信頼区間は .28 から .59 で，幅は広いです．1,000 人になってようやく，.40 から .50 です．別のサンプルなら逆転していることは容易に起こりえるという発想が大事です．

　また，同じ変数の集まりで，何回も F 値による検定を行うわけですから，**検定の多重性の問題**（problem of multiple comparisons）も生じてきています．何回も検定すれば，有意なものが現れやすくなるという現象です．このことからも，有意確率 .05 は実際には甘めになっている可能性があり，有意水準はやや厳しめに見ておく必要がでてきます．

■ 選択の基準を明確にしてもらわないと

　また，選択基準の設定の問題もあります．多くの論文では，基準とした F 値や p 値（投入する基準と削除する基準の両方）が書かれていないように思われます．統計パッケージの初期設定を使っていると予想されます．しかし，どこを基準にするかによって，最終的な変数は変化します．なるべく選ぶものを少なくしたいのであれば，入れるのを厳しくして，落とすのも厳しくする方法があります．なるべく多く入れて少なく残したいのであれば，投入基準をゆるくして残留を厳しくします．

　たとえば表 4-16〜18 の例では，SPSS の初期値（投入を F 値の p 値 .05 未満，削除を .10 より大きい）を用いましたが，投入の基準を .10 に上げて，削除を .11 にすると，モデル 4 として「身体的にきつい仕事である」が追加されます．これを入れたモデル 4 での重回帰分析での有意確率は .083 で，もう少しで有意です．このように基準の決めかたによっては有意に残るものが登場する可能性はあるのです．

■欠損値の扱われかたに注意しましょう

　また，ステップワイズで選択したのとまったく同じ変数を使って，もう一度それらを強制投入した重回帰分析では，結果が違うことが起こります．これは計算の違いというよりは，欠損値の問題です．多くの統計解析のソフトでは，分析に使う変数に1つでも欠損値があると，そのケースは除外されるという設定になっています．**リストワイズ(listwise)** というものです．これに対して，相関係数の計算のように，変数をペアにしたときには使えるケースを使う場合，**ペアワイズ(pairwise)** と言います．ペアワイズはなるべく多くのケースを使うことになりますが，計算によってケース数が違うという不安定な状態になります．重回帰分析など多くの多変量解析は，最初の設定はリストワイズになっています．

　したがって，ステップワイズでは，そもそも候補の説明変数のどれかに欠損値があるケースは取り除かれてしまいます．自分で変数を選んで入れた場合は（SPSSでは強制投入となっています）入れた説明変数だけで欠損値が処理されますので，こちらのほうがケースは多く入ってきます．言い換えれば，ステップワイズの場合は欠損値がまったくないケースだけで計算されますので，欠損値が多い場合は，ずいぶんと違った結果になる可能性があります（→p.147 D-3）．

　もしかすると，気がついた方がいるかもしれませんが，**表4-16** と **表4-18** では相関係数に違いがみられます．**表4-18** では，相関係数のゼロ次というところが単相関になっています．**表4-18** では，13の説明変数が選択の候補として投入されているので，1つでも欠損値があるとそのケースは削除されているわけです．ケース数は231と書きましたが，それは **表4-18** での話で，欠損値のあるケースが除かれているときの話です．**表4-16** では，ペアワイズ（SPSSの相関係数を計算するときの初期値）になっていて，233から235のケースが入っています．

　表4-18 のモデル3をもう一度，説明変数を3つ選んで通常の重回帰分析をすると，231ケースではなく233ケースで分析されます．このように，いま何ケースで計算されているかを知ることは大切なことです．

■落ちてしまった重要そうな変数，ライバルの立場は

　ステップワイズを使った論文では，研究方法で説明変数として挙げられていた重要そうな変数が選ばれないときに，それにまったく触れられてないということがあります．ほかの変数に競り負けたということでしょうが，目的変数との相関がいくつで，残った変数との相関がどうだったのか知りたいものです．まったく関連がなかったわけではないという情報が欠落してしまうと困ります．

　また，サブグループ別にステップワイズが行われている場合でも，あるグループでは残って有意で重要な変数となっていたのに，ほかのグループでは存在さえしないという結果もあります．何を重要な変数と考えているのか疑問が残ります．

　このようなことを考えると，ステップワイズを試みるのはよいとしても，やはりその前後で一定の仮説，どれを重要な変数とするかが大切です．変数間に重複した内容があるなら，それらを考慮した仮説をつくりあげることが必要です．

表 4-19　すべての説明変数を投入した重回帰分析

係数[a]

モデル	非標準化係数		標準化係数	t	有意確率
	B	標準誤差	ベータ		
1　(定数)	2.231	.422		5.290	.000
仕事で生きがいを感じている	.175	.076	.188	2.295	.023
仕事は自分の興味や能力に合っている	.236	.072	.226	3.286	.001
自分の能力を新たに発見する機会に恵まれている	.130	.089	.118	1.458	.146
職場で派閥があって雰囲気がよくない	−.149	.067	−.164	−2.235	.026
職場でいじめやえこひいきがある	−.090	.063	−.105	−1.431	.154
チャレンジ精神が発揮できる仕事である	−.005	.077	−.044	−.063	.950
仕事が忙しすぎる	−.064	.089	−.051	−.718	.474
身体的にきつい仕事である	−.174	.103	−.113	−1.689	.093
能力や努力に見合った収入が得られている	.054	.059	.056	.918	.360
仕事の内容や職場環境で，危険なことがある	−.029	.076	−.026	−.386	.700
人生や社会についていい勉強ができる仕事である	−.144	.069	−.140	−2.093	.038
精神的にきつい仕事である	.109	.083	.088	1.317	.189
責任の重い仕事である	.103	.147	.045	.698	.486

a. 従属変数：生活満足度

　とにかく，ステップワイズでは，大事な変数が落ちてしまう可能性が常にあります．組み合わせの関係で，ライバルがいるために落ちてしまうということです．サッカーのメンバーを選ぶとすると，監督の目指すサッカーを一番表わしている選手をまず優先して選び，その選手を中心として，なるべく特徴が重ならない選手が選ばれていくのが，ステップワイズ的です．それ以外にも，なるべく多くの選手の組み合わせを考えて，特別な力が生み出されていくメンバー配置もありえます．

　たとえば，先の看護職のデータでは，ステップワイズの結果しか示していませんでしたが，13変数すべて投入したときはSPSSでは**表4-19**のようになります．相関係数の高いもの順に入れましたが，回帰係数の大きさの順序は入れ替わっているのがわかります．単相関と多変量解析の結果はそうそう一致しません．ちなみに，多重共線性をチェックするとまったく問題はありません（→p.110 B-2）．

　ステップワイズで選ばれた3変数は，ここでも有意になっています．そしてさらに，「人生や社会についていい勉強ができる仕事である」が有意になっています．これは単相関でも有意でなかったもので，回帰係数は負の値に変わっています．何らかの抑制が起こっていることがわかりますが，ほかの変数との関連を詳しく調べていかないと解釈は難しいでしょう．この変数と相関の高い「仕事で生きがいを感じている」「仕事は自分の興味や能力に合っている」「自分の能力を新たに発見する機会に恵まれている」「チャレンジ精神が発揮できる仕事である」といった仕事に対するポジティブな評価に関する項目（r = .26 から .42）については，しっかりと検討が必要なことがうかがえます．単相関では3番目に高かった「自分の能力を新たに発見する機会に恵まれている」も，ほかの変数を考慮すると有意な独自性はないものの，内容的にも大切にしたい変数です．

さらに、「職場でいじめやえこひいきがある」も「職場で派閥があって雰囲気がよくない」と相関があって独自性は弱くなっているものの、同様に検討したいものです。「身体的にきつい仕事である」も有意に近く、仕事のネガティブな側面も気になるところです。

こうなると、13の説明変数は因子分析（→p.239 第10章A）をして分類し、なんとかこれらを含めて共通した背景としての仕事のありかたについて把握したくなります。実際のところ、因子分析をしてみると、3つの因子が抽出できることが確認できます。「生きがい」などポジティブな評価の5変数で「QWL（Quality of Working Life, 労働生活の質）」という因子、「忙しすぎる」「身体的にきつい」「精神的にきつい」「危険」の4変数で「労働負担」という因子、「派閥」「いじめ」の2変数で「人間関係の悪さ」という因子です（因子の命名は、あくまで仮の一例です）。このように内容が似ている説明変数については、やはり十分気を配ってほしいものです。

3 仮説をもとに説明変数を順番に投入する階層的重回帰分析

■説明変数を順番に入れる階層的重回帰分析

調査の前でも、分析を進めていくなかでも、考えた仮説をしっかりと主張するには、**階層的**（hierarchical）、または**逐次的**（sequential）な重回帰分析が有効なことがあります。**階層的重回帰分析**とは、同じ重回帰分析であっても、モデルが複数あるもので、モデルによって投入している変数が異なるものです。同じ目的変数で、モデルによって説明変数が追加されていたり削除されていたりします。

これだけを述べるとステップワイズと同じようにもとれますが、変数を入れる順番やモデルは統計的に決めるのではなく、分析する人が仮説をもって決めるというところがまったく違うところです。なぜ一度に全部入れないで、わざわざこのようなことをするのかを考えてみます。

■特に注目する説明変数に登場順をつけて言いたいことを示す

基本的には、順番に変数を増やしていく方法を使います。目的としては、やはり、ストーリーづくり、あるいは仮説検証のプロセスを「見える化」することです。ストーリーとは何かというと、モデルをいくつか提供して、そこでは刻々と変化があって、それによってこそ言いたいことが見えてくるということです。最初に前座のようなコントロール変数や、あまり関連が見られても変化させにくい説明変数などを示しておいて、後でだんだんと変化させうる、あるいは変化させたい真打ちを追加していったときに、説明力がどの程度アップするのかを示します。そして最初に入れていたもので有意だったところがそのままなのか、変わったのかなども示せます。

実際に見てみましょう。これまで見てきたデータで最終のストーリーとしてまとめてみます。SPSSによるものが**表4-20**です。職場と仕事の13変数の因子分析による3因子、「QWL」「労働負担」「人間関係の悪さ」（それぞれの変数の合計得

表4-20 階層的重回帰分析

係数[a]

モデル		非標準化係数		標準化係数	t	有意確率
		B	標準誤差	ベータ		
1	(定数)	3.206	.214		14.973	.000
	労働負担	−.080	.029	−.180	−2.764	.006
2	(定数)	3.953	.277		14.268	.000
	労働負担	−.046	.029	−.103	−1.561	.120
	人間関係の悪さ	−.132	.033	−.267	−4.064	.000
3	(定数)	2.456	.383		6.416	.000
	労働負担	−.034	.028	−.075	−1.211	.227
	人間関係の悪さ	−.109	.031	−.220	−3.514	.001
	QWL	.093	.017	.324	5.360	.000

a. 従属変数：生活満足度

点)を用いて行ってみましょう．ステップワイズのときと同じような表ですが，変数を選んでいるのは私です．

表4-20を見ると，モデル1では生活満足度に影響するものとして，基本的な労働状況としての「労働負担」を投入します．すると，βは−0.180で有意な負の関連を認めました．これによって単相関で見ると，「労働負担」が一定の関連を示していることが確認できます．

そして，モデル2では，その「労働負担」の認知には，職場の「人間関係の悪さ」が影響してはいないかと考えて，それを投入します．そうすると，「人間関係の悪さ」のβが大きいのに対して，「労働負担」のβは小さくなり，しかも有意でなくなりました．「人間関係の悪さ」が「労働負担」の認知と関連していて，「人間関係の悪さ」の影響を取り除くと「労働負担」は説明力が弱くなることが示されました．

モデル3では，これらのネガティブな要因に対して，ポジティブな評価である「QWL」を加えています．これが最終的には最大のβになり，ほかの2つのβがさらに小さくなりました．「QWL」でネガティブな要因の影響をやや抑えられる傾向があるのかもしれません．しかし「QWL」が高かったとしてもなお，「人間関係の悪さ」が影響していることがわかります．このようにβや有意性の変化によってストーリーをつくること，変数間の構造的な関連を確認することが可能だということです．

多変量解析をする際，あるだけの説明変数を，ただやみくもに使用するのではなく，自分がどのような結果を説明するために，どのように説明変数を使うかが重要です．そのためにも，先行文献の検討が必須だということを改めて学ぶ必要があります．

■**決定係数の変化量でも説明ができる**

また，この分析では，決定係数の変化について分析できます．

ステップワイズと同じようですが，この方法では，F値まかせで変数を選択するのではなく，こちらが意図的に入れる変数とその順番を決めて，説明力の変化

表 4-21　階層的重回帰分析での決定係数の変化量

モデル集計

モデル	R	R2乗	調整済みR2乗	指定値の標準誤差	変化				
					R2乗変化量	F変化量	自由度1	自由度2	有意確率F変化量
1	.180[a]	.032	.028	.88527	.032	7.637	1	229	.006
2	.312[b]	.098	.090	.85672	.065	16.517	1	228	.000
3	.446[c]	.199	.188	.80894	.101	28.729	1	227	.000

a. 予測値：(定数)，労働負担
b. 予測値：(定数)，労働負担，人間関係の悪さ
c. 予測値：(定数)，労働負担，人間関係の悪さ，QWL

を主張します．SPSSによる**表4-21**のように，説明力については決定係数R^2がどれだけ増加するか，その変化量（ΔR^2とも書きます．Δはデルタです）を計算して，その影響力を比較できます．QWL（モデル3）が.101で最大であることがわかります．また，変化量=0とした帰無仮説の検定も行えます．ここではF値による検定を行っていて，**表4-21**では一番右の有意確率F変化量として計算されています．このR^2の変化を図で示したものが**図4-17**です．

また，変化量が十分大きく有意である，ということは，多重共線性がないということを主張していることにもなります．重なりが大きい場合は，それが十分増加しないからです．

■因果関係の仲を取りもつ第3の変数の発見

変数を追加すると，説明変数間に相関がある程度あれば，前のモデルのある変数の回帰係数が小さくなって影響力が弱まったりします．それはまた，弱まった変数の影響力のなかには追加した変数の影響力が潜んでいたということです．最初大きく見えた影響力は見せかけで，追加した第3の変数と関連していたからそう見えただけということで，擬似相関であった，あるいは交絡していたことがわかります．

そうすると，特に弱まった変数は，従来の研究で関連がある要因と指摘されてきていたとすると，新しい研究では追加した変数のほうが本当の要因であり，従来のものは，もしかしたら原因ではないのかもしれないという指摘ができるということです．たとえば**表4-20**では，「労働負担」はそれだけで見れば影響していることは間違いなさそうだが，「人間関係の悪さ」と切り離せない問題であるという仮説を提案できます．

第3章B-2（→p.84）に，「ショートヘアの人ほど彼氏がいる」という例で示したことと同じです．そのときも，髪の長さは見せかけで，短い人は「活動的」であったと述べました．そして，さらなる第3の変数，媒介変数として「出会いの多さ」を例に挙げました．繰り返しますが，媒介変数とは，目的変数と説明変数の関連が追加された変数で変化する場合，その変数が因果関係の中間に入っていると考えられる変数です．その場合は，**図4-18**のようになっている可能性があります．

説明変数が2つぐらいであれば，単相関と重回帰分析を比較すればよいです

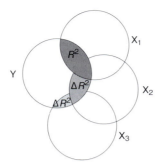
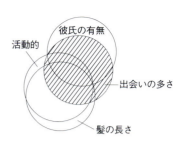

図 4-17 説明変数を追加したときの R^2 の変化量

図 4-18 「彼氏の有無」と「活動的」の媒介変数

が，数が多くなってくると，順番に投入する階層的な分析を用いることで，その構造を明らかにできるということです．

■直接効果と間接効果への分解が可能に

これは言い換えれば，媒介変数の存在がわかれば，単相関を**総合効果**（total effect）として見て，それを直接効果と間接効果に分解できるということです．**直接効果**（direct effect）とは，媒介変数で制御した場合に残る影響であり，**間接効果**（indirect effect）とは媒介変数を経由した影響です．**図 4-19** のような 3 つのタイプがあるということです．

媒介変数を入れてしまうと完全に相関が消えてしまう場合は，100% 媒介していることになりますし，関連が弱まった程度であれば，部分的に媒介しているということになります．

これらは，パス解析（path analysis）の手法であり，複数回の重回帰分析を行うことで見えてくるものです．複雑な構造の検討が可能な構造方程式モデリング（structural equation modeling）においても，重回帰モデルを駆使することでそれを達成しています（→p.271 第 11 章）．

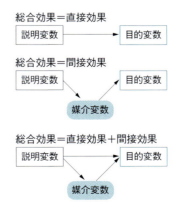

図 4-19 媒介変数と直接効果，間接効果，総合効果

■変数のグループの支配力,派閥の大きさ

　また,複数の変数をグループにして順番に投入することもできます.そのグループがある概念や領域などを表しているとすると,どのような概念が,より説明力をもっているのかを理論的に示すことができます.

　たとえば,患者さんの生活全体の満足度を目的変数にして,説明変数のグループに,身体的側面,精神的側面,社会的側面,あるいはスピリチュアルな側面の変数を用意するとします.それぞれの側面の内部では,それなりに独立した変数を用意すれば(独立していなければ尺度化できて1変数になるので),これらの決定係数の変化量を比較することで,どの部分がより支配的なのかを検討する材料にできます.

　看護に関するもので具体的な例を挙げてみましょう.患者の満足度が目的変数にあって,説明変数に旧来の看護ケアと新しい看護学的ケアがそれぞれ3項目ずつあるとします.特に新しい看護学的ケアの項目は,まったく新たに提案されたエビデンスのある画期的なものとします.看護学という言葉にこだわってみました.

　モデル1として,最初に旧来の看護ケアを投入して,βが0.3前後でそれぞれが有意であったとします.次にモデル2で,新しい看護学的ケアを投入したら,すべて有意で,こちらの決定係数の変化量がグッと大きくて,旧来の看護ケアがみなギリギリで有意でなくなったとします.この場合,旧来の看護ケアは間接的な効果をもち,看護学的ケアを介して有意になっていたということが言えます.

■従来の知見がそう見えた理由を説明しつつそれを覆す

　このとき,最初からモデル2だけを出して,旧来の看護ケアより看護学的ケアだと言ってもよいわけです.しかしその場合は,ストーリー展開としては弱くなります.たとえば,もしこれまで旧来の看護ケアこそ重要だと言われてきていたとすれば,それだけ変数に入れると確かに有意ですね,言われてきたとおりですね,としておいて,自分の調査が特殊でないこと,先行する知見と一致しているところをアピールしておくわけです.

　これは別に嫌味なやりかたではなくて,過去の研究を踏まえたうえでの主張です.従来の仮説を支持しておいて仮説を覆すと,同時に従来のものがなぜそうであったのかを示せるわけです.モデルをどんどん増やしていっているときは,著者が重視する変数は下のほうにあるのが一般的です.下のほうに結論が潜んでいます.見せかけの相関を説明しつつ新しい知見を主張するわけです.

■重回帰分析のゴールに向けて絶え間ない探究心が必要

　重回帰分析のゴールは,基本的には,目的変数の分散を独自に説明できる,できるだけ少ない数の変数を探すことです.しかし,そのときの変数選択は,統計的に選ぶよりは理論的に選びたいものです.また,目的や方法との関係では,変えられる変数なのか変えられない変数なのか,簡単に調べられた変数なのか,手間や時間がかかっても測りたかった変数なのかも判断材料でしょう.

さらに，意外と忘れがちなのは，それが信頼性の高い変数なのかどうかです．信頼性が低い変数は，誤差が大きいので，相関係数も小さくなってしまう**相関の希薄化**（correlation attenuation）が知られています．βが低い要因が信頼性の低さである可能性がありますので，なるべく信頼性の高い変数を使うことが必要です．これは，クロンバックのα（→p.259 第10章 E-4）が高い尺度，少なくともそれが計算できる尺度が望ましいということです．

単相関では関連がみられなくても，多変量解析では関連がみられる抑制変数が存在するように，どの変数を入れるかの組み合わせで大きく変化する可能性があるのが多変量解析です．多くの説明変数から，たまたまそのような組み合わせの変数が数個見つかったとしても，検定の多重性の問題もあり，偶然の可能性があります．

どの説明変数が大事かについて，仮説として理論的に決める作業を行ったのち，それがほかのどの変数をコントロールしたときに大きく影響するかを探すということが求められると思います．大事な変数の候補がいくつかある場合も，それらを常に投入して，それ以外のものを入れたときにどう変化するかをしっかりと捉えていくことが大切でしょう．これは，絶え間ない探究心が求められている，時間のかかる根気のいる作業です．

Q 説明変数を選ぶためには，自分の仮説や何が知りたいのかをはっきりさせておかないと難しいと思いました．統計ソフトにまかせてしまって選択されなかった変数への配慮ができていない危険性があるということですね．

A はい．理論や仮説優先です．

Q それぞれの説明変数がどのような関係性にあるのか，それらのシナリオをよく考えてから，研究に取り組むことが必要であると学びました．統計学的手法や解析ソフトの機能は補助的なものであって，仮説や研究計画に基づいて，こちらが主体的に選択していく必要があるということですね．

A はい．そもそも測定する説明変数については，仮説と分析方法を考えてから選ぶべきです．

問題のあるデータをチェックする

1 判断を間違わせる変数のチェック

■正規分布をチェックして問題のある変数を探す

これまで述べてきた重回帰分析の見かたも，それに適した問題のないデータを前提にしていなければ，結論を誤ってしまいます．問題のある変数，ケース，欠損値，サンプル数について説明したいと思います．まずは，問題のある変数からです．

重回帰分析を行う場合には，用いられる変数についての**前提条件または仮定**（assumption）があります．それは，**多変量正規分布または多変量正規性**（multivariate normal distribution または multivariate normality）というものです．分析に用いているすべての変数が正規分布していて，さらにそれらでつくったあらゆる組み合わせの重回帰式での予測値も正規分布しているということです．何が何でも正規分布です．

これらは多くの多変量解析においてあてはまることで，そこでの統計的検定の前提条件になっています．もしその前提から大きく外れていると，検定で誤った結論を下す確率が高まります．外れていたとしても，ある程度までならば，頑健である，すなわち，前提条件から外れていても正しく有意であると判断できるとも言われます．しかし，多変量正規分布に近いほうが誤ることがないのは確かなので，確認しておいたほうがいいでしょう．そのときに効果的なのが**残差の分析**です．

> ▶**検定とエラー**
> 第1種の過誤：α
> 第2種の過誤：β
> （→p.39 第2章 B-5）

■残差分析という予測値と残差のグラフからわかること

重回帰式による予測値を横軸にして，その予測値と実測値の差である残差を標準化した標準化残差を縦軸にして，グラフを作成します（**図 4-20**）．このように，標準化残差の平均値である0のところに横線を引いて，その線を中心にして上下が対称で，全体として四角くなっていると問題はないと考えられます．上下が対称というのは，横軸のどの予測値でも残差が正規分布しているということです．こうなっていると重回帰分析の結果を安心して読めます．

もし，四角ではなくて，∪，∩，△，▽などの形になっていて，対称性が確保されていないとすれば，まず原因として疑われるのは，目的変数または説明変数が正規分布していないことです．各変数の分布を1つひとつ確認して，必要であれば**変数の変換**（transformation）を行います．変換は，分布の偏り具合によって，その変数の平方根，対数，逆数などを用います．これらの作業は，すでに分析の前に確認しておくべきことですが，そのとき結論を保留しておいても，残差の検

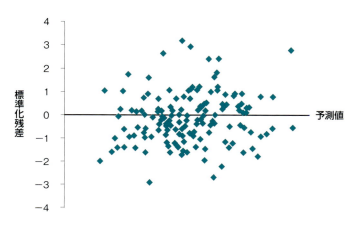

図 4-20 　標準化残差と予測値の散布図

討で再度確認されれば変換などの対応が必要なことは確実になります．

　変数の変換の問題ではないとなると，予測式と実測値が直線関係ではない場合があります．たとえば，グラフが∪や∩の形の場合は，目的変数といずれかの説明変数の間に曲線関係が含まれるということです．この場合，説明変数を2乗するなど，変数を加工することで改善されます．しかし，このときは理論的な整合性の問題も考えなくてはなりませんから，分析のゴールを再度確認する必要があるでしょう．

　また予測値が大きくなるほど，残差が上下に広がっている（または狭まっている）ことがあります．二等辺三角形を横にしたようなグラフになる場合です（◁または▷）．予測値の大小によって，残差の分散が大きく（小さく）なるというものです．このような場合，やはり対応として変数の変換を試みますが，それでも変わらない場合は，投入されてはいないものの，予測に影響している第3の説明変数があるということです．その変数によって，分散の大小が影響を受けています．

　たとえば，目的変数を病院の看護師のストレスとして，説明変数に経験年数が含まれているとします．このとき，経験年数の少ない看護師ほどストレスも大きいだけでなく，同時にそのばらつきも大きくなっていると，経験年数が少ないほど残差の分散が大きくなります．そして，経験年数の少ない看護師のストレスは病床数が多い大規模病院ほど大きいとすれば，説明変数に第3の変数として病床数を追加してみるということです．

■予測値の分散が変化するときは重み付き重回帰分析

　また，同じような場合に，別の解決方法もあります．ストレスの予測値の残差の分散が，経験年数の少ないほど大きいので，その経験年数で残差に重み付けをするという方法です．普通の重回帰分析は，残差の2乗の合計を最小にする最小2乗法を使っているので，普通の**最小2乗法**（least squares method）なのに対して，その残差に重み付けをする方法を**重み付き**（weighted least squares：WLS）**重回帰分析**と言います．

　具体的には，残差の大きさが経験年数が少ないほど大きくなっているので，年齢によらず残差が同じになるように，残差に年齢を掛けるなどして加工する方法です．年齢とともに分散が大きくなっているようなときは，年齢分の1（1／年齢）を掛けたりします．こうすることで，残差のグラフで三角形だった分布が，広がっているところを小さく狭めて，狭まっていたところを広げて，四角形に変化させるということです．

　このようにすることで，結果が改善されるわけですが，上のように病院の規模がそれを生み出していたということだとすると，病院の規模に関する情報が生かせないという欠点があります．しかし，そのような変数が見つからない場合には，このように修正することで経験年数のストレスへの影響がきちんと評価されるわけですから，それはそれで貴重な方法です．

■多変量正規性の3つの前提条件

　多変量正規性から外れている様子をもう一度まとめてみます．基本的には3つの前提条件である，**正規性（normality）**，**直線性（linearity）**，**等分散性（homoscedasticity）**に問題が生じていると言い換えることができます．

　まずは，正規分布で，これは対数変換などで修正します．次は，残差のグラフが曲線になっている曲線性（非直線性）の場合ですが，これも変数変換をしてみますが，それ以外はなかなか難しいかもしれません．等分散でない場合，すなわち予測値と残差の分散が違っていて，グラフが左右対称でない場合ですが，このときは第3の変数の投入か重み付き重回帰分析で解決するということです．

■時間的な順序性や規則性の影響のチェック

　さらに，これまでの説明のように残差を検討して説明変数をしっかり入れた後でもまだ，残差の間で何らかの関係や傾向が潜んでいることがあります．**予測値の誤差の独立性**といって，残差に傾向が見られてはいけないことになっています．これは説明変数として考えていなかったものでも，たとえば，測定した日時や曜日などの時間によるものや，測定地点や居住地などの距離によって誤差の分散が変化しているようなものです．

　時間的な規則性があるかどうかについては **Durbin-Watson（ダービン-ワトソン）検定**によって確かめることができます．これらは時系列の分析に関する文献でチェックしてみてください．

　実際の分析で，ある程度期待した結果どおりになっている場合は，このようなチェックを怠りがちです．また，期待した結果が出ない場合，このようなチェックなしであきらめてしまうのは問題です．自分で分析する場合は，自分で気をつければよいことですが，論文に記されている結果はどこまでチェックされているかは定かではありません．少なくとも，用いている各変数，特に目的変数で正規分布が仮定できるかの確認ができるように論文を書く必要があると思います．できれば残差分析を行ったかどうかも記述するようにしたいものです．また，数少ない論文だけで物事を判断する危険性も，このようなところから出てきます．予想した結果になっていない論文は，分析方法を含めて追試する気概がほしいところです．

　それにしても，重回帰分析あるいは多変量解析は，多変量正規分布という確認しにくいものに影響を受けているという面でもデリケートな分析方法と言えます．繰り返しますが，多様な角度から分析を行う必要のある根気のいる手法です．

Q 3つの前提条件は重回帰分析を行う前にチェックしておいたほうがよいのでしょうか．それとも，分析後に確認するほうがよいのでしょうか．先に行ったほうがよいような気がしますが，分析で得られた結果を本当に正しいかチェックするには後からする意味もあるように感じます．

A 前後に行うのが理想だと思います．

2 判断を間違わせる外れ値をチェック

■外れ値は多変量解析でも存在する

外れ値（outlier）は，目的変数や説明変数の分布を見て，大きく外れた値を示しているケースを指すことが多いのは事実です．しかし，それ以外でも，2変数の関連では相関係数を大きく変化させ，重回帰分析では回帰係数に大きな影響を及ぼすものがあります．この存在によって，第1種の過誤と第2種の過誤も生じてきますし，ぜひチェックが必要です．

重回帰分析を行う前に，各変数の分布を見た段階で外れ値を発見して削除した後であっても，計算してみると，まだまだ予測値が飛び離れていて残差が大きなケースが登場します．変数の値の組み合わせだからです．たとえば，看護師を対象とした調査で，仕事のストレスはとても低くて，仕事のやりがいの意識も極めて高いのに，極めて抑うつ度が高い人がいると，全体の傾向から大きく外れます．

この原因としては，対象者の勘違いなどによる回答ミス，入力ミス，尺度など数値の計算ミス，無回答の数値化のミス，対象者ではなかった（看護師ではなかった），プライベートのストレスを測定していなくてその影響を取り除けなかった，などの理由が挙げられるでしょう．これらは確認できるものならよいですが，それ以外は処理が難しいものです．削除せざるをえない場合も出てくるでしょう．

したがって，1つの変数の分布で外れ値の候補となったものでも，重回帰分析で必ず外れ値になるとは限りませんし，その逆の場合もありえるということです．最初に分布を見て外れ値だと判断できなくても，重回帰分析の後にまた判断する機会があります．言い換えれば，最初に分布でチェックはしておいて，重回帰分析後に削除した場合としない場合でどの程度違うかなどをみて判断するのがよいと思います．もちろん，事前に削除するだけでなく，変数の変換によって，外れ値をおさえて正規分布にできて内容的にも問題がないのであれば，それを済ませておくことが望まれます．重回帰分析後の外れ値をチェックするにも，やはり正規分布かどうかで外れ具合が影響されるからです．

■少数なのに全体の結果を左右するケースの発見

外れ値をチェックする方法としては，重回帰分析に特有のものではないですが，相関係数を用いた多変量解析で共通に使える，**マハラノビスの距離**（Mahalanobis distance）があります．マハラノビスはインドの数学者で，インドでたくさん出土する動物の骨の分類をするために，似ているものの距離を計算できるよう考え出したそうです．似ているものは相関係数が高いということを利用しています．

それは，全変数の平均値をもとに全ケースの重心，すなわち全ケースの集まりの中心を決めて，そこから各ケースがどれくらい離れているかの距離を考えたものです．そのとき，すべてのケースが重心の周りに真ん丸に集まっているとは限

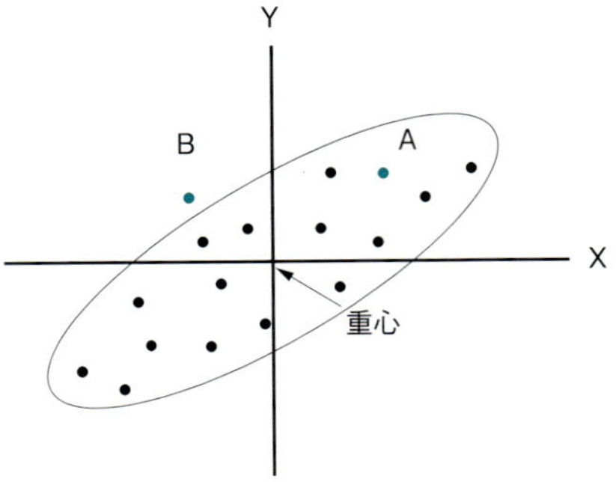

図 4-21 マハラノビスの距離では A のほうが近い

りません．みんながどの辺に多くたむろしているのかを考慮するために，各変数の分散や相関係数を使ってみんなの居場所を考えます．分散が大きい変数や相関係数が高い変数では，大きな値であっても離れているとは扱われません．それによって，たとえ重心に近くても，ほかのケースが多く集まっていない，ひと気のないところにいると，距離が離れているようにつくられています．

2 変数だとすると，図 4-21 のような話です．A さんと B さんでは，A さんのほうが重心からは遠いですが，まだ周りに人がいるのでマハラノビスの距離では近くなります．ここでは，X と Y の相関が高いので，A さんのように，それぞれの数値が大きい場合でも距離があるようには扱われないということです．B さんは，重心に近めなのですが，X と Y の相関を考えると，外れ値と見なせる位置だということです．多変量解析における外れ値は，このように相関を考える必要があり，1 変数で判断する場合とはかなり異なるものです．

マハラノビスの距離では，χ^2 検定が使えて，サンプルサイズで 1,000 人に 1 人ぐらい，すなわち $p<.001$ になる χ^2 のものを外れ値と見なす方法が提案されています．しかし，マハラノビスの距離は，本当の外れ値が見つけられない場合や，逆に外れ値でないのにそうなってしまう場合もありえるので，これだけで判断するのではなく，ほかの方法も組み合わせて慎重に用いる必要があります．

そのほかに，重回帰分析を用いるなかで発展してきたものには，**てこ比**（レバレージ：leverage）と残差，さらにこれらの組み合わせでできた**影響力**（influence）として，**Cook（クック）の距離**（Cook's distance），**DFFITS**，**DFBETA** などがあります．これらは重回帰分析の出身とはいえ，ほかの分析方法でも使えるものがありますので，その意味を理解しておくと重宝するかもしれません．

■てこの効果であるてこ比が大きいケース

てこ比は"てこ（レバー）"の意味からきています．図 4-22 のように回帰式 $Z = a + b_1 X_1 + b_2 X_2 + \cdots\cdots$ と Y の散布図において，A さんが全体から右に離れていたとします．離れているために A さんの Y の値はちょっと変化させただけで，大きく回帰直線の傾きが変わる可能性があります．回帰直線が，残差を少なくしようとして外れ値にくっついていくからです．

散布図の左右の方向に離れていれば離れているほど，回帰直線の端のほうにな

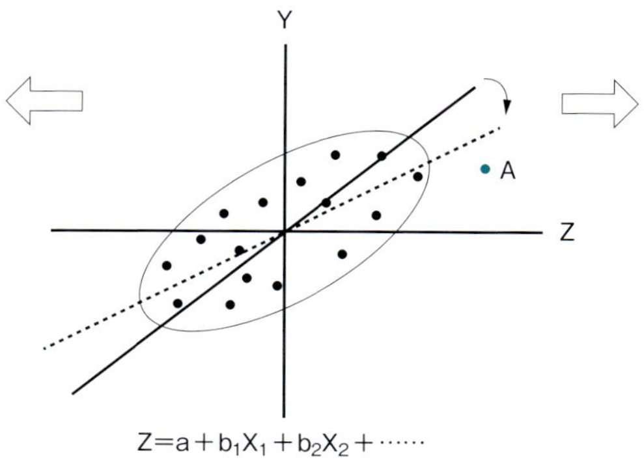

図4-22 左右に離れるケースは大きなテコ比

りますから，てこの原理で効果が大きくなります．そして，その1個の点のためだけに回帰式，すなわち回帰係数が大きく変化するというのは問題なわけです．てこ比の実際の計算方法は，説明変数の値はすべてそのままにして，その人の目的変数Yの値を1増加させてみて回帰式を求めたときに，その人の予測値が変化する量です．予測値が大きく変化するということは，回帰式が大きく変わったということを意味するからです．全員について，この値を計算することができて，値が大きいケースは外れ値と考えます．

いくつ以上が外れ値という基準は明確ではないですが，最小値は0で最大値は1で，1に近いほど外れている可能性があります．サンプルが100人であったとすれば，全員が同じだけ予測に影響している場合は，1増加させても1/100の影響力なので，てこ比は1/100で.01になるはずです．これよりもどれだけ大きい場合を問題にするかです．重回帰分析の場合は，全変数の数の2倍分の影響力をもつとき，すなわち，てこ比が（2×全変数の数/N）以上のときに外れ値とするともいわれます．

てこ比は，マハラノビスの距離のように検定ができないのですが，この2つは次のような関係にあります．てこ比のおよそ($N-1$)倍がマハラノビスの距離ということです（SPSSの重回帰分析では中心化したてこ比，すなわち1/Nを引いたてこ比が出力されますので右辺の1/Nは不要です）．したがって，マハラノビスの距離で検定したときのその値を代入すれば，てこ比ではいくつぐらいに該当するか検討することはできます．

$$てこ比 = \frac{マハラノビスの距離}{N-1} + \frac{1}{N}$$

■**残差が大きいケース**

また，てこ比は大きくなくても，**図4-23**のように，回帰直線から遠く離れる方向で残差が大きいケースは，回帰直線をずらしてしまって，全体の残差を拡大してしまいます．回帰直線から遠く離れる方向とは，散布図の上下の方向に離れている場合で，このときにその傾向は高まります．これは，決定係数を悪化させ

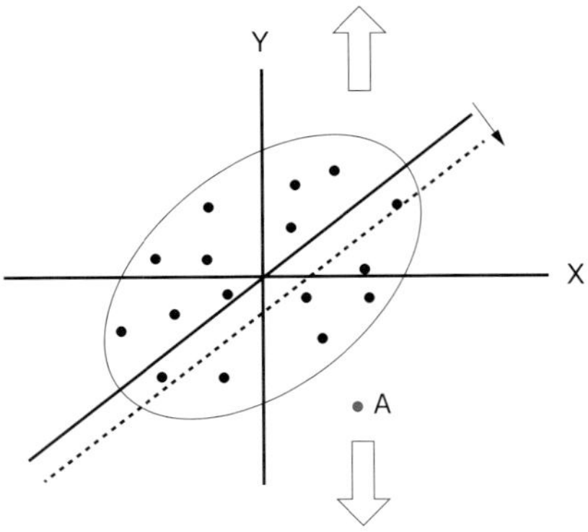

図 4-23　上下に離れるケースは残差が拡大

てしまいます．残差がどの程度大きい場合に外れ値と考えるかという目安は，それを標準化して<u>標準化残差</u>で，0 から離れている様子を，$p<.001$ の基準で判断する方法もあるでしょう．

　てこ比と残差単独でなく，てこ比と残差の組み合わせで外れ値がより的確に発見できます．てこ比は X 軸，残差は Y 軸で外れているものを見つける指標でもあるので，その両方を使うものです．両方大きい場合は強力な影響力です．視覚的に検討する方法として，全員のてこ比を X 軸に，残差を Y 軸にしてグラフを書き，そこで，全体から離れているケースを探すのが効果的です．

▶**標準化残差**

$$標準化残差 = \frac{残差}{残差の標準偏差}$$

■**Cook（クック）の距離でケースの全体への影響力をはかる**

　また，てこ比と残差の両者を考えて数値化する **Cook（クック）の距離**が考えられています．1 つのケースの影響力をてこ比のように Y 軸方向に値を変化させるのではなく，取り除いてしまうことで，回帰式にどう影響するかを考えます．具体的には，そのケースを除いて重回帰分析をしたときにできる回帰式を使った予測値に，大きな変化が起こるかです．影響力のないものなら，そのケースがあろうとなかろうと回帰式は変化しないので予測値も変わりませんが，影響力のある場合は回帰式を変化させてしまうということです．

　Cook の距離は，単なる予測値の差ではなく，それを標準化するような加工がしてあり，1 を超える場合は，外れ値とされます．そこまでいかなくても，4/サンプルサイズあるいは 4/（サンプルサイズ−全変数の数）を超えるようなケースについては外れ値を疑い，さらなる検討をしたほうがよいとも言われています．

　これに似ているものが，DFFITS と DFBETA です．**DFFITS** は，実際，同じように計算してあって，分子は共通ですが，分母が違います．2×{（全変数の数/サンプルサイズ）の平方根} 以上の場合に疑わしいとされます．また，**DFBETA** は，予測値の変化ではなく，各変数の回帰係数の変化を用いたもので，分子にはそのケースの有無による回帰係数の差が入っています．

■**外れ値のケースが見つかったらどうするのか**

　上の方法で，外れ値が疑われた場合は，やはり，すぐに削除するのではなく，

それらがほかのケースとどこが違うのかを検討する必要があります.

そのためには，どの説明変数で変わったことになっているのかを探す必要があります．1人ひとりの調査票や生データを見るか，DFBETAが大きい変数でどうなっているか見るという方法があるでしょう．また，外れ値としたグループを1，そうでないグループを0とコード化して，2値のデータをつくり，ロジスティック回帰分析（→p.184 第7章）をして関連のある変数を探す方法もあります．もしそこで，1つの変数のためにそれが起こっていることがわかれば，その重要度から，たとえば分析に必要不可欠なのか，代わりの変数はないのかを考えてから，その変数を削除する方法があります.

削除しなくても，その説明変数について，変数の変換をするか，値の再コード化（外れ値と隣り合っている値+1または-1などにする）などを考えます．それをしてみてもまだ，そのようなケースがどうしても残る場合は，削除したほうがよいでしょう．もし，残す場合でも，どのようなケースで結果が影響を受けている可能性があるのかについて記述する必要があります．外れ値が疑われるケースを入れた結果と削除した結果を示す方法もあると思います.

3 問題のある欠損値のチェックと対処方法

■欠損値のあるケースはどうするのか

多変量解析では，基本的にすべての変数に数値がないと，そのケースが削除されて計算されることが多く，それが統計パッケージの初期設定（初期値）になっています．1つでも**欠損値**（missing data）のあるケースは除かれてしまうので，1変数あたりの欠損値が少なくても，それがたくさんある場合は，かなり多くのケースが削除されてしまいます．実際のところ，分析途中に出力の分散分析表（ANOVA）の全体の自由度を見て，思いのほか人数が減っていて驚くことがあります.

しかし，論文では，方法のところで分析対象者の人数が書いてあっても，多変量解析を用いた分析結果では人数が書かれていない場合があります．いったいどの程度削除されたのかはわからないですが，実は大量に削除されていて，分析者も気がついていない場合もあると思います．実際にほかの人の出力をみて，指摘したことは何度もあります．結果は当然偏っている可能性が高いですが，わかっていてもしかたがないとそのままにしている方もいるのではないでしょうか.

このとき，削除しないとすると，そこに値を代入するしかありません．最近では，多変量解析であるがゆえに，ほかの関連のある変数のデータを使って，そこをいかにうまく穴埋めするかが検討されてきています．特に**多重代入法**（multiple imputation）が使われつつあるので，ケースを削除することの問題点と，その代わりに値を代入するという方法について整理をしておこうと思います．私を含め多くの方が，これまで統計パッケージの初期設定に従ってきたと思うので，欠損値が多い場合は，誤った結論を出してしまっていたかもしれません．みなさんも，今後どのような改善策があるのかについて考えてみましょう.

もちろん，何よりも欠損値をつくらないことが大事です．しかし，それについては実験や調査の方法に関することなので省略します．ここでは，欠損値になってしまった変数を抱えたケースをなんとかして救って，より誤りの少ない分析結果に近づける話をしようと思います．

■欠損値は起こりかたで3種類考えられる

　欠損値は，大量に発生しない場合には大きな問題はないでしょう．そこに基準はないと思いますが，全体の数％のケースが削除されるぐらいなら大丈夫ではないでしょうか．また，数が多めになってきた場合も，特に理由なくランダムに起こっている場合にはあまり問題はなく，そうでない場合に問題になります．なぜなら，なんらかの理由で集団が削除されてしまう場合は，分析対象が偏ってしまうからです．たとえば，体重に関する質問で太っている人ほど無回答が多いとすると，対象がやせている人にシフトしてしまいます．

　そのような理由から，欠損値は，それがランダムに発生しているかどうかで3つに分類されます．次の3種類です．

■完全にランダム：MCAR（missing completely at random）

　完全にランダムに起こる欠損値です．どのように発生するかはその変数の値からも，ほかの変数の値からも予測できないものです．たとえば，体重が欠損値になったとき，その理由は，書き忘れた，書かなくてもいいと勘違いした，データ入力のミス，計測日を風邪で休んだ，電車が止まって来られなかったなど偶然に起こったものです．すなわち，特にその人の特性にかかわらずに起こっていると判断できるものです．この場合は，繰り返して何回かデータをとっても，時間の前後で起こりかたに共通点が見られないということでもあります．また，データのどの部分をとってみても，ほかの部分と似たように欠損値が生じているという見かたもできます．

■ランダムだがほかの変数に影響を受ける：MAR（missing at random）

　ランダムに起こる欠損値ですが，欠損する値自体はランダムでも，欠損が起こることはほかの変数で影響を受けているものです．たとえば，体重の欠損値がある場合，実際の体重の大小とは関係なくランダムに起こっているのですが，それが「自分は太っている」と主観的に感じている人に無回答が起こっているような場合です．言い換えれば，体重という変数自身には影響されていないものの，体重以外の変数の影響を受けているものです．欠損値の原因がその変数自体ではなく，ほかの変数にあるということです．

■その変数自身の影響で欠損する：MNAR（missing not at random）

　ランダムではなく，その変数自身の影響でどの値かに欠損が起こりやすくなっているもので，ほかの変数の影響も受けていないものです．たとえば体重が多い人ほど，体重を問う質問に対して無回答が多くなっている場合です．欠損値の原

因がその変数自体にあるということです．

■欠損値を無視できるかできないか

また，これらは，無視できる(ignorable)か，無視できない(nonignorable)かでも区別されます．無視できないとされるのがMNARです．これは統計的な分析において，どれほどバイアスがかかって結論を誤りやすいかという問題で，その場合に無視できないということになります．

MCARは欠損のあるケースを削除しても，ランダムに削除したことになるので，あまりサンプルの特徴に変化が起こりません．欠損値が生じなかった状態と比べて平均値や相関係数，回帰係数などは変化しにくいものです．MARの場合は，その変数自身の平均値は変化しにくいですが，削除してしまうと対象の属性に変化が起こり，相関係数や回帰係数には変化が起こる可能性があります．しかし，欠損の理由がほかの変数から説明できて，その値を予測して代入できれば救いようがあります．

ところが，MNARの場合は，削除すれば平均値から何から変化する可能性があります．その変数内部のメカニズムがわからないとどう変化しているかも予測が難しく，結論が出せません．なぜ欠損が起こったのかを理論的に検討する必要があり，簡単に対応できることはないものです．

このように欠損値の起こりかたによって対応は異なってくるので，それが多く発生している研究では，それをどう処理したかで結論が変わる可能性があります．ある程度多い場合は，その考えられる理由やMCARなどの欠損値の種類，実施した処理方法と考えられるバイアスについてしっかりと記述する必要があると言えるでしょう．

■3つの欠損値の確認方法

MCARかどうかについてはLittle(リトル)のMCAR検定があります．たとえば，体重を含めてほかに測定した変数を投入して，体重の欠損値がほかの変数の影響を受けて発生しているかどうかを判断するわけです．有意でなければMCARと判断されます．これはSPSSでは，Missing Value Analysis(MVA)というオプションを用意すれば計算してくれます．

MARについては，欠損値が生じている変数で，生じているケースと生じていないケースの2群に分けて，その2群でほかの変数と関連があるか，平均値や比率の差の検定を行うという方法があります．有意な差があれば，MARの可能性があります．

MNARを明確に確認するのは，従来の経験やほかの研究と比較しないと難しいと思います．実際のところ，MNARは問題ですが，これまで注目の度合いが少なかったように思います．たとえば，精神的な健康の尺度で無回答が特に多い人は，削除されて分析することが多いですが，その人たちがほかの変数との関連で特に基本的な属性に違いがなかった場合には，そのまま解釈している場合も多いのではないでしょうか．実際には，精神的な健康度の高い人ばかりかもしれ

ず，それを目的変数に重回帰分析をしても結果は偏ったものになります．
　やはり，なんとかほかの関連のある変数を見つけて，それを予測して補えないか，MARでないかを検討する作業が大切のように思います．あるいは，欠損が予想されるような変数では，その要因になりそうな変数を元々用意しておくことも必要なのではないでしょうか．

Q 結果を一般化するために，外れ値の存在をチェックする必要があるとわかりました．外れ値の存在を確認した場合にも，すぐに削除するのではなく，十分に検討する必要がありますが，分析のことを考えて欠損値をつくらないような質問紙の作成が大切ですね．

A はい．質問紙は測定ツールであり，厳密なチェックや検討が必要です．社会調査のテキストを何冊も熟読することをお勧めします．

4 欠損値にどう対処するか

■欠損値への対処方法の種類

欠損値への対応方法ですが，大きく言えば，次の4つの方法が考えられます．
- ケースを削除する
- 変数を削除する
- 相関係数の計算に使えるデータは使う
- 予測して代入する

それぞれの長所と欠点，よりバイアスの少ない方法はどれかについて考えていきます．特に値を予測して代入する方法には，多くのものが考えられ発展してきているので，その流れを見てみます．

■ケースを削除する

分析に用いる変数に，1つでも欠損値のあるケースは削除するという方法です．言い換えれば，すべてのデータがそろっているケースだけで分析するものです．多くの統計パッケージの初期設定で使われているもので，**リストワイズ**(listwise)です．たとえば，SPSSの日本語版では重回帰分析のオプションで「リストごとに除外」と記されて初期値としてチェックがついています．従来多く使われてきた方法で，もしかするとあまりにも安易に使われてきた方法といってもよいかもしれません．確かに削除されるケースが少ないときには最も適した方法ではあります．しかし，多変量解析では変数が増えてくると，どんどんケースが減っていくことは確かです．どのくらい減っているか確認が必要です．

また，削除されるケースが増えてくるとMCARが仮定できるのかが問題になってきます．MCARではなく，ある変数でそれなりに欠損値が多く，ほかの変数で，ある程度予測できるMARの場合は，結果に偏りが出てしまいます．これらを削除しないで生かす方法を考える必要が出てきます．そして，たとえMCARであったとしても，サンプルサイズが小さくなりますから，検出力が落ちること

は欠点として知っておかねばならないでしょう．

■**変数を削除する**

　欠損値の多い変数が生じた場合に，その変数の重要性についての判断をして，場合によっては削除する，つまり分析に使用しないという方法です．結果の偏りが大きく予想される場合はむしろ使わないというものですが，もし欠損値の少ないほかの変数で，その変数と関連の強い類似した変数があれば，そちらを用いることが考えられます．それにしても，せっかく手に入れた貴重なデータを捨ててしまうのはもったいないですから，なんとか生かしたいものです．

■**相関係数の計算に使えるデータは使う**

　欠損値のあるケースを部分的に生かす方法です．欠損していない部分は，相関係数の計算などに使えます．ほかの変数との組み合わせでペアになれるときだけ参加するので，**ペアワイズ（pairwise）**と呼ばれるものです．SPSSでは「ペアごとに除外」となっています．たとえば，体重が欠損になっているケースでも，年齢やQOLのデータがあるのであれば，体重を使った相関係数では使えませんが，年齢とQOLが使われている相関係数の計算には使えるわけです．重回帰分析は変数間の相関係数があれば計算することができますので，SPSSでも初期はリストワイズですが，ペアワイズを選ぶことが可能で，その場合は多くのケースを削除しなくてすみます．

　しかし，この方法の欠点は，それぞれの相関係数によって入っているケースが違っていることです．MCARでないとすると，いろいろなところに偏りが生じてしまいます．実際，検定結果などが信頼できないものになる特徴があります．欠損値のあるケースが少なければ，リストワイズでいいと思いますし，多い場合は，ペアワイズであっても欠損値を補うわけではないので限界があるうえに，複雑な偏りをみせるので，欠点があることに変わりはありません．そのような場合は，やはり次に挙げる値を代入する方法が候補になります．特に偏りの生じにくい方法が考えられているとすれば，そのほうが優れていることになります．

■**予測して代入する：平均値の代入（mean substitution）**

　欠損値に対して，得られているデータの平均値を代入するものです．たとえば，体重が無回答の人には，回答している人たちの平均値を入れます．SPSSでは，オプションで「平均値で置換」として用意されています．

　これは，そうしても全体での平均値は変わらないという長所があります．しかし，分散やほかの変数との相関係数もやや小さくなり，特に，サンプルサイズが大きくなることで標準誤差が小さくなるという欠点があります．標準誤差が小さくなると，回帰係数の検定においては，t値の分母が小さくなるということで，有意になりやすくなってしまいます．

　また，全体の平均値を入れるのではなくて，所属しているグループの平均値を入れる方法もあります．たとえば，体重であれば，男女が含まれているデータの

場合，その人の性別での体重の平均値を入れるものです．さらに，その性別の同じ年代の体重などを考えていくと，その人の特徴を生かした値を入れるほうがよいことに気がつきます．

さらに，同じ平均といっても，別の代入方法として，そのケースの平均値を入れる方法もあります．体重を毎日1か月測定して，日によって欠損値が生じた場合には，その人の平均値を入れる方法もあるということです．ただし，この場合は，欠損値の直前の日の値を入れる方法もあります．これは全体の傾向にもよるでしょう．

それよりもよく行われるのは，尺度の計算などで，複数項目によって測定しているときに欠損値が生じた場合に，その人の残りの項目の平均値で補うというものです．あまり多く欠損している場合は問題ですが，少ない場合には有効な方法でしょう．それでも，この方法は，その項目の全体での平均値や分散を考慮していない方法です．全体でほかの項目より平均値が低く分散も小さい項目だとすると，その人のほかの項目の平均を入れると本当よりも高めの値になってしまいます．

そして，やはりMCARでないと偏りが生じるのは共通しています．MARで，1人ひとりの情報を生かすことができる，次の回帰分析を用いた予測値の代入が優れていることがわかります．

■予測して代入する：回帰分析による予測値の代入（regression）

欠損値のある変数を目的変数とし，その他の変数を説明変数とした回帰分析を行います．代表は重回帰分析です．そこで出てきた回帰式をもとに，そこに各ケースの説明変数に値を入れて欠損値の予測値を求めます．その予測値を代入したものを改めて目的変数にして，そのほかの変数を説明変数とした回帰分析を行って，新たな回帰式を求めます．それにまた説明変数の値を入れて予測値を計算して代入して，さらに新たな回帰式を求めます．これを繰り返して，変化がなくなったと判断できるところまで繰り返します．この方法は，SPSSではMVAで利用が可能になっています．

長所は，やはり，MARのときに，より豊かな情報を用いて，その人の欠損値を客観的に予測できている点です．欠点は，出てきた予測値は，実際の値より互いに似た値が多くなることです．なぜなら，ほかの項目が説明変数として予測力がとても大きい場合は，残差も小さく決定係数も十分に大きくなりその分散も大きくなりますが，そうでなければ，結局はその項目の平均値に近いところに集まってしまいます．分散が小さくなり，サンプルサイズが大きくなることで回帰係数の標準誤差も小さくなることで，検定結果にも影響してしまいます．

■予測値を代入する：似ているケースの値の代入（hot deck）

重回帰によるものが平均的になりやすいのに対して，とても個別的に対応しようとする方法です．欠損値のあるケースと最も似ているケースを探して，その値を代入するもので hot deck と呼ばれます．たとえば，体重が欠損していたら，

それ以外の値がまったく同じで体重の値のあるケースを探してその値を入れます．まったく同じでない場合は，同じ値の数が最も多いケースを選ぶ方法があります．また，似ている候補をいくつか挙げて，そこからランダムに選ぶとか，それらの平均値を入れるという方法もあります．似ている変数を欠損値のある変数と相関の高い変数に限定することも考えられるでしょう．このように，さまざまな方法が考えられるので，そのこと自体が欠点になります．つまり「似ている」ということの定義を決めにくいことです．特に変数がたくさんある場合や，質的データではなく，量的データが多い場合はそれを決めるのが難しくなります．

　長所は，考えかたが個別的でわかりやすいことに加えて，データの見た目が変わらないことです．たとえば体重なら，0.5 kg 単位で回答がそろっているところに，平均値や回帰分析での予測値では，60.75 などというほかと違う小数点がついた値になってしまいます．リッカート式の 5 件法の回答の場合は，整数しかないなかに 3.7 などの小数点が入るのもおかしなものです．hot deck の場合，欠損値を埋めたデータは，きれいにそのまま使えるデータになります．

　もとは米国の国勢調査局のデータで使われてきたという歴史のある方法のようです．やはり，変数が少なめで，質的（カテゴリカル）データが多く，欠損値がかなり少ない大規模なサンプル調査に適した方法のように思います．

■**予測値を代入する：EM アルゴリズム（expectation maximization algorithm）**

　欠損値を含む全体のデータにおける変数の平均値，分散，相関係数などがいくつぐらいになるかを推定する方法です．欠損値そのものを予測するというよりは，それよりも先に，多くは正規分布に従っていることを仮定して，その変数の平均値，分散や変数間の共分散を推定するものです．それがわかれば，分布にあった偏りのない欠損値の予測ができます．

　まず，欠損値のないデータ（リストワイズです）から，平均値，分散，共分散の推定値を計算して，それに合った欠損値の推定値を求めて，データの欠損値にあてはめます（**E ステップ**）．そのとき，データが本当にそうだったとすると，平均値，分散，共分散をどう修正したら，確率的によりもっともらしくなるかを，対数尤度を最大化する方法である**最尤法**（→p.188 第 7 章 B）で改めて推定します（**M ステップ**）．この 2 つのステップを繰り返す方法です．変化の余地がなくなる（収束する）と終了です．

　この方法の長所は，MAR で使えるのはもちろん，分散が考えられていることで，やや標準誤差が小さくなることがおさえられていることです．

　EM アルゴリズムは，SPSS の MVA でも，構造方程式モデリング（SEM）のソフト（AMOS など）でも使うことができます．これに関連して言えば，**完全情報最尤推定（full information maximum likelihood：FIML）**と呼ばれる方法もあり，これは，AMOS などの SEM のソフトやマルチレベル分析（混合モデル）のソフトで使える方法です．これは，分析のときにどのようなモデル（重回帰式や構造方程式など）なのかを特定しているので，そのモデルに応じた標準誤差になるという点で優れた方法です．

■予測値を代入する：多重代入法（multiple imputation）

　これまでは，欠損値に1つの予測値を代入することで対処していましたが，多重代入法では，1つの予測値でなく，ランダムな複数のデータを代入します．さらにこれまでは，欠損している変数以外の変数から1つの予測値を計算するので，それらの変数の値が同じなら，予測値も同じになっていました．これによって，欠損値のバリエーションが実際の値より小さくなって標準誤差が小さくなってしまっていました．これを解決するために，**多重代入法**では，代入する予測値をランダムに複数用意することでバリエーションをもたせています．これは，SPSS や AMOS でも，対応してきています．

　計算としては，まず，欠損値について複数の推定値を求めます．そのとき計算ではランダムに推定値が変動するようにします．回帰係数であれば，ランダムに計算されて毎回違う値が出るようにします．そして，それを全体のサンプルから選んだ複数のサブサンプル（サンプルの一部）にそれぞれ代入します．たとえば，サブサンプルを5つ取り出して，5つの推定値を代入して，そこで重回帰分析を行って回帰係数を5つ求めます．あとは，その平均値をとって最終結果とします．このとき，5つある回帰係数の分散などから，従来よりも改善された標準誤差が計算できて，検定も行うことができます．

　欠損値の多いデータで，リストワイズを使っていると問題だと言われる時代になっているようです．保健医療の世界でも，倫理的な問題が厳しくなり，必要なこととはいえ，対象を中心として研究を進めていく場合，欠損値はますます避けられない方向にあるとも言えます．これらの手法を用いた分析の必要性は高まっていると言えるでしょう．

Q▶ 代入する方法にさまざまなものがあり，その長所と短所がわかりました．平均値の代入で，複数項目によって測定している尺度の場合，残りの項目の平均値で補う方法についてですが，尺度が相関の高い似ている項目で構成されているから，このような方法が可能だということですよね？

A▶ そのとおりです．相関が低い場合，すなわち信頼性が低い場合は難しいです．

5 問題のあるサンプルサイズのチェック

■有意になるために必要なサンプルサイズ

　分析に必要なサンプルサイズの話です．ある変数の回帰係数をぜひとも有意にしたいという場合，それに必要なサンプルサイズが求められます．検出力（power）の話です（→p.39 第2章 B-5）．多変量解析であっても問題になることです．検出力不足は，学術雑誌で論文不採用の理由で上位に挙げられるものです．有意になるというのは，基本的には関連の強さ（エフェクトサイズ）とサンプルサイズによっています．関連の強さがある範囲内と予想されれば，あとはサンプルサイズを変えるしか方法はありません．

　そのサンプルサイズを決定するための方法には，専門家が推奨する，変数の数

からサンプルサイズを求める式を採用するのが1つです．たとえば，重回帰分析ではGreen[2]による，サンプルサイズ≧104＋説明変数の数，などです．それ以外にも，自分の研究デザインや関連の強さなどから，それに合わせた**パワーアナリシス**（必要なサンプルサイズを計算すること）を行う方法があります．検出力，有意水準，説明変数の数，エフェクトサイズなどを入れることで必要なサンプルサイズを算出してくれます．

　さらに，欠損値が多いと，リストワイズなどの対処方法では，より多くの人数のサンプルが必要です．また，すでに述べたように，ステップワイズがどうしても必要な場合もそうです．用いている変数の信頼性が低い場合や，正規分布から外れている場合も同様です．

■言いたいことを言うために

　有意にならないと，言いたいことが言えなくなりますので，ぜひ考えておきたいものです．いくら回帰係数が大きくても有意でなければ，関連がまったくない可能性を否定できません．また，有意でないということは，それイコール関連がないということではないので，困りものです．関連がないということを言うためにも，パワーアナリシスが必要です．回帰係数の説明のところで述べたように，信頼区間についてもサンプルサイズが影響しますので，なるべく多くの人数のサンプルサイズを用意したいものです（→p.99 A-2）．

　それは臨床では難しい，という声もありますが，有意にならないと予想される研究をすることは倫理的にも問題です．同じテーマに関心をもつ人は全国に多くいるはずです．共同で研究することでサンプルサイズを確保する努力が必要です．学会などで研究のネットワークづくりが求められていると思います．

Q ▶ RCTの論文をレビューしたとき，サンプルサイズの計算がされていないうえに，なかなか有意になった研究がありませんでした．エビデンスを得るためにもレビューするうえにおいても，サンプルサイズは重要な項目でしょうか？

A ▶ そのとおりです．必要なサンプルサイズの計算は欠かせません．

●文献
1) Tabacknick, B. G., & Fidell, L. S. (2013). Using Multivariate Statistics (6th ed.). Pearson.
2) Green, S.B. (1991). How Many Subjects Does It Take to Do a Regression Analysis?. Multivariate Behavioral Research, 26, 499-510. http://dx.doi.org/10.1207/s15327906mbr2603_7

第5章 量的データを目的変数として複数の説明変数がある分散分析

A 基本的には一元配置分散分析に説明変数を追加するだけ

1 多元配置分散分析

■二元配置，三元配置

　一元配置の分散分析は，目的変数に対する１つの説明変数の効果の大きさを見るものでした．これが，２つの説明変数になると**二元配置**（two way），３つの説明変数になると**三元配置**（three way）と呼ばれます．説明変数が２個以上になった場合，一般的には**多元配置**（multiway）と呼ばれます．

　一元配置の分散分析の例（→p.64 第2章 E-1，**表 2-3**）では，目的変数を不安にして，１つの説明変数として３つのケアの方法がありました．それからさらに，説明変数を１つ追加して，対象に男女がある場合を考えてみます（**表 5-1**）．

　ケアのグループによる違いの効果と性別のグループによる違いの効果のどちらの影響が強いかを比較する話になります．一元配置の分散分析のときの例は，男性だけのデータでしたが，今回はそれに女性のデータが追加されています．

表 5-1　対象に女性を追加した不安得点の表

	A	B	C	全体
男性の各ケースの不安得点	5	6	3	
	4	8	2	
	2	6	5	
	5	8	2	
	4	7	3	
男性の平均値	4.0	7.0	3.0	4.7
女性の各ケースの不安得点	4	7	5	
	3	7	4	
	1	9	5	
	4	9	7	
	3	8	4	
女性の平均値	3.0	8.0	5.0	5.3
全体の平均値	3.5	7.5	4.0	5.0

表 5-2　一元配置分散分析（男女の合計）

従属変数：不安

	平方和	自由度	平均平方	F 値	有意確率
グループ間	95.000	2	47.500	27.287	.000
グループ内	47.000	27	1.741		
合計	142.000	29			

表 5-3　性別が追加された二元配置分散分析

被験者間効果の検定

従属変数：不安

ソース	タイプⅢ平方和	自由度	平均平方	F 値	有意確率
修正モデル	98.333a	3	32.778	19.517	.000
切片	750.000	1	750.000	446.565	.000
ケア	95.000	2	47.500	28.282	.000
性別	3.333	1	3.333	1.985	.171
誤差	43.667	26	1.679		
総和	892.000	30			
修正総和	142.000	29			

a．R 2 乗＝ .692（調整済み R 2 乗＝ .657）

■一元配置に説明変数を追加してみる

　このように2つの要因があった場合は，全体からの偏差をどのように計算していけばよいでしょうか．手始めに，一元配置分散分析でケアの効果を調べてみます（**表 5-2**）．このとき，違うのは女性が追加されていることだけで，男女を区別せずに両方を合わせて分析しています．グループによる効果は，最下段にある対象者全員による全体の平均値 5.0 と各グループの平均値 3.5，7.5，4.0 の差から平方和を計算します．全体のケースが 15 人から 30 人に増えた分だけ，合計の自由度が 29 と増加して，同時に平方和が全体として増加しています．ケアによって不安に有意な差があります．

■平方和が追加された

　次に，二元配置で行ってみます（**表 5-3**）．一挙に行が増えて，ややこしくなっていますが，まず，網掛けのところだけ見てください．平方和にあたる部分を見ると「**タイプⅢ平方和**」となっていますが，これは後ほど説明します（→p.170 C-3）．そこでのケアの平方和は一元配置の**表 5-2** と同じ 95.0 で，平均平方も 47.5 と同じです．そして，これに性別の平方和 3.333 が追加されています．ここでは，男性の平均値 4.7 と女性の平均値 5.3 と全体の 5.0 の差について同じように平方和を計算しています．**表 5-2** での合計の平方和は，**表 5-3** では「修正総和」となっていて，値は 142.000 で同じです．一元配置でのグループ内の平方和は 47.000 でした．これは，グループ内の個人差で誤差と言えるものでしたが，ここでは実際に名前が「誤差」の平方和と変わっています．誤差の平方和は，性別で説明される分である性別の平方和の大きさだけ減って 43.667 になっています．

自由度も，一元配置と変わっているのは，性別のところだけです．これは2カテゴリなので，自由度が1です．同じように平方和を自由度で割って，それぞれの平均平方を求めます．そして誤差の平均平方で割って，それぞれF値が計算されます．性別は有意ではない結果です．

こう見てみると，要するに，1変数追加されただけで，計算の要領は，基本的には一緒です．さらに，三元配置になっても四元配置になっても平方和を追加して，F値の数が増えるだけです．

2 多元配置分散分析は一般線形モデル

表 5-3 で網掛け以外の部分があるのは，**一般線形モデル**（general linear model：GLM）で計算しているからです．次の式のような計算です．

観測値の平方和 ＝ 平均値の平方和 ＋ ケアの効果 ＋ 性別の効果 ＋ 誤差
892.000 ＝ 750.000 ＋ 95.000 ＋ 3.333 ＋ 43.677
「総和」　　　「切片」　　　「修正モデル」　　　「誤差」
　　　　　　　　　　　　（予測できる部分）　（予測できない部分）
　　　　　　　　　　　　　　　「修正総和」

直線で回帰しているために，「切片」が登場しています．さらに，ケアと性別の2つの平方和を合計したものが「修正モデル」となっていて，これらを合わせて「総和」となっています．この総和の平方和 892.000 というのは，30人の観測値（データ）について，それぞれ2乗して足し合わせたものです．切片の 750.000 は，全体の平均値である 5.0 の2乗を 30 倍（人数倍）したものです．「修正総和」は一元配置のときの全体の平方和と同じで，30人のデータの全体の平均値 5.0 からの偏差の平方和です．

分散分析のところで，すでに紹介したのは次のような式です．

観測値＝全体の平均値＋予測できる部分＋予測できない部分
　　　　　　　　　　グループ間の効果　　グループ内の効果

多元配置になると予測できる部分で変数が増えていくことになります．

ちなみに「修正モデル」という回帰式で予測できる部分が，「修正総和」という目的変数の偏差の平方和に占める割合です．「修正モデル」が 98.333 で，「修正総和」が 142.0 で，表 5-3 には R^2 が .692 とありますが，98.333/142.000 と一致しています．

B 説明変数の組み合わせの効果である交互作用

1 主効果と交互作用

▶**量的データの交互作用**
量的データ同士の交互作用については第4章B-5を参照．

　二元配置以上になると出てくる問題は，説明変数の組み合わせの効果である**交互作用**(interaction)です．交互作用とは，男性でAのケアを受けたり，女性でBのケアを受けるという性別とケアの組み合わせがもたらす効果のことです．これは多変量解析において必ず登場する可能性のあるもので，覚えておかなくてはならないものです．多変量解析では，このように説明変数間の組み合わせを想定できるところも大きな特徴です．このとき，ケアや性別の組み合わせでない一元配置のときと同じ従来の見かたそのままの変数の効果は，交互作用と区別して**主効果**(main effect)といいます．

Q▶ 主効果というのは，交互作用が出てきたときだけに使われる言葉ですか？
A▶ 交互作用について触れていないときでも登場する場合はあると思いますが，主に交互作用効果と区別する意味で使われています．

2 交互作用をグラフで確認する

■グラフを書いてみる

　表5-1の例で，ケアと男女の組み合わせを考えてみます．男性での3つのケアの平均値は，4.0，7.0，3.0，女性では，3.0，8.0，5.0です．これらから，性別によってケアの影響が違わないかということです．数字を見て考えられることとして，女性はAで不安が低めで，B，Cでは高いのに対して，男性はその逆になっているということです．グラフで見ると図5-1のとおりです．

　このとき，交互作用の効果を，主効果と区別してどのように計算するのか考えましょう．

■交互作用がないときのグラフ

　もし交互作用がないとすると，ケアと性別の組み合わせによって特に特徴がない，すなわち主効果(ケアの効果)でしか予測がつかない状態になるはずです．現

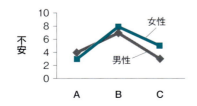

図 5-1　男女別ケア別の不安得点

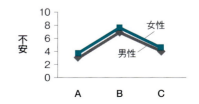

図 5-2　性別とケアの主効果だけから予測される不安得点

在のデータでは，全体の平均値 5.0 に比べて，ケアの効果として，A なら 1.5 低く，B なら 2.5 高く，C なら 0.7 低く，性別の効果として，男性であれば 0.3 低く女性なら 0.3 高い，というのが主効果です．したがって，A のケアを受けた男性なら，$5.0-1.5-0.3=3.2$ で，B のケアを受けた女性なら $5.0+2.5+0.3=7.8$ と期待されるはずです．これが各組み合わせの平均値の期待値の 1 つで，全部では $3×2$ で，6 つの期待値が計算できます．これらの期待値をグラフにすると，図 5-2 のようになります．これは，主効果しかない場合と言い換えることができます．

■期待値とのずれの大きさ

問題は，この期待値とずれている場合です．このときは，組み合わせによって，値が大きくなったり小さくなったりしているということになります．組み合わせの数である 6 つの期待値と実際の 6 つの平均値の差を 2 乗して，それぞれの人数をかけたものが，**交互作用の平方和**になります．すなわち，ある人の観測値を，主効果と交互作用で説明すると次のようになるということです．

観測値＝全体の平均値＋ケアの主効果＋性別の主効果＋ケア×性別＋誤差
　　　　　　　　　　　　　　　　　　　　　　　　　　　　交互作用　　個人差

一番左上の 5.0 点の人が橋本さんだとすると，なぜ，その人がその点なのでしょう．次の式を見てください．そして，左から順番に上の式と見比べてください．

$5.0=5.0-1.5-0.3+0.8+1.0$

まず，観測値は橋本さんなので 5.0 です．全体の平均値が 5.0 で，ケア A である主効果が-1.5，男性である主効果が-0.3，ケア A かつ男性である交互作用は期待値が 3.2 で実際はこのグループの 5 人の平均値は 4.0 なので＋0.8 です．残りの 1.0 点は不明ですが，言うなれば橋本さんだからという理由です．

3 交互作用は A＊B または A×B と表す

計算すると表 5-4 のとおりです．

ケアと性別の交互作用は，「ケア＊性別」と示されていて，その効果が追加されています．交互作用は，変数 A と変数 B ならば，A＊B または A×B と表すことになっています（→p.122 第 4 章 B-5）．なお，交互作用の自由度は，クロス表の χ^2 検定（→p.78 第 2 章 F-2）のときと同じ計算方法で，2 変数の自由度の積，すなわち，ケアの自由度×性別の自由度になります．

ケア＊性別という 2 つの組み合わせの効果が有意になっています．組み合わせによって平均値が期待値より有意にずれているということです．男性と女性ではケアの効果に違いがあると言えます．先に書いたグラフで見ると，B，C については，男女とも同じ傾向ですが，A では逆転しています．最も不安の少ないケアであっても，不安の数値を見比べると，男女では異なるようです．

表 5-4　ケアと性別の交互作用が追加された二元配置分散分析
被験者間効果の検定

従属変数：不安

ソース	タイプⅡ平方和	自由度	平均平方	F 値	有意確率
修正モデル	110.000[a]	5	22.000	16.500	.000
切片	750.000	1	750.000	562.500	.000
ケア	95.000	2	47.500	35.625	.000
性別	3.333	1	3.333	2.500	.127
ケア＊性別	11.667	2	5.833	4.375	.024
誤差	32.000	24	1.333		
総和	892.000	30			
修正総和	142.000	29			

a. R 2 乗＝.775（調整済み R 2 乗＝.728）

　ちなみに，交互作用は，期待値とのずれであり，期待値というのは，線でグラフを描いたときには，常に等間隔すなわち平行になることを覚えておくことが肝心です．交互作用を解釈するには，何よりも，グラフに示すことが大事だということも忘れてはなりません．図 5-2 のような男女の差が常に同じ状態が平行な状態で，それからどのくらいずれているかを見ます．それらが平行ではない，すなわち，線の傾きがグループによって異なっていないかの確認です．言い換えれば，交互作用は平行でないことを検証していると言ってもよいでしょう．

4 交互作用があるということは調整変数が存在するということ

　ケアと性別の交互作用があるということは，ケアの方法が不安に影響するにあたって，性別は**調整変数**（moderator）としてはたらいているとも言えます．性別によってケアの効果が異なるからです．このように，ある変数によって，目的変数と説明変数の関連のしかた，すなわち関連の向きや大きさが変わる場合，この変数を調整変数と言います．そして，この存在があるか確認するには，交互作用を見ることでできるということです．

　その場合はやはり，グラフで平行ではないことを確認します．先ほどの例では，性別なので，線が 2 本でしたが，年齢階級別，たとえば，50 歳代，60 歳代，70 歳代で 3 本ある場合は，期待値どおりなら必ず平行になります．その平行からのずれかたがどうであるかによって年齢が調整変数となっていないかを確認できます．

5 交互作用のパターンにはどのようなものがあるか

　それでは，平行でないと言ってもどのような場合が考えられるのかを見てみましょう．最もシンプルな場合は，説明変数が 2 変数で，それぞれが 2 カテゴリからなるもので，クロス表のように 2×2 のものです．そのとき，平行でないパターンは，おおよそ次の 3 パターンです．

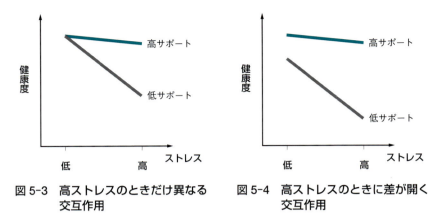

図 5-3 高ストレスのときだけ異なる交互作用　　図 5-4 高ストレスのときに差が開く交互作用

■調整変数または緩衝効果

まず1つ目は，図 5-3 のように＜のようなものです．＞の場合もそうです．このように，ストレス研究におけるソーシャルサポートの役割は，まさに調整変数で，ストレスの**緩衝効果(buffering effect)**として知られています(→p.121 第4章 B-5)．ストレスが高まったときに，サポートがあるとストレスの健康度の低下を緩衝する，言い換えれば低下を和らげる，クッションの役割をするということです．そして，低ストレスのときはサポートの効果に違いはないことになります．

■相乗効果

図 5-4 は，低ストレスのときもサポートの効果はあるものです．そして，ストレスが高まるとサポートの効果の差が開くというものです．このような場合は，ストレスが高いときにサポートがないといっそう健康に悪影響を及ぼすという意味では相乗効果と呼ぶこともできます．この場合は望ましくない相乗効果ですが，よい方向へ要因が重なるという場合はまさに相乗効果と呼ぶことができるでしょう．

■クロスした相殺効果

そして，図 5-5 は，交互作用がとても強い場合，すなわち期待値からのずれが大きい場合です．サポートの効果がストレスの状態で逆転しています．

こうなると，サポートは，ストレス下では効果を発揮するのは一緒ですが，ストレスがないときはむしろないほうがよいということです．ストレスがないときは，サポート源とのつきあいに疲れてしまうという場合などでしょう．妻にとって夫や義理の親などの家事や育児でのサポートなどは，この部類かもしれません．

交互作用では，このようにクロスしている場合もありえます．この場合は，あるならストレスとサポートが両方あったほうがよく，片方だけあってもしかたがなく，ないなら両方ともないほうがよいというものです．そして，この場合は，主効果はほとんどなく，交互作用だけある状態です．図 5-5 では，サポートの主効果は，低ストレスのときに差がないだけに弱いものになりがちです．このよ

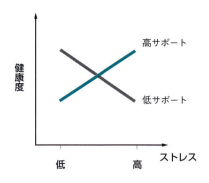

図 5-5　ストレスの状態で効果が逆転する交互作用

うにクロスしている場合は**相殺効果**と呼ぶこともできます．このような場合に，主効果だけ見ているとサポートは影響がないことになってしまいますから，交互作用は欠かせない分析になります．言い換えると，分散分析で説明変数に主効果がまったくない場合でも，交互作用がないかという検討の余地があるということです．

もちろん，そこにはサポートの緩衝効果のように理論的な背景があることが期待されます．説明変数が多い場合は，たくさんの組み合わせがありますので，たくさんの交互作用を想定できます．しかし，理由の説明がつかずに新たな仮説も提供できないものを分析してもしかたないといえます．

Q 交互作用は，グラフが平行でないと言っても，3つの種類があるのですね．この3つも決まっているわけではなくて，それぞれの中間に位置する場合もありますか？

A そのとおりです．大きく分けるとすれば3つです．2カテゴリではなくて3カテゴリ以上になれば，さらにこれらを組み合わせたような複雑なパターンが出てきます．

6 交互作用でどこに違いがあるか調べる

また，交互作用が有意になった場合でも，どことどこに差があるのかが気になるものです．図 5-3〜5 でも，4つの点（平均値）があるわけですが，どことどこに有意な差があるかです．主効果の場合は，カテゴリが多くてもその間で多重比較を行うことが可能です．

交互作用の場合は，**単純主効果（simple main effect）**というものを計算することがあります．これは，図 5-4 の場合なら，ストレスの低いときと高いときで分けて，それぞれでサポートの高低で健康度に有意差があるかを検定するものです．この場合は2つの検定を同時に行うので，多重比較の方法（Bonferroni など）で有意確率を調整しておくことが望まれます（→p.70 第2章 E-4）．

しかし，単純主効果は，統計的には多少の問題も含んでいることからあくまで交互作用の解釈の参考にするもので，普通の検定と同じように扱えないことも知られています．このことは，主効果の多重比較でも同じことが言えます．なぜなら，多変量解析をしていますので，主効果や交互作用のなかだけで多重比較の検

定をするときは，ほかの変数の影響が考慮されていないからです．あくまで参考ということですが，何もしないよりは情報が得られますので，控えめに解釈しながら使用してみるとよいでしょう．

7 3次の交互作用

■3変数の組み合わせ

すでに述べたような，ケアと性別の交互作用は，2変数の組み合わせなので，**2次(second-order)の交互作用**といいます．これにさらに，ケアと性別に年齢階級が加わって，ケアの効果が性別と年齢によって異なることをいう場合には，変数が3つの組み合わせになります．男性でAのケアがよいのですが，実は，これも高齢の人だけで，そうでない場合は，ほかのほうがよいという場合もありえるわけです．これを**3次(third-order)の交互作用**といいます．

このときの交互作用はケア×性別×年齢階級と書きます．×でなく＊でもかまいません．こうなると，交互作用はどんどんと増えていきます．一般的に，Yの要因にA，B，Cの3つの要因がある場合は，すべての要因を挙げると次のようになります．実際SPSSやSASなどの統計のプログラムでは，このように書きます．

```
       主効果              交互作用
Y＝ | A  B  C |  | A×B  A×C  B×C  A×B×C |
```

■すべての要因を入れた飽和モデル

こうして，すべての要因を説明変数に入れたものを**飽和モデル**といいます．これ以上に説明可能な要因は新たな変数を追加しない限り考えることはできません．

さらに説明変数が増えると，組み合わせがどんどん生じてきます．10個あれば2次の交互作用が $10×9/2＝45$ 種類，3次では，$10×9×8/3×2＝120$ 種類，最高で10次まで考えられます．実際のところ，SPSSの一般線形モデルは，主効果や交互作用をどうするのか指定しないと，デフォルト(初期設定)で，飽和モデルが採用されています．説明変数が多いと計算量が膨大でいつまでたっても終わらないということが起こります．

■検定の多重性に注意

探索的に，交互作用を探すというのは，検定の多重性という面でも問題が生じて，いつか有意な交互作用が見つかるリスクが高まります．測定した説明変数は，基本的には主効果として使う目的が多いと思います．それでも，交互作用は，性別と年齢がある時点ですでに考えてみたくなります．その場合でも，理論的背景があるのか，仮説に意味があるか，ストーリーが成立するのかがポイントになります．あまり意味のないものは投入してもしかたがないでしょう．しか

し，探索的に2次の交互作用を一通りチェックしておくというのは，分析のプロセスでは参考のためにあってもよいように思います．

実際には2次くらいまでしか分析しないことが多いと思われます．3次以上の交互作用になると解釈が複雑化します．実際にグラフを書くときにも，先に見てきた2次の交互作用のグラフをもう1変数のグループ数分作成して見比べる必要があり，4次になるともう解釈はそうとう困難です．それでも，海外の雑誌などでは，3次4次の交互作用まで計算しているものを見かけることもあります．試しに一度検討してみて解釈の複雑さに挑戦してみるとよいかもしれません．

Q▶交互作用でも検定の多重性の問題があるのですね．検定が増えることにいつでも敏感になる必要がありますね．

A▶検定が増えるとどうかという意識ですね．

C 主効果と交互作用の効果が重複している場合

1 実験などの場合

■釣り合い型

実は，これまで分散分析で計算してきたデータは，わかりやすくするために，各カテゴリに含まれる人数(サンプルサイズ)が同じにしてありました．クロス表として考えれば，上下左右のセルがみな同じ人数です．図5-6のように，性別では男女が同数，3種類のケアではそれぞれ同数です．

そして，周辺度数が，どのカテゴリでも同じです．このようなデータは，実験における繰り返しの数が同じ状況で，**釣り合い型**(balanced)と呼ばれるものです．そうでない場合は**釣り合っていない**(unbalanced)と言われます．

■直交している状況

さらに，これは**直交**(orthogonal)しているという状況でもあります．直交しているというのは，クロス表のところで述べたように，2変数に関連がまったくない状態のことです．すなわち各セルの人数が周辺度数に比例していて，χ^2検定のときの期待値になっている場合です．また，直交というのは相関係数のところ

直交している（期待値どおり）

	A	B	C	
男性	5	5	5	15
女性	5	5	5	15
	10	10	10	30

男女で同数

3種類のケアで同数

図5-6　釣り合って直交している表

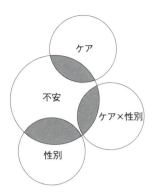

図 5-7 説明変数が直交し釣り合っている状態

で言えば，$r=0$ のときであり，ベクトルでは $90°$ で関連がないことを表します．要するに直交というのは，ケアと性別というような説明変数間に関連がないのと同じ現象です．

これは，重回帰分析で言えば，説明変数間に相関がなく，目的変数と説明変数の単相関係数と標準回帰係数が一致している状況と同じです．図 5-7 のように説明変数同士の分散に重なりがない場合は，単相関の 2 乗すなわち各説明変数の決定係数 r^2 を足し合わせていくと全体の決定係数 R^2 に一致する状態です．

2 観察研究などの場合

■直交していないことが多い

これまで紹介した分散分析表では，各要因の平方和をそれぞれ別々に独立して求めても，それを足し算すれば，全体の平方和に一致していました．これは，各要因の間に関連がなく直交していたからです．

実際のデータでは，直交したものをつくれるのは，計画的な実験のデザインのときで，しかも欠損値がそれを邪魔しない場合です．しかし，実際にはきちんと計画された実験あるいは介入研究でなければ釣り合ってもいなくて，そのような場合は直交していないことが多くなっています．そんな説明変数間に相関があるときこそ，それを解決したいわけです．表 5-5 のような場合は，そもそも男性の数が多いこともありますが，性別でケアの方法の人数にも違いがあり直交していません．このようなことは，実験ではなく，準実験や観察研究と呼ばれる研究ではよくあることです．

この場合は，主効果同士も交互作用も互いに関連があり，影響力が重なり合っているという状態になります．なぜなら，男性ほど B のケアを受けていて，女性は B 以外のケアを受けています．B のケアの影響を見るときは，男性が多いという要因が入り込んできます．A のケアでも C のケアでも女性の効果が入り込みます．さらに，男性の影響を見ようとすると，B のケアの効果が入り，女性を見ようとすると，A と C の効果が入ります．これは交互作用でも同じで，ケアの種類で性別の影響がどう違うかを見るとき，B のときに男性が多いという要

表 5-5　直交していない表

	A	B	C	男女別人数
男性の各ケースの不安得点	5	6	3	15
	4	8	2	
	2	6	5	
	5	8	2	
	4	7		
		7		
女性の各ケースの不安得点	4	7	5	9
	3	7	4	
	1		5	
	4			
ケア別人数	9	8	7	24

因が入ってきます．

そうすると，これまで成り立っていたと思っていた観測値を各効果に分解する式が，以下のように成り立ちません．

観測値≠全体の平均値＋ケアの主効果＋性別の主効果＋ケア×性別＋誤差

■説明変数の重なりは一般線形モデルで

したがって，各効果の大きさを計算するのには，図5-8のように説明変数間の重なりを考慮した相対的な考えかたが必要になります．すなわち，重回帰分析のところでも触れたように，ほかの説明変数の影響力を取り除いたときに（コントロールしたときに）その変数はどう影響するのかという計算方法をとっていく必要があります．重回帰分析でも変数を順に追加していく方法（→p.124 第4章C）があったのと同じで，一般線形モデルでは，主効果と交互作用を計算に含める順序を変えられるわけです．このように，重回帰分析と多元配置分散分析は一般線形モデルとして統合されて，どちらも一緒に分析ができるようになっているわけです．

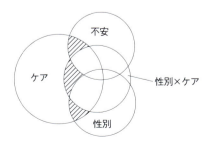

図5-8　説明変数間の重なりは一般線形モデルで考慮する

3 主効果と交互作用の関連を考慮した3種類の平方和

■主に3種類の計算方法がある

　説明変数間に関連がなく直交している場合の平方和は，これまで説明してきたような，平均値からの偏差で計算する方法でした．そうでない場合は，ダミー変数による重回帰分析，すなわち一般線形モデルを使うと計算ができます．また，すべての説明変数だけでなく，部分的に投入することで，その部分が占める割合も計算できます．これらを組み合わせて計算していきます．この計算を進めるにあたっては，主に3つの種類が考えられてきています．SPSSやSASなどの統計パッケージでもこれらは用意されています．

　重回帰分析では，順番に入れるか，一度に入れるかだったのですが，交互作用をどう扱うかで，もう1種類増えています．ただし，これはあくまで直交していないときの話で，直交していると，主効果や交互作用の間に関連がないので，どれで計算しても同じ結果になります．

> **memo**
> 平均値からの偏差で予測する場合は，定数のため全体の平方和に一致する．回帰で予測する際は，実測地との残差の平方和の分ずれが生じる（→p.104 第4章 A-4）．

■順番に入れていく方法（TYPE Ⅰ）

　投入した順序すなわち変数を並べた順番で1つずつ計算するもので，**逐次的な平方和**（sequential sum of squares）とも言われます．統計ソフトでは，変数を選んだ順，画面なら上から順，プログラムを書いたなら並べた順にということになります．したがって変数を入れる順で結果は違ってきます．

　まず，最初に投入した（選んである）1つの主効果の説明変数で計算します．このときの回帰の平方和は，1つ目の変数の平方和（SS_1：sum of squares）と同じです．次の主効果を入れるときは，最初の1つと合わせて2つを投入して回帰の平方和を出します．そして，2つ目の平方和（SS_2）は，回帰の平方和から1つ目の平方和を引いたものにします．要するに回帰の平方和の増加分です．これを次々と行い，主効果が終わったら交互作用の順序を決めて同じように計算していく方法です（各効果をアンダーラインで示しています）．

計算の順番

1. $\underline{SS_1}$ ＝ 1つ目の主効果
2. SS_{1+2} ＝ 1つ目＋2つ目の主効果
3. $\underline{SS_2}$ ＝ 2つ目の主効果 ＝ $SS_{1+2} - SS_1$
   …（以下，同様にそれぞれの主効果まで計算）
4. SS_{main} ＝ 全主効果 ＝ $S_1 + S_2 + S_3$…
5. $SS_{main} + SS_{int1}$ ＝ 全主効果＋1つ目の交互作用
6. $\underline{SS_{int1}}$ ＝ $SS_{main+int1} - SS_{main}$
   （以下，主効果と同様に計算）

　後に入れたものは必ずすでに入れてある変数でコントロールされた結果になります．**表5-5**のような性別とケアが不安に与える影響の場合，性別を1つ目に

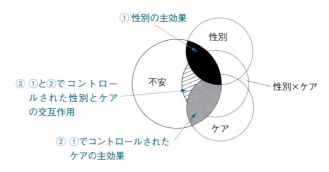

図 5-9　順番に入れていく方法(TYPE Ⅰ)

入れるとそれでまずコントロールされて，次にケア，そして交互作用となります．その結果，ケアとそれらの交互作用による平方和によって影響する部分はそれぞれ性別は除かれた次の部分になります．性別は黒，ケアは灰色，交互作用は斜線のところです(図 5-9)．

■**主効果を優先する以外は順序がない方法(TYPE Ⅱ)**

　これは，主効果を交互作用よりも先に全部計算するという**2段階選抜の方法**です．主効果が先になる以外に，主効果のなかや交互作用のなかでは順序はつけないものです．2段階になっているので，こちらを階層的な方法と呼ぶ場合もあります．それでもとにかく，主効果を先にきちんと処理してから，そこから生まれている交互作用を見ようという，言わば，親があっての子供のような，主効果に対する交互作用の位置を見定めた方法です．

　まず，第1段階として全部の主効果の平方和(SS_{main})を計算します．1つ目の主効果の平方和(SS_1)は，1つ目の主効果を除くすべての主効果の平方和(SS_{main-1})を求めて，全部の主効果(SS_{main})からそれを引いたものです．1つ目と言っても主効果内には順序はなく，どこから始めても同じです．これを繰り返して，すべての主効果が終われば次に進みます．

　次は，第2段階で，交互作用の計算です．まず，主効果も交互作用も合わせて，すべての説明変数を投入して，全部の効果による回帰の平方和(SS_{all})を計算しておきます．そして，1つ目の交互作用の平方和(SS_{int1})を計算し始めます．1つ目と言ってもやはり交互作用内には順序はなく，どこから始めても同じです．その計算のために，その交互作用以外，すなわち全部の主効果と1つ目の交互作用を除いたすべての交互作用を投入した平方和($SS_{all-int1}$)を計算します．そして，計算しておいた回帰の平方和(SS_{all})からそれを引いて，1つ目の交互作用の平方和(SS_{int1})とします．2つ目の交互作用もまったく同様に，それ以外全部の平方和を計算して引き算します．これを繰り返して，全部の交互作用を決めます．もし，交互作用が1つの場合には，全部の主効果の平方和を回帰の平方和から引くことになります(各効果をアンダーラインで示しています)．

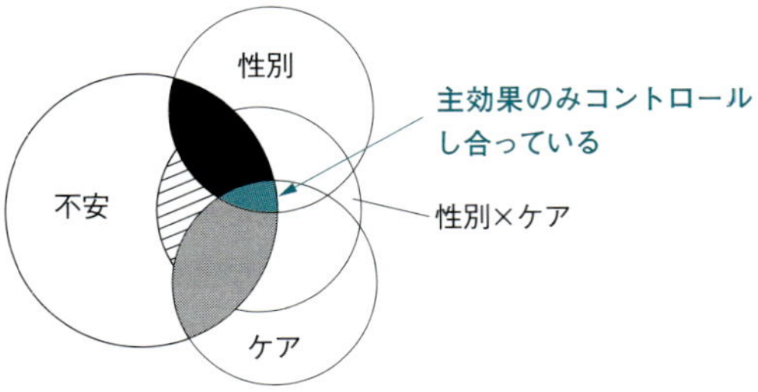

図 5-10 主効果を優先する方法（TYPE Ⅱ）

計算の順番

1. SS_{main} = 全主効果
2. SS_{main-1} = 全主効果から1つ目の主効果を除いた平方和
3. $\underline{SS_1} = SS_{main} - SS_{main-1}$
   …（以下，同様にそれぞれの主効果を計算）
4. SS_{all} = 全主効果＋全交互作用
5. $SS_{all-int1}$ = 全主効果から1つ目の主効果を除いた平方和
6. $\underline{SS_{int1}} = SS_{all} - SS_{all-int1}$
   …（以下，主効果と同様に計算）

先ほどと同じように，表5-5 の場合で見ると，図5-10 のようになります．まず，性別とケアの主効果だけで計算するなかで，これらは対等ですから相互にコントロールし合っています．交互作用はその後です．

■ **すべての効果は対等で順序はない方法（TYPE Ⅲ）**

どこにも順序性がない場合です．主効果も交互作用も同列に扱われます．重回帰分析では階層的でない一般的な方法です．まず，すべての効果を入れた回帰の平方和（SS_{all}）を計算します．次に，主効果または交互作用どちらであっても，それを除くすべての効果で平方和（SS_{all-1} または $SS_{all-int1}$）を計算します．そして，それと回帰の平方和との差を主効果または交互作用の平方和（SS_1 または SS_{int1}）とします．

計算の順番

1. SS_{all} = 全主効果＋全交互作用
2. SS_{all-1} = 全効果から1つ目の主効果を除いた平方和
   （または $SS_{all-int1}$ = 1つ目の交互作用）
3. $\underline{SS_1}$ = 1つ目の主効果 = $SS_{all} - SS_{all-1}$（または $\underline{SS_{int1}}$ = 1つ目の交互作用）
   …（以下，同様にそれぞれの主効果，交互作用を計算）

表5-5 の場合でみると，図5-11 のようになります．すべてが対等ですから相互にコントロールし合っています．

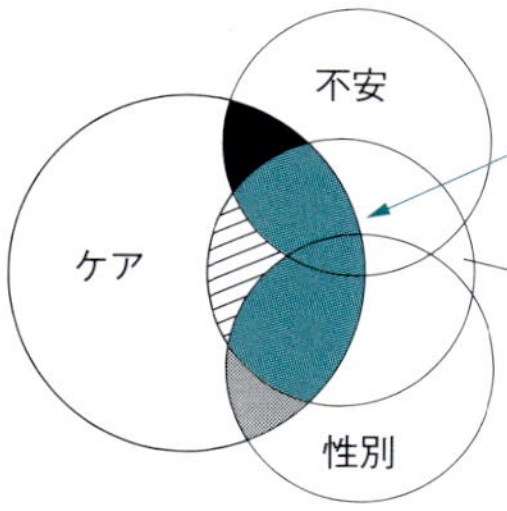

図 5-11　すべてが対等な方法（TYPE Ⅲ）

なお，統計パッケージでは TYPE Ⅳ も用意されているものがありますが，TYPE Ⅳ は Ⅲ とほとんど同じで，欠損したセルの扱いが異なるものです．実際に使われることは少ないようです．さらに Ⅴ や Ⅵ が用意されているものがありますが，実験のデザインに合わせて使われているようで，研究領域によって使われることがあるようです．

4 どの平方和を使うべきなのか

■TYPE Ⅰ は明らかに順序があるときに

TYPE Ⅰ の方法は，明らかに制御する変数に順序があって，逆では困るという場合にのみ使われることになります．そうでないと計算結果が異なるからです．時間的な順序や因果の順序が完全に明確な場合に限られます．

■TYPE Ⅱ は，交互作用があるときに推奨

TYPE Ⅱ は，交互作用があるときによく推奨される方法です．ただし，釣り合っていなくて，セルによって人数が大きく異なる場合，すなわちカテゴリ間に人数のばらつきが大きい場合は，セルサイズが大きいほど結果に影響し，小さいほど影響しないということを知っておかなくてはなりません．交互作用抜きで先に主効果を先に計算するので，このようなことが起こります．したがって，これは TYPE Ⅰ でも起こっていることです．

表 5-5 の例では，女性のほうが少ないので，男性の結果がより大きく反映されます．すなわち，純粋に男女の違いの影響を調べたいとしても対等に扱われないということです．この方法は，釣り合っているほうが対等な結果になり，釣り合っていないときはそれがそのまま反映されると知って使うことが必要でしょう．

■TYPE Ⅲ は同等だが交互作用の順序に注意

TYPE Ⅲ は釣り合っていなくても，もし同じ数だったらどうなるかを推定して計算する方法です．言い換えれば主効果も交互作用も同等に扱うものです．その点で，セルの人数に偏りがある場合でも使えることになります．しかし，他方でセルの数が違うのに同じ影響力でよいのかという指摘を受けてしまうことになります．また，交互作用が変われば主効果も変わるという計算方法ですので，交

互作用によって主効果が決まっているわけではないので不自然な面もあります．

■各カテゴリでの数をそろえたほうがよい

ⅡとⅢのどちらがよいかは統計の専門家でも議論になるようです．こう考えると，なるべく質的なデータ，カテゴリカルなデータは，各カテゴリでの数をそろえたほうが計算結果も解釈も妥当になることがわかります．対象の選定で工夫をしたり，予備調査で偏りが出ないかチェックしたり，分析のときにカテゴリを併合したりすることが必要です．そのうえで，TYPE Ⅱを使うという方法が推奨されます．それでも偏っているという場合で，検討する交互作用が1つなどと多くない場合（とは言っても，元々たくさん入れることはどうなのかという問題もあります）は TYPE Ⅲでよいのではないでしょうか．あとは両方の分析を行ってみて，違いがなければどちらでもよく，違いがあればその原因を考えて解釈を慎重にする必要があるでしょう．

説明変数に量的データを含んだ共分散分析

1 量的データでコントロールできるか確認する共分散分析

■共変量がある分散分析

この章では，これまでに，説明変数が質的データのみの場合を考えてきました．しかし，量的データが同時にあっても一般線形モデルで計算が可能です．SPSS などでは，説明変数に入れる量的データを**共変量**（covariate）として，指定することで計算ができます．共変量がある分散分析なので，**共分散分析**（analysis of covariate analysis：ANCOVA）と呼ばれます．

しかし，従来は共分散分析と言えば，ただ2つが混ざっているものではなくて，事前に共変量でコントロールしてから分散分析を行うという，実験などで計画的に行われるものでした．この場合は，いくつかの条件やお作法があって，それに従う必要があります．これ以外の共分散分析は，これまで出てきた重回帰分析や多元配置分散分析とあまり区別なく，一般線形モデルとして同じなので説明変数を投入しておけば問題のないものです．

■伝統的な共分散分析のお作法

したがって，ここでは，そのお作法のある伝統的な共分散分析を簡単に説明しておきます．よく出てくる図は次の**図5-12**のようなものです．

男女で，手術までの不安に違いがあるとします．男性のほうが実は怖がりで不安が高いとします．このとき，不安は年齢が高いほど高いという傾向があるという結果です．この年齢に伴う不安の上がりかたが変わらない，すなわち直線が平行で，年齢が違っても不安の性差は一定であるという状態です．

このとき，分散分析で性差を言おうとすると，年齢を考慮しない場合は，男女

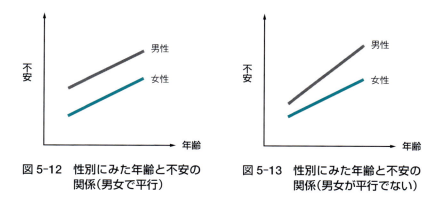

図 5-12 性別にみた年齢と不安の関係(男女で平行)

図 5-13 性別にみた年齢と不安の関係(男女が平行でない)

の不安得点の分布が重なって差が出にくくなります．したがって，年齢を制御するわけですが，このように平行になっている状態，すなわち交互作用がないことを伝統的な共分散分析は前提としています．しかし，図 5-13 のように，そうでない場合もあるので，確認が必要になります．

2 量的データで制御しても平行かを交互作用で確認する

■交互作用の検定を行う

平行であるかの確認のために，不安を目的変数にして，不安と年齢とこれらの交互作用を説明変数とした分散分析を行います．そして，交互作用が有意でない場合は，年齢を共変量に用いて性別を要因とした共分散分析を行えば，年齢を制御して，性別による不安の得点差をうまく説明することができるようになります．

しかし交互作用が有意になった場合は，年齢によって性別の不安の差が違うということですから，図 5-12 ではなく図 5-13 のように平行ではなく傾きに差があるということです．このときは，年齢を共変量とした性別のみによる共分散分析は適切ではないということになります．年齢によって，性別による違いが一定でないからです．言い換えれば，伝統的な共分散分析が認めていない交互作用のない状態です．元々実験研究では，交互作用は誤差であり存在しないとして扱われることが多いと思います．今の場合は，介入研究ではありませんが，介入研究であれば，効果が共変量によって異なっているというのは，効果の大きさを計算する場合には望ましくないことになるわけです．

■やはり交互作用はグラフで確認

もし，交互作用がある場合は，それを解釈して，グラフにして確認する必要があります．それも説明できれば発見になるということです．ただし，有意かどうかというのはサンプルサイズによるので，小さい場合は，平行から離れていても有意にならない可能性はあります．また，サンプルサイズが大きいと少しの傾きの差で有意になります．逆に，小さければ傾きが大きくても有意にならないので，やはり，グラフを描いて確認することはしたほうがよいと思います．

Q グラフの種類は，折れ線グラフがよいのですか？
A はい．多くの研究論文でも折れ線グラフが主流だと思います．平行かどうかが確認しやすいですね．

■平方和の選択もある

このときも，平方和の計算方法の選択があります．共変量を入れた場合の計算方法は，TYPE I と TYPE II では，主効果が先ではなく，共変量が先に投入されてそれで制御されます．そして，それ以外の主効果と交互作用の順番は先に述べた場合と同じです．TYPE III だと共変量も主効果も交互作用も同等に扱われて，ダミー変数による重回帰分析とまったく同じになります．したがって，主効果や共変量の数が増えてきたり，交互作用が入っているとどう計算されるか考えて使う必要が出てきます．また，TYPE II と TYPE III の違いは，すでに述べたものと同じで，カテゴリ間の人数が異なるときに，TYPE II はその大小が結果への影響力の大小に影響するのに対して，TYPE III は人数が同じと調整してそれが影響しないようにするものです．カテゴリ間の人数の違いを見ておくことも必要でしょう．

目的変数が複数ある多変量分散分析

1 目的変数が複数ある多変量分散分析（MANOVA）

■多変量分散分析（MANOVA）

実際に，目的変数が複数ある分散分析があります（図5-14）．**多変量分散分析**（multiple analysis of variance：MANOVA）というものです．反復測定の分散分析（→p.176 第6章）をすると SPSS や SAS など多くの統計ソフトでは実際に多変量分散分析の表が出てきます．しかし，目的変数は時間のように対応していなくてよいもので，球面性の仮定（→p.181 第6章 B-2）も検討する必要はありません．

たとえば，ある専門的な資格の有無によって，いくつかの能力が違わないかということを検討できます．この場合，能力について1つひとつ ANOVA をするのではなく，一度に計算できます．したがって，検定結果も1つです（多くの統計ソフトでは Pillai のトレースなどいくつかの結果が並んで出てきますが，計算方法が違うだけで，同じ1つの検定をしようとしています）．帰無仮説は，すべ

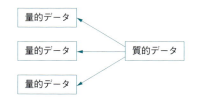

図 5-14　量的データを質的データで予測

ての目的変数が説明変数によって違わない，言い換えれば，目的変数の説明変数のカテゴリによる差はすべて0であるというものです．それでも実際に有意になっても，いったいどこに差があるのかわからないので，1つひとつで平均値を比較したANOVAの結果を参考にする必要はあります．

というよりは，実際の使われかたとしては，1つひとつのANOVAでは有意なものがないときでも，MANOVAで有意になることがあります．目的変数間の相関が低い場合は，ANOVAの結果と違わないのであまり意味がないですが，そうでない場合はこのようなことがあるわけです．たとえば，もろもろの理由で資格は大事であると言いたいときに使えます．ケアの効果でも，QOLや不安，快・不快など1つひとつは有意でなくても，これらが相互に影響し合っていていろいろなものに影響するのだというときです．

2 多変量共分散分析（MANCOVA）

また，もちろん，MANOVAでは，説明変数に多くの質的データを入れることも可能です．多元配置のMANOVAになります．交互作用も大丈夫です．たとえば，資格の有無だけでなく，職場での資格への評価の有無，資格と評価の交互作用から，資格があっても評価されていないと，十分な患者ケアが届いていないことなどが説明できます．さらに，説明変数に共変量が入っていたら**多変量共分散分析 MANCOVA**といいます．ANCOVAの頭にmultipleのMがついただけです．

3 目的変数と説明変数が複数の量的データの正準相関分析

さらに言えば，**正準相関分析**(canonical correlation)という分析方法では，目的変数にいくつかの量的データ，説明変数にも同様にいくつかの量的データをもつことができます．MANOVAの説明変数がすべて量的データ版とも言え，重回帰分析の目的変数が複数ある版とも言えます．

これは，目的変数だけで重回帰式，$U = a_1 + b_1Y_1 + b_2Y_2 + b_3Y_3\cdots$をつくり，同じく説明変数だけで，$V = a_2 + c_1X_1 + c_2X_2 + c_3X_3\cdots$という式を立てて，UとVの相関係数を最大にするような$b_1\cdots$や$c_1\cdots$を求めるものです．ただし，実際に使われることはまれです．相関係数が最大になっても，UVの関連のわかりやすさが最大になるわけではありません．やはり漠然としていて解釈がしにくいからです．MANOVAがあまり使われないのもそうですが，やはり個々の変数の姿が明確でないと結論が出しにくいものです．最も重要な1つの目的変数や1つの説明変数の性質が明確になることが，研究の主な目的なのだと思います．

それらの目的変数群は似た内容をもっていることが多いはずです．因子分析（→p.239第10章）や主成分分析によって，因子を発見し，よりよい解釈ができないかの検討をしてからだと思います．実際に，正準相関分析では，それに近いことをしているのですが，因子軸の回転（→p.254第10章E-2）が行えないので解釈が難しいのです．

第6章 量的データを目的変数として時間という説明変数がある分散分析

A 同じ人に対して時間を追って測定する反復測定

1 反復測定の分散分析

ここでは，分散分析でも，説明変数に時間という変数があるものについてお話します．同じ人に時間を追って測定した場合のものです．すなわち，**経時的**，**縦断的**なデータ（longitudinal data），**パネルデータ**（panel data）などと言われる場合の話です．対応のある平均値の差の検定のように，対応のある分散分析とも言われますが，よく使われるのは**反復測定**（repeated measures）**の分散分析**という呼びかたです．

次の**表6-1**のデータは，ケアを行う介入群と行わない対照群について，介入の直前と直後，1か月後という3時点でのQOL得点を示したものです．それぞれの群で5人，合わせて10人のデータです．

グラフにすると**図6-1**のようになります．

上のデータの**表6-1**は，今までと少し違っていて，横の3つのデータの平均値が全員分ついています．これは，1人ひとりの平均値が，介入群では群の平均

>memo
1時点だけ行う調査研究を横断研究，同一対象者（または集団）を追跡して行う調査を縦断研究と区別する．

表6-1 介入の有無別のQOLの時間による変化

	ID	介入直前	介入直後	介入1か月後	平均値
介入群のQOL得点	1	4	5	6	5.0
	2	3	4	8	5.0
	3	1	5	6	4.0
	4	3	4	7	4.7
	5	4	7	8	6.3
平均値		3.0	5.0	7.0	5.0
対照群のQOL得点	6	3	3	4	3.3
	7	3	2	4	3.0
	8	2	5	4	3.7
	9	3	2	5	3.3
	10	4	3	3	3.3
平均値		3.0	3.0	4.0	3.3
全体の平均値		3.0	4.0	5.5	4.2

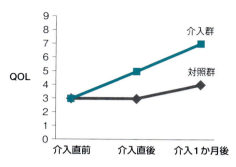

図 6-1　介入の効果の時系列変化

値 3.3，対照群では群の平均値 5.0 とそれぞれどの程度ずれているかを見るためです．**表 6-1** の ID 5 番の人の名前が田中さんだとすると，その平均値は 6.3 で，介入群のなかでは高めです．この理由は，介入群であっても田中さんであるという要因によると捉えます．この個人の時系列のデータを活用することになるのが反復測定の特徴です．

2 個人間の効果と個人内の効果への分解

これまでは，観測値は，グループ間の効果とグループ内の効果に分けて考えられました．どのグループに属するかと，そのグループに属していても，ばらついている個人差を誤差として考えました．時間という説明変数のない二元配置分散分析の場合は，グループが 2 つになるだけでした．

これに対して，二元配置の反復測定の場合は，グループが 2 つではなく，1 つはグループの効果でよいのですが，もう 1 つは時間による効果，言い換えると**個人内の効果**になります．グループの効果は，時間による個人内と対比すると個人間の効果と呼ぶことができます．実験の場合は個人というよりは被験者でしょう（ちなみに，SPSS 日本語版の一般線形モデルのところでも被験者内，被験者間となっています）．三元配置以上になっても，1 つは時間による効果で，それ以外がグループによる効果になります．時間という説明変数をもたない分散分析よりグループの効果が常に 1 つ少ないわけです．

この個人内という言いかたの場合，従来のグループ間の効果とグループ内の効果は，個人間の効果と個人間の誤差と呼ぶことができます．そしてそのうえに，個人内の誤差も出てきます．個人に何回も測っているので，そこでの誤差に注目するわけです．したがって，今までより誤差が 1 つ追加になります．反復測定では，こうして，個人間の効果と個人内の効果の 2 つに分けて考えるようになります．そして，それぞれが別々なので，計算も別にするということになります．とにかく，時間という変数が入ると，それを扱う部分は特別扱いになります．

3 反復測定は交互作用の見かたが重要

　また，これまでと違うのは，介入に効果があったかどうかを見るのに，介入の主効果だけで判断できない点です．交互作用があるかどうかが判断の大きな材料になります．なぜなら，図 6-1 のようにスタート時点が同じ場合はともかく，図 6-2 のようにスタートで差があって，そのまま平行に 2 群とも上昇していった場合は，どちらも変化量が同じなので効果に差がなかったことになります．同じ人を観察し続けているので，変化に違いがないと差が見られたことにならないというわけです．

　また，次のような例も考えられます．図 6-3 のような，時間の最初のところだけ，上がりかたに差があって，その後は変化があまりないという場合はどうでしょう．交互作用は上下の差にばらつきがあると大きくなり，ないと小さくなるものです．この場合は，上下の線の間隔が途中から一緒になっているので，交互作用は小さくなって有意になりにくくなります．そして，上下の介入の有無の主効果だけは有意になる状況です．このような状況は，実際の論文でもよく見かけます．交互作用が有意でないことで，差がなかったと言ってしまっているものも見たことがあります．とても残念です．

　この場合は，最初の変化に差が出なくなる以前のところだけで分析してみる方法があるでしょう．ある時期までは効果が認められ，その後は差が一定であり効果が下がっているわけではないと視覚的にも言えます．もし，ある時期以降も差が一定であると言いたい場合は，その部分の平均値の差の検定を行う方法もあるでしょう．部分に分けた 2 回の検定になりますが，実際にそのような形なので，形に合わせた分析も試してみてもよいのではと思います．検定の多重性を考えて有意水準を厳しくするのも手です（→p.69 第 2 章 E-4）．

　また，次の図 6-4 のような場合はどうでしょう．この場合も，変化の差にバラエティがあるので，交互作用は有意になりやすいでしょう．しかし，これではどう見ても介入に効果があるとは言えません．それでも，介入開始直後のほんの最初だけ効果があるが，それ以降はやめたほうがいいということがどうしても言いたい場合は，その最初の時点だけの差の検定をするしかないでしょう．

　これらの例を見ると，反復測定のときはとにかく交互作用が重要ですが，それ

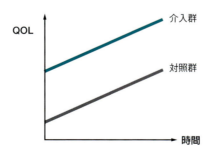

図 6-2　時間とともに変化に差がない場合

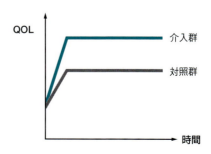

図 6-3　途中から変化に差がない場合

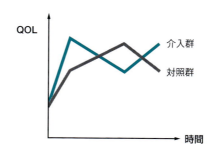

図 6-4　変化に差があるが交互の場合

しか見ないというのは問題があることがわかります．どこで交互作用の大きさを見ているのかを知らないと結論を見誤ることにもなりかねません．そうならないためには，とにかくグラフを描くことです．そしてどこに差がありそうなのかを考えることです．そして理論的な検討もして，その仮説に基づいて検定をすればよいと思います．先ほど説明した図 6-3 の場合は，ある時期までは効果に差があるが，それ以降は効果の差は開かず，一定で保持されるという仮説を検証することにするわけです．

Q 介入研究では，よく反復測定で交互作用を見ている論文がありますが，グラフの形を確認しないで検定結果だけ見ているのでしょうか？

A はい．そうとしか思えない論文を見ます．マニュアルどおりに検定だけするのも問題です．

経時的データは，これ以外にもいろいろな検証が可能なものです．時間とともにどのように変化するのかという，たとえば子供の成長のような時間とともにある直線や曲線を描くようなものや，年月日による周期的なデータなどについて，その形を検証するようなものです．より詳しい分析は，時系列分析などの詳しい解説書に譲り，ここでは，時間に伴ってたどる値の変化が，グループ間によって違うという範囲での分析について説明します．

4 時間の効果は個人内の効果とする

反復測定では，このようにしてグラフを描きつつ，介入と時間の交互作用を見ることが重要になります．そして，これは個人間と個人内の交互作用と呼ぶこともできます．これらを踏まえて反復測定の分散分析を，これまでの分散分析の観測値の考えかたで書くと次のようになります．

観測値＝全体の平均値＋個人間の主効果＋個人間の誤差
　　　　　　　　　　　（グループ＝個人間）

　　　　＋個人内の主効果＋個人間と個人内の交互作用＋個人内の誤差
　　　　　　　　　　　　　（時間＝個人内）

交互作用は，個人内を考慮していますので，グループのほうではなく，時間のほうに分類されています．これを，**表 6-1** の例の介入と時間の効果で，置き換えると次のようになります

観測値＝全体の平均値＋介入の主効果＋介入の誤差
　　　　　　　　　　　　　━━━━━━━━━━━━━━━━━━
　　　　　　　　　　　　　　　　　個人間

＋時間の主効果＋時間と介入の交互作用＋時間の誤差
━━━━━━━━━━━━━━━━━━━━━━━━━━━━━━━━
　　　　　　　　個人内

田中さんの例でもう一度見てみましょう．介入 1 か月後の値が，なぜ，8 点なのかと言うと，全体の平均値 4.2 に，介入群である主効果（介入群の平均値 5.0 − 全体の平均値 4.2）の 0.8，介入群のなかでの誤差（田中さんの平均値 6.3 − 介入群の平均値 5.0）の 1.3，介入 1 か月後である主効果（介入 1 か月後の平均値 5.5 − 全体の平均値 4.2）の 1.3，交互作用は，介入群で介入 1 か月後である効果（介入群の介入 1 か月後の平均値 7.0 − 介入群の主効果 0.8 − 介入 1 か月後である主効果 1.3 − 全体の平均値 4.2）の 0.7 で，ここまでの合計は 8.3 で，それよりも 0.3 点低いのは，田中さんのなかでの誤差になります．

田中さんの介入 1 か月後の観測値 8.0＝4.2＋0.8＋1.3＋1.3＋0.7−0.3

個人間と個人内でそれぞれ検定する

1 個人間と個人内の 2 つの誤差で検定

このようにして，主効果と交互作用について，その平方和を計算していきます．この方法を見ているとそれぞれの効果については，普通の二元配置の分散分析と同じですが，違いは 2 つの誤差にあります．2 つともに田中さんであることが影響しています．

そして，それぞれの効果が有意かどうかの検定を行うことになりますが，すでに述べたように，個人間の検定と個人内の検定は，誤差がそれぞれにあるので，別々に行います．誤差と比較して十分効果が大きいかをみるというのが分散分析です．

次の**表 6-2** は，SPSS で個人内の効果の部分の出力です．ソースとあるところが，要因の種類で，時間，時間と介入の交互作用，誤差の 3 つです．介入の有無の効果（個人間の効果）の検定は別の表で出てきますので，まずこちらから見てみます．タイプⅢ平方和（→p.170 第 5 章 C-3）になっていますが，**表 6-1** のデータは釣り合い型のデータなので，ほかの平方和にしても同じ結果です．見慣れないのは，それぞれにある球面性の仮定とその下の 3 つです．

表6-2 個人(被験者)内の効果の検定
測定変数名：QOL

	ソース	タイプIII 平方和	自由度	平均平方	F値	有意確率
時間	球面性の仮定	31.667	2	15.833	15.200	.000
	Greenhouse-Geisser	31.667	1.846	17.151	15.200	.000
	Huynh-Feldt	31.667	2.000	15.833	15.200	.000
	下限	31.667	1.000	31.667	15.200	.005
時間×介入	球面性の仮定	11.667	2	5.833	5.600	.014
	Greenhouse-Geisser	11.667	1.846	6.319	5.600	.017
	Huynh-Feldt	11.667	2.000	5.833	5.600	.014
	下限	11.667	1.000	11.667	5.600	.045
誤差(時間)	球面性の仮定	16.667	16	1.042		
	Greenhouse-Geisser	16.667	14.771	1.128		
	Huynh-Feldt	16.667	16.000	1.042		
	下限	16.667	8.000	2.083		

2 時間による差の分散が等しい＝球面性

　分散分析を行うときの条件として，すでに述べたように要因となる各グループで目的変数の分散が等しいことが仮定として挙げられています．さらに，反復測定の場合は，個人内の変数間の相関が等しいと条件として十分であることがわかっています．したがって，これは時間が3時点以上あるときの話で，前後などの2時点しかない場合は関係ないことになります．2時点の場合は球面性の仮定を考える必要はありません．

　一般に，時間を経過していく変数では，時間的に隣り合うものほど相関が高く，時間が離れているほど相関が低いことが多いのですが，こうなっていない状況なら万全であるいうものです．しかし，これは難しいことで，実際にはそこまでは必要ではなく，それに似た状況として，**球面性**(sphericity)というものがあれば大丈夫ということになっています．

　球面性とは，個人内のいくつかの変数(今の場合は3つの時間におけるQOL)の間の差の分散がすべて等しいことを言います．**表6-1**の場合なら，介入直後－介入直前，介入1か月後－介入直後，介入1か月後－介入直前という3つの差の得点の分散が同じになるということです．これならば，反復測定でも大丈夫な条件になります．そして，この球面性は検定できて，**Mauchly(モークリー)の検定**といいます．SPSSでは**表6-3**のように出力されます．

　今の場合は，有意確率は.738なので有意ではないです．帰無仮説は，球面性が仮定できるというもので，Mauchly(モークリー)のWの値が1です．1の場合は，差の分散がすべて同じ値になっています．差の分散の違いが大きくなると，その値は小さくなっていきます．1からの離れ具合について，χ^2検定していて，分散に違いがあるほどχ^2値が大きくなり有意になっていきます．今は，有意ではないので，帰無仮説(球面性が仮定できる)が棄却できないということは仮定できるということです．有意でないほうが球面性を仮定できてよいという，

▶memo
サンプルサイズが大きくなるなど有意になりやすくなり，球面性が仮定できなくなる．

表 6-3 球面性の検定

Mauchly の球面性検定[b]

測定変数名：QOL

被験者内効果	Mauchly の W	近似カイ2乗	自由度	有意確率	イプシロン[a]		
					Greenhouse-Geisser	Huynh-Feldt	下限
時間	.917	.608	2	.738	.923	1.000	.500

正規直交した変換従属変数の誤差共分散行列が単位行列に比例するという帰無仮説を検定します．

a. 有意性の平均検定の自由度調整に使用できる可能性があります．修正した検定は，被験者内効果の検定テーブルに表示されます．
b. 計画：切片＋介入の有無
被験者計画内：時間

一般の差の検定などとは違う感覚になりますが，検定には帰無仮説次第でこのようなものはいくつもあります．

3 球面性が仮定できない場合は自由度を調整する

　球面性が仮定できない場合は，分散分析の F 検定をするときの自由度を調整したほうがよいとされています．なぜなら，間違えて有意としてしまう第1種の過誤を犯しやすくなるからです．そこで，この自由度の調整方法として3種類が出力されているわけです．**表 6-2** の自由度のところを見ると，球面性の仮定のところがあって，その下に3つあります．これらは，**表 6-3** でも登場していて，**イプシロン（ε）**と呼ばれています．自由度1分の大きさをいくつに小さく調整するかという値になります．

　これによって，自由度は，**Greenhouse-Geisser（グリーンハウス-ガイザー）の方法**でやや小さくなり，その改良版の **Huynh-Feldt（フィン-フェルト）の方法**は同じで，最も厳しい「**下限**」が一番小さくなっていて，これと並行して有意確率も変化しています．Huynh-Feldtは1を超えることがあるので，その場合は**表 6-3**のように1となります．自由度を小さくすることで，有意になりにくくなっているのがわかります．「下限」とは，自由度を(時間の変数の数 − 1)で割るというものです．

　これらのどれを使うのかという問題については，球面性が仮定できない場合は，最も厳しい下限をクリアしていれば問題なく，それがだめなときは上の2つのどちらかということになりますが，厳しめに見た Greenhouse-Geisser（グリーンハウス-ガイザー）をクリアしていることがよいでしょう．

4 個人間の効果と全体の平方和から見えること

　表 6-4 は，個人間の効果の SPSS での出力です．
　個人間の部分だけなので変数は介入だけで，効果に差があるかの検定が行われています．これだけでは効果があるか評価できないのですが有意にはなっていま

表6-4　個人（被験者）間の効果の検定

被験者間効果の検定

測定変数名：QOL
変換変数：平均

ソース	タイプⅢ平方和	自由度	平均平方	F値	有意確率
切片	520.833	1	520.833	446.429	.000
介入	20.833	1	20.833	17.857	.003
誤差	9.333	8	1.167		

す．介入で全体としては平均値に差があるということです．

　ここで，**表6-2**と合わせて，全体の平方和に注目して見ましょう．**表6-2**では，時間，時間と介入の交互作用，誤差の平方和はそれぞれ，31.667，11.667，16.667となっていて，合計は60です．**表6-4**では，切片，介入，誤差がそれぞれ，520.833，20.833，9.333で，合計は551です．これらを合計すると611で，これは全体の平方和，すなわち，**表6-1**の30あるQOLの値の2乗の合計と一致します．すなわち，平方和については，次のとおりになっているということです．

全体＝切片＋介入＋個人間の誤差＋時間＋時間の介入の交互作用＋個人内の誤差
　　　　　　　個人間　　　　　　　　　　　　　個人内

観測値について記した式と同じような関係になっていることがわかります．

　また，さらに自由度を見てみると**表6-2**の合計は20で，**表6-4**は10で合計30です．これは30人のデータを使っているからです．**表6-2**の20は，10人について3時点あって，平均値がわかっているので2時点の値がわかればよいので2に10を掛けて20，すなわち個人内についての効果で，**表6-4**については，10人の平均値で10，すなわち個人間についての効果だと考えればよいでしょう．反復測定が，個人間と個人内に分割されて計算されていることがわかると思います．

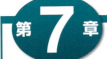

質的データを目的変数とする
ロジスティック回帰分析

 質的データを量的データ,質的データで予測する

1 基本的に2値データが目的変数

■多重ロジスティック分析

　質的データ,たとえば,生きるか死ぬかとか,病気になるかならないか,手術をするのかしないのか,療養は施設なのか在宅なのか,満足したのかしないのか,そういった何かが起こるか起こらないか,または,2つのうちどちらかというものがあります.このような変数を目的変数として,それを予測できる要因は何かを探る分析が,**ロジスティック回帰分析**(logistic regression)です.これは,説明変数が1つでもできますが,説明変数が2つ以上ある場合は,特に**多重ロジスティック回帰分析**(multiple logistic regression)と言います(重回帰分析と対応させると,重〜でもよさそうですが).

■目的変数が割合や確率

　目的変数は,割合あるいは確率で表せるものと言い換えてもいいです.たとえば,数値にすると,病気で「ある」が1で,「ない」が0,またはそれぞれが1と2でもよいです.このような2つの値からなる変数は,**2値または二分**(dichotomous)**の変数**と言われます.その2つのうちの片方が,割合や確率で言えば全体の何%を占めるのかを考えます.2値でなくても,3つ以上でもこれを応用して分析できますが,基本的には2値のデータで使われるものです.3つ以上の場合の分析は「G 目的変数が3カテゴリ以上の場合」で説明します(→p.198).

　説明変数は,何でもOKです.量的データでも質的データでも大丈夫です.

2 重回帰分析と違うところはロジット変換がしてあること

■2値のデータを重回帰分析すると

　すでに重回帰分析のところで述べたように,ロジスティック回帰分析は,重回帰分析が基本となっています.実際に見てみましょう.病気に「なる」か「ならない」かについて,それぞれ値を1と0とします.10人のデータがあるとして,そ

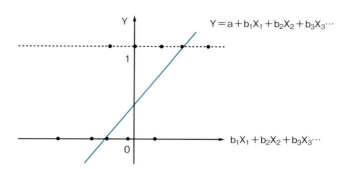

図 7-1　目的変数が 0 と 1 のときの重回帰分析

れぞれ 5 人ずつだとします．この目的変数 Y について，多くの説明変数 X_1，X_2，X_3…で予測しようとすると，重回帰分析を使う場合は，図 7-1 のようになります．

このように，Y の観測値は 0 と 1 しかないですが，重回帰分析ができないわけではありません．とはいえ，直線は上下に突き抜けて，Y の予測値が 0 と 1 の範囲内に収まらないので見た目ではあてはまりがよいとは思えません．そのために，この重回帰分析について，ある工夫がしてあるのが，ロジスティック回帰分析です．

■目的変数を確率 p にしてロジットに

それでは，ロジスティック回帰分析がどのような計算をしているのかを確認します．必ずしも式を覚えなくてもよいと思いますが，どういう工夫を行っているか知ることによって重回帰分析の延長であることが理解してもらえると思います．重回帰分析の式は次のようなものでした．

$Y = a + b_1X_1 + b_2X_2 + b_3X_3\cdots$

この Y について，今はそれを，たとえば「病気になる」確率 p (probability) に変えます．そして p を，次のように変換します．右辺は重回帰式のままです．

$$\log\left(\frac{p}{1-p}\right) = a + b_1X_1 + b_2X_2 + b_3X_3\cdots$$

左辺を p の**ロジット (logit)** あるいは**対数オッズ (log odds)** と言います．ロジットは logit(p) とも書きます．p を 1−p で割って，自然対数をとったものです．自然対数とは e を底とした対数です．e は定数で約 2.72 です（より正確には 2.718281828…．ちなみに覚えかたは「ふな一発二発一発二発」です）．p を 1−p で割ったものをオッズ (odds) といいます．

▶**対数の表記**
自然対数 $\log_e a$，は底を省略して log a，または ln a と表記することがある．文脈によっては底が 10 の常用対数 $\log_{10} a$ を log a とすることもあるが，本書では自然対数を表すものとする．

■オッズとは

オッズとは，一般的に次のように表されます．

$$\text{オッズ} = \frac{\text{あることが起こる確率}}{\text{あることが起こらない確率}} = \frac{p}{1-p}$$

あることが起こる確率(p)を,それが起こらない確率($1-p$)で割ったものです.サイコロを投げて1の目が出るオッズは,それが「出る確率 1/6」割る「出ない確率 5/6」で,1/5 = 0.2 になります.

Q オッズというのは競馬などのギャンブルと同じですか?

A ギャンブルで使うオッズと同じです.オッズは,1/5 ではなくて,5:1 ということもあります.これはギャンブルで1ドル賭けると,それに加えて5ドル戻ってくるという意味です.勝つ確率が低いところに賭けると多くの配当がもらえることになります.

■ p の式に変形すると

自然対数の底 e について,それを $(a + b_1X_1 + b_2X_2 + b_3X_3\cdots)$ 乗すると,オッズになるということです.すなわち,上の式を変形すると次のとおりになります.

$$\frac{p}{1-p} = e^{a + b_1X_1 + b_2X_2 + b_3X_3\cdots}$$

これをさらに,p の式に変形すると,次のようになります.

$$p = \frac{e^{a+b_1X_1+b_2X_2+b_3X_3\cdots}}{1+e^{a+b_1X_1+b_2X_2+b_3X_3\cdots}} = \frac{1}{e^{-(a+b_1X_1+b_2X_2+b_3X_3\cdots)}+1}$$

> **memo**
> $\dfrac{e^a}{1+e^a} = \dfrac{e^a/e^a}{1/e^a + e^a/e^a}$
> $= \dfrac{1}{e^{-a}+1}$

3 重回帰式を変換してできるロジスティック曲線とは?

■ ロジスティック曲線

これをグラフにして,**図7-1**(回帰直線は破線に変えてあります)の上に書き込んでみると,**図7-2**のようなS字のカーブになります.

上下が0と1で挟まれた曲線を,**ロジスティック曲線**(logistic curve)と言い

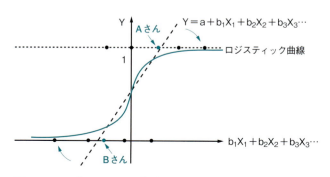

図7-2　ロジスティック曲線と回帰直線

ます．**シグモイド曲線**といわれる曲線の１種です．シグモイドとは記号でＳに近い形です．生物学や生態学などにおける成長曲線や人口増加の曲線として知られています．

　$p=1$ は起こったことになりますし，$p=0$ は起こらなかったことになります．横軸（$a+b_1X_1+b_2X_2+b_3X_3\cdots$）の値が０のときは，eの０乗は１なので，$1/(1+1)$で $1/2$ で 0.5 になります．重回帰式が標準化してあれば，平均値は０になりますから，ちょうど平均値のときは起こる確率が 0.5 で５分５分ということです．重回帰式が０より大きくなっていく（図7-2の右側にいく）と，$e^{-(a+b_1X_1+b_2X_2+b_3X_3\cdots)}$ はどんどんと小さくなって０に近づくので，p は１に近づき，逆に小さくなる（図7-2の左側にいく）と p は０に近づきます．この重回帰式に p の予測に役に立つ変数を入れ込んで，予測値を出せばよいわけです．実際の観測値は，１と０しかないのですが，予測値の p は０から１の間の値の何かになります．実際の値に近い p になるように回帰係数を求めればよいわけです．

> **column** p と logit(p) の関係
>
> 　ちなみに，p と logit(p) の関係は次の表7-1のようになっています．p の .5 をはさんで，logit(p) は符号が反対なだけで左右対称です（このため，.5 未満は一部省略してあります）．p が .5 以上のところを見てみると，.5 から .8 ぐらいまでは logit(p) は重回帰式の直線のように等間隔で直線的に変化していて，p と logit(p) は大きく違いません．それに対して，p が１に近づくと，p に比べて急に大きくなっていくことがわかります．これは p が０に近づくときもまったく同様です．
>
> 表7-1　p と logit(p) の関係
>
> | p | 0 | .025 | … | .3 | .4 | .5 | .6 | .7 | .8 | .9 | .95 | .975 | 1 |
> |---|---|---|---|---|---|---|---|---|---|---|---|---|---|
> | logit(p) | $-\infty$ | -3.66 | … | -0.85 | -0.41 | 0 | 0.41 | 0.85 | 1.39 | 2.20 | 2.94 | 3.66 | ∞ |

■曲線を使って予測値の誤差がないように

　実際に起こる確率 p は０と１の間にもかかわらず，重回帰分析の場合はその間に入りませんでした．ロジット変換することで，p が確率の範囲である０と１の間に入り込んでいます．しかも，値が０と１に近づくことで，実際に起こる０か１の値に近くなっています．このように，ロジスティック回帰分析は，直線ではなく曲線を使って，誤差のないように計算しようとしているものです．

　予測値は，これらの曲線上にあるわけですが，実際の値は次のように，０と１のところに分布します．たとえば，Ａさんが病気で１，Ｂさんが病気でなく０だとすると，図7-2のようにプロットされます．

B 最尤法で回帰係数を求める

1 確率的に最も一致するように回帰係数を決める

■最尤法とは

ここでは，せっかくの機会なので回帰係数を決めるための最尤法について，少し詳しく説明してみます．特に最尤法に関心のない方は，読み飛ばして「C 回帰係数とオッズ比」に進んでください（→p.189）．

ロジスティック回帰分析でも，重回帰分析のように，最も予測のうまくいく回帰係数を決めることになります．ただし，また同じように最小2乗法（→p.46 第2章C-4）を使うかというと，使えないわけではないのですが，確率を使っていることもあって使われることはほとんどありません．**最尤（ゆう）法**（maximum likelihood methods：ML法とも言います）を使います．**尤度**（likelihood）の尤は，犬に似ていますが，もっともらしいという意味で，要するに確率とか可能性という意味に近いものです．

どのような計算をするのかというと，観測値すなわち1か0に，確率的に最も一致するように回帰係数を決める方法です．本当は1なのに予想では0に近くなるということがなく，きちんと1に近くなり，本当は0ならば0に近くなるようにします．

■予測が的中する確率を考える

たとえば，肺がんになることを年齢と喫煙（喫煙者＝1，非喫煙者＝0）で予測するとします．すると，次のような予測式になります．

$$p = \frac{1}{e^{-(a+b_1 \times 年齢 + b_2 \times 喫煙)} + 1}$$

実際に，5人のデータを考えます．肺がんになるが1，そうでない場合は0とします．予測式で肺がんになると予測される確率は，5人それぞれの年齢と喫煙歴を入れると計算できます．1人目が60歳で喫煙者なら，その確率 p_1 は次のとおりです．

$$p_1 = \frac{1}{e^{-(a+b_1 \times 60 + b_2 \times 1)} + 1}$$

これを2人目の p_2 以降 p_5 まで5人分計算します．実際には，肺がんについては，1人目から順に，1，0，0，1，0 だったとします．すると，1人目は肺がんなので予測が的中する確率は p_1 ですが，2人目は肺がんではなかったので，予測が的中する確率は $(1-p_2)$ になります．2人目は p_2 が小さいほうがよいわけです．

2 尤度とは

■全部が的中する確率

こうしてみると，全部的中する確率は，次のようになり，これが尤度になります．

尤度＝$p_1 \times (1-p_2) \times (1-p_3) \times p_4 \times (1-p_5)$

この5人全員的中する確率を最大にするように，a，b_1，b_2 を決めるのが最尤法です．最も起こりやすいものを求めるということです．最大は，全部的中した場合の1で，的中しないと0に近くなっていきます．今は5ケースにしましたが，ケースや説明変数が増えればそのまま追加していくだけです．

■対数尤度

なお，尤度は，確率なので1より小さい値ばかりの掛け算で，値がかなり小さくなるので，対数をとって値を大きくします．.001 でも log をとれば −0.69 になります．これを**対数尤度**(log likelihood：LL)といいます．これは，確率が1なら0で，小さくなるほどマイナスに大きくなります．対数尤度について，上の尤度をより一般的に書いたものが次です．対数をとると，掛け算は足し算になりますので，全体の和になります．

対数尤度＝$\log p_1 + \log(1-p_2) + \log(1-p_3) + \log p_4 + \log(1-p_5)$

このように，対数尤度にするとマイナスになるので，マイナスをつけてプラスに変えて使います．そしておまけに2倍するのが通常です．なぜならこの−2倍の対数尤度(−2LL)が χ^2 分布になっていて使いやすいからです．これの活用方法については，また後で説明します(→p.193 D-2)．

そして，最尤法では，これらの係数や定数を求めるために，まず初期値として候補となる値を決めて計算してみて，十分に最大になったと思われるところに収束する，すなわち最大値に近いところで変化がなくなるまで反復して計算します．したがって，データによってなかなか収束しないこともあるため，統計ソフトでは最大の反復回数を指定できるようになっています．

回帰係数とオッズ比

1 ロジスティック回帰分析での回帰係数の意味

次の**表7-2**に示す目的変数と説明変数を用いて，SPSSによるロジスティック回帰分析で求めた回帰係数の例が**表7-3**です．これは，看護職を対象として，目的変数に，定年まで働きたいか[「定年まで働きたい」(=1)，「ある時期までで

表7-2 目的変数と説明変数

変数名		値
目的変数	定年まで働きたいか	定年まで働きたい(1)
		ある時期までで辞めたい(0)
説明変数	年齢	
	婚姻状態	結婚したことはない(1)
		結婚している(2)
		離死別(3)
	抑うつ度(CES-D)得点	
	同僚の情緒的サポート(仕事での心配ごとや悩みごとを聞いてくれる)	なし(0)
		あり(1)
	仕事への意識	仕事が身体的にきつい(1〜5点)
		仕事が精神的にきつい(1〜5点)
		仕事に生きがいを感じている(1〜5点)

表7-3 仕事の継続意思を目的変数としたロジスティック回帰分析

パラメータ推定値

仕事の継続意思[a]		B	標準誤差	Wald	自由度	有意確率	Exp(B)	Exp(B)の95%信頼区間	
								下限	上限
定年まで	切片	−.258	1.780	.021	1	.885			
	年齢	.078	.023	11.205	1	.001	1.081	1.033	1.132
	[婚姻状態=1.00]	−1.253	.811	2.386	1	.122	.286	.058	1.400
	[婚姻状態=2.00]	−1.436	.767	3.509	1	.061	.238	.053	1.069
	[婚姻状態=3.00]	0[b]	.	.	0	.	.	.	.
	[相談同僚=0.00]	.693	.329	4.434	1	.035	2.001	1.049	3.815
	[相談同僚=1.00]	0[b]	.	.	0	.	.	.	.
	抑うつ度(CES-D)	−.046	.020	5.387	1	.020	.955	.919	.993
	身体的にきつい仕事である	−.340	.264	1.652	1	.199	.712	.424	1.195
	精神的にきつい仕事である	−.457	.223	4.195	1	.041	.633	.409	.980
	仕事で生きがいを感じている	.530	.169	9.802	1	.002	1.699	1.219	2.369

a. 参照カテゴリは ある時期までです.
b. このパラメータは,冗長なため0に設定されています.

辞めたい」(=0)]か,説明変数には,年齢,婚姻状態[「結婚したことはない(今時は未婚という言葉は使わないようにしましょう)」(=1),「結婚している」(=2),「離死別」(=3)の3カテゴリ],抑うつ度(CES-D)得点,同僚の情緒的サポート[「仕事での心配ごとや悩みごとを聞いてくれる」(あり=1,なし=0)]と仕事への意識(「仕事が身体的にきつい」「仕事が精神的にきつい」「仕事に生きがいを感じている」の3つを「たいへんそう思う」「まあそう思う」「どちらともいえない」「あまりそうは思わない」「まったくそうは思わない」の5件法で5点から1点にしたもの)です.

　回帰係数がBとして計算されています.重回帰分析での標準化していない回帰係数と同じで,そのまま大きさを比較するというには注意が必要です.説明変数が1増えるとそれだけ回帰式が大きくなるという意味になります.量的データとして扱われている,年齢,抑うつ度,と「仕事が身体的にきつい」「仕事が精神的にきつい」「仕事に生きがいを感じている」では,1点上がると回帰式がどれくらい大きくなるかという意味になります.

■質的データの説明変数の回帰係数

質的なデータである，婚姻状態，同僚の情緒的サポートについては，**参照 (reference) カテゴリ**との対比になります．重回帰分析と同じようにダミー変数が作成されているからです．

婚姻状態では，「3＝離死別」の回帰係数を0点としたときに「1＝結婚したことはない」は1.253下がり，「2＝結婚している」で1.436下がるという意味です．「1＝結婚したことはない」に比べて「2＝結婚している」では，－1.436－(－1.253)で0.183下がることになります．同僚の情緒的サポートでは，「1＝あり」を0点としたときに「0＝なし」では0.693上がるという意味です．ちなみに，サポートについては，仕事での心配ごとや悩みごとを聞いてくれる同僚がいないほうが，「定年まで働く」と回答していることになりますが，これはサポート研究では珍しくない現象です．そのような同僚がいないというのは，聞いてもらうような仕事での心配ごとや悩みごとがない傾向を表しているからです．

2 回帰係数から何倍そうなりやすいかオッズ比で考える

■オッズ比とは

ここで，年齢が目的変数に及ぼす影響を**オッズ比 (odds ratio)** で考えてみます．たとえば，24歳のときの目的変数の確率が p_{24} だとして，25歳のときを p_{25} とします．そうすると，回帰式に年齢のところだけ入れてみると次のようになります．

24歳の回帰式　　　　　　25歳の回帰式

$$e^{a+0.078 \times 24 + b_2 X_2 + b_3 X_3 \cdots} = \frac{p_{24}}{1-p_{24}} \quad e^{a+0.078 \times 25 + b_2 X_2 + b_3 X_3 \cdots} = \frac{p_{25}}{1-p_{25}}$$

右の式を左の式で，両方の辺で割ります．すると，左辺の指数の割り算は，指数の肩の引き算になるので（指数法則で $\frac{e^x}{e^y} = e^{x-y}$），残るのは0.078だけで，次のようになります．

$$e^{0.078} = \frac{\dfrac{p_{25}}{1-p_{25}}}{\dfrac{p_{24}}{1-p_{24}}} \quad \begin{matrix} p_{25} \text{のオッズ} \\ \\ p_{24} \text{のオッズ} \end{matrix}$$

左側は，自然対数 e の回帰係数乗をしたもので，exp(0.078)と書くこともできます．**エクスポネンシャル (exponential)** と呼びます．SPSSの出力には **Exp(B)** として出ていて，年齢のところは1.081になっています．

これは，右辺の式を見ればわかるように，25歳と24歳のオッズの比をとったもの，**オッズ比 (odds ratio)** になっています．1歳上がると何倍，定年まで働きたいと思うかを表した数です．1歳だと1.081倍です．ロジスティック回帰分析では重回帰分析の標準回帰係数 β に該当するものではないのですが，回帰係数で

はわかりにくいことがオッズ比でわかりやすく表現されています．

Q 重回帰分析では，回帰係数は，説明変数が1変化すると目的変数がいくつ変化するかを表していましたが，オッズ比もそれと同じ要領ですね．
A そのとおりです．説明変数が1変化すると，目的変数が何倍起こりやすくなるかです．

■オッズ比は要因の分だけ掛け算ができる

1歳で1.081倍と言われても今ひとつピンとこないので，5歳だとどうなるでしょうか．5歳違うと，回帰式の差が0.078×5なので，これは，$e^{0.078×5}$ すなわち，$(e^{0.078})^5$ で，Exp(B)である1.081を5回掛ければよいことになります．1.081の5乗は1.48でほぼ1.5倍です．ちなみに10歳だと，2.18になって，10年で2倍以上になることがわかります．このようにオッズ比はその要因が重なるごとに掛け算ができます．

さらに質的データである婚姻状態が違えばどうでしょうか．有意な差は見られていませんが，結婚している人（＝2）は，したことがない人（＝1）に比べて，回帰係数Bは0.183マイナスで，定年まで働く意思が低くなっています（理由は子供ができたら辞めようと思っている人たちがいるからでしょうか）．また，回帰係数がマイナスということは，$e^0=1$ なので，オッズ比が1より小さくなり，1倍より小さく確率として起こりにくいことになります．その逆に，回帰係数がプラスであれば起こりやすいことになります．

この婚姻状態の要因をさらに加味したい場合は，オッズ比の掛け算をすればわかるということです．「結婚したことはない」と「結婚している」の間について有意ではないのですが，計算してみます．回帰式の場合は，10歳年下で結婚したことがない人との差は 0.078×10−0.183 になります．指数の足し算は掛け算になるので $(e^{X+Y}=e^X×e^Y)$，$e^{0.78}=2.18$ に $e^{-0.183}=0.833$ を掛けて，1.82となります．

3 有意確率よりもオッズ比の信頼区間が大事

また，表7-3には，オッズ比の95％信頼区間が表示されています．重回帰分析のところでも，回帰係数の信頼区間について述べました（→p.99 第4章 A-2）．ここでは，回帰係数（B）と標準誤差（SE）が指数の肩に入るだけで，$e^{B±1.96SE}$ として計算すれば，**オッズ比の信頼区間**が出ます．有意確率も出力されますが，信頼区間に1が含まれていれば，5％で有意ではなく，1が含まれていなければ有意です．

表7-3で確認してみてください．ロジスティック回帰分析の論文では，有意確率を書かずに信頼区間が書かれているものが多くあります．有意かどうかは1を含むかどうかだけでわかりますから，どれほど有意かよりは，どのくらいの範囲の関連の大きさであるのかのほうを重視していることになります．

D 説明変数とモデル全体の検定と適合度

1 量的データと 2 カテゴリの質的データは Wald の χ^2 検定

ところで，説明変数の検定の話を忘れてはなりません．**表 7-3** では，量的データの変数の検定は，そのまま **Wald（ワルド）の χ^2 検定**の結果が出ています．この χ^2 の値は，回帰係数の 2 乗を標準誤差の 2 乗で割ったもので，これによって検定ができています．また，質的データの場合は，すべて参照カテゴリとの間での検定になっています．変数自体の関連が有意かどうかは，2 カテゴリの変数の場合は，**表 7-2** の Wald の χ^2 検定結果がそれになります．

2 3 カテゴリ以上の質的データは尤度比検定

しかし，婚姻状態のような 3 カテゴリ以上ある変数は，**表 7-3** でもそうですが，変数自体の検定結果は表示されません（ちなみに SPSS の多項ロジスティックを用いたものです）．そのような変数の検定については，尤度を用いた**尤度比 (likelihood ratio) 検定**を使います．この尤度比検定は，変数の検定としてすぐれていると言われます．検定における過誤（エラー）が起こりにくいという特徴があるからです．

■説明変数の数の違う 2 つのモデルの比較

尤度比検定とは，投入された説明変数の数の違う 2 つのモデルの対数尤度 (LL) の比をとって比較するものです．変数の検定に使うのは，その変数だけを取り除いたときの対数尤度 log X とすべての変数を投入した場合の対数尤度 log Y の比をとったものです（→p.189 B-2）．すでに説明したように，それをマイナス 2 倍 (−2 LL) してやると χ^2 値になって χ^2 検定ができます．また，対数法則で対数の割り算は，引き算になっています．

▶対数法則
$\dfrac{\log X}{\log Y} = \log X - \log Y$

$$\chi^2 = -2 \times \frac{\log X}{\log Y} = -2(\log X - \log Y)$$

■変数として有意かどうか

その結果が次の**表 7-4** です．実際には，量的データの場合と 2 カテゴリの変数の場合の Wald の χ^2 検定と大きな違いはありませんが，3 カテゴリ以上の質的データでも検定結果が出ています．

変数として有意なのは，身体的にきつい仕事であると婚姻状態以外のすべてです．有意でない変数は，入れても入れなくても尤度に十分な差がないということですが，この 2 変数は，仕事の継続意思への影響を知りたいものです．入れておけば，有意な変数は，これらの影響を考慮しても有意であることが示されます．

表 7-4　尤度比検定

効果	モデル当てはめ基準	尤度比検定		
	縮小モデルの−2対数尤度	カイ2乗	自由度	有意確率
切片	280.135[a]	.000	0	
年齢	291.997	11.862	1	.001
抑うつ度（CES-D）	286.151	6.016	1	.014
身体的にきつい仕事である	281.783	1.647	1	.199
精神的にきつい仕事である	284.307	4.171	1	.041
仕事で生きがいを感じている	290.675	10.540	1	.001
婚姻状態	283.620	3.484	2	.175
相談同僚	284.458	4.322	1	.038

カイ2乗統計量は最終モデルと縮小モデルとの間の−2対数尤度の差です．縮小モデルを作成するには，最終モデルから効果を省きます．帰無仮説は，その効果のすべてのパラメータが0であるという仮説です．
a. 効果を省略しても，自由度は増えないため，この縮小されたモデルは，最終モデルと同じです．

3 モデル全体の χ^2 検定と決定係数に近いもの

■モデル全体の検定

すでに述べてきたように，多変量解析では，個々の説明変数の検定とモデル全体の検定の2つを見るというのが鉄則です（→p.102 第4章 A-3）．前項で3つ以上のカテゴリの質的データの説明変数について尤度比検定で χ^2 検定が行えることを説明しましたが，モデル全体の検定についても同じ方法を使います．

そのために対数尤度を2つの仮説について計算します．帰無仮説である，すべての回帰係数が0であるというものと，出来上がった変数をすべて投入したモデルによって予測ができるという仮説です．

$$\chi^2 = -2 \times (モデルの対数尤度) - [-2 \times (帰無仮説の対数尤度)]$$
$$= -2(モデルのLL - 帰無のL)$$

表7-3 のデータの場合，次の表7-5 モデルの検定のようになり，最終の有意確率が5%を下回り有意であることがわかります．

■決定係数に近いもの

また，モデルがどれほど目的変数の分散を説明できるかという重回帰分析の決定係数 R^2 に近いものがあります．分散の説明というわけにいかないのですが，対数尤度を用いて計算する Cox-Snell（コックス-スネル）の R^2 や，それを改善し

表 7-5　モデルの検定

モデル	モデル適合情報			
	モデル当てはめ基準	尤度比検定		
	−2対数尤度	カイ2乗	自由度	有意確率
切片のみ	339.714	59.579		
最終	280.135		8	.000

た Nagelkerke(ナーホルケルケ，発音は自信ありません)の R^2 があります．前者が小さめになるので，後者は，そこを修正してあります．いずれも目安として使うのがよいかもしれません．

4 モデルの適合度の計算ができる

■予測した期待値と観測値のずれ

ロジスティック回帰のモデルの適合度を検定する方法として，Hosmer-Lemeshow(ホスマー-レメショウ)の検定というものがあります(表7-6)．これは，0から1までの起こる確率を0.1ずつ10等分して期待値と観測値(表では「期待」と「観測」)を比較するものです．今のデータでは，345人中68人が「仕事の継続意思：定年まで働きたい」と回答しています．表7-7を見ると，345人を10で割ると34.5ですが，四捨五入して合計(ピボットテーブル)は35人ずつになり，最後だけ残りの30人になっています．

表7-7の1行目を見ると，1人ひとりについて予測式から「定年まで働きたい」という確率を計算して，345人中一番小さいほうから35人を見るとそのうち「定年まで働きたい」と期待された人数は，1.049人ですが，観測は0人で実際には1人もいなかったということです．それ以降も，次の35人で順に同じことをしていって，最後の30人で終了です．この全体の期待値と観測値のずれについて χ^2 検定を行ったものです．χ^2 検定は期待値と観測値のずれでよく使われます(→p.77 第2章 F-2)．

■有意にならないほうが適合している

この場合，ずれが小さいほうが，うまく予測できたということなので，有意にならないほうがいいわけです．有意になると，予測がずれていて適合していない

表7-6　Hosmer-Lemeshow の検定の結果

ステップ	カイ2乗	自由度	有意確率
1	20.710	8	.008

表7-7　Hosmer-Lemeshow の検定の分割表

		仕事の継続意思= .00		仕事の継続意思=定年まで		合計
		観測	期待	観測	期待	(ピボットテーブル)
ステップ1	1	35	33.951	0	1.049	35
	2	33	33.149	2	1.851	35
	3	27	32.252	8	2.748	35
	4	33	31.472	2	3.528	35
	5	34	30.354	1	4.646	35
	6	26	29.183	9	5.817	35
	7	27	27.618	8	7.382	35
	8	29	25.608	6	9.392	35
	9	24	22.442	11	12.558	35
	10	9	10.972	21	19.028	30

▶ χ^2 とサンプルサイズ
χ^2 値はサンプルサイズが大きくなると値が大きくなり，有意になりやすくなる．

ということになります．そうすると，サンプルサイズによる検定の問題が出てきます．大きくずれていてもサンプルサイズが小さいと有意にならないし，少しのずれでもサンプルサイズが大きいと有意になってしまうという欠点があるということです．使う場合は，このことに注意が必要です．

E ケースの予測ができる

1 1人ひとりの確率の予測

■1人ひとりのデータを回帰式にあてはめる

役に立つと思われる回帰式が決まれば，1人ひとりのケースについて，その人のデータをあてはめていけば，「定年まで働く」と回答する確率が計算できます．それを利用して，その確率が.5より大きいならば，「定年まで」と予測し，.5より小さいならば辞めるだろうと予測するわけです．予測と実際がどれくらい一致したかについても，正解率（的中率）として計算できます．次のような**表7-8**が作成できます．

表7-8の下に遮断値が.500となっているのは，.500を境目に予測したということです．クロス表の左側（表側）が観測された回答で，「ある時期まで」が277（271＋6）人，「定年まで」が68（48＋20）人です．そのうち，右側（表頭）の回帰式で予測された人数から，何人中何人正解したかがわかります．「ある時期まで」は，277人中271人正解で，「定年まで」は68人中20人が正解です．正解したのは全体でみると，345人中291人で，84.3%となっています．これが的中率になりますが，それなりの値にはなっています．「定年まで」のほうはあまり当たっていませんが，人数が違いますから，数が少ないほうは，当たりにくく，多いほうが当たることになります．この回帰式は，「ある時期まで」で辞めたいと思っているかについては，かなり当てることができるということです．

■数が多いほうで予測した場合との比較

▶memo
量的データを回帰式を使わず平均値で予測する状況に似ている．

それでは，説明変数がない状態，すなわち定数だけで予測するとどうでしょう．というのは，「ある時期まで」という回答が345人中277人で80.3%と多いの

表7-8 予測の正解率（的中率）

分類テーブル[a]

			予測		
			仕事の継続意思		正解の割合
	観測		ある時期まで	定年まで	
ステップ1	仕事の継続意思	ある時期まで	271	6	97.8
		定年まで	48	20	29.4
	全体の%				84.3

a. 遮断値は.500です

表 7-9　予測の正解率（的中率）を数が多いほうで予測した場合

分類テーブル[a]

			予測		
			仕事の継続意思		正解の割合
	観測		ある時期まで	定年まで	
ステップ1	仕事の継続意思	ある時期まで	277	0	100.0
		定年まで	68	0	.0
	全体の %				80.2

a. 遮断値は .500 です

で，ほかに情報がない場合は，「全員が『ある時期まで』と回答する」と予測することが適切な方法になります．「ある時期まで」のほうは100%，「定年まで」のほうは0%と予測しても，全体としては80.2%当たるということです（**表7-9**）．説明変数を使って予測した場合は84.3%になったので，4.1%上昇したことになります（**表7-8**）．完璧な予測モデルであれば，100%になるはずなのですが，人間の意識や行動という不確実な現象を対象とすると，なかなかそうはいかないものです．

2 どちらになるかを予測する変数を見つける

■オッズ比の大きな説明変数を探す

このように，対象がどちらになるかを予測する変数を発見することを目的とした研究が可能だということです．回帰式を使って別の対象にあてはめたときには，その人がある時期で辞めたいと思っているかどうかが予測できます．それを防ごうと思えば，関連がみられた変数のオッズ比を評価して，介入を考えることが可能になります．生物学的な年齢は変えられないし，結婚している人に離婚してもらうのはナンセンスなので（そもそも婚姻状態はオッズ比が大きくても有意ではないですが），心理社会的なストレスを軽減したり，生きがいを感じられるようにする方法を考えなくてはならないでしょう．

カテゴリ内の人数に注意

1 カテゴリに少ない人数しかいないと何が起こるか

■オッズ比が極端になることがある

質的データの説明変数のカテゴリに少ない人数のものがあると，オッズ比が何十何百以上と大きくなることやその逆に極端に小さくなること，また，計算が収束しないでうまくいかないことがありますので注意が必要です．これは目的変数とのクロス表で考えると，セル内の人数が0のものが多くあれば起こることです．

■0人のセルがあると

たとえば，定年まで働きたいという人は，全員が役職者であったとすれば，役職者である時期で辞めたい人は0になることなどで起こります．さらに，役職者でない場合は，定年まで働きたいという人は全員大卒者であるとすれば，大卒者で役職者でなければ辞めたい人は0になります．こうして変数が多くなることで組み合わせによって0のセルが多くできる可能性が高まります．

2 各セルに十分なサンプルサイズを確保するにはどうするか

■分布が偏らないか確認

そうならないためには，目的変数も説明変数もあるカテゴリの人数があまり少なくならず，それらの組み合わせでクロス表をつくったときにも，0ができないようにすることが必要です．このために，分布が偏らないかという事前の選択肢の検討や予備調査，各セルを埋められるだけの十分なサンプルサイズを確保することなどが求められます．

結果として偏ってしまった場合は，数の少ないカテゴリを併合するのがよいでしょうが，難しい場合はそのカテゴリを削除するか，その変数自体を使わないという方法をとるしかありません．

■質的データでは共通のこと

このようなクロス表において期待値(→p.75 第2章 F-1)の小さなセルをつくらないというのは，質的データ，カテゴリカルデータを扱うときの共通事項です．多変量解析のうち，ロジスティック回帰ではこれらデータの組み合わせが多く発生するため，特に注意が必要と言ってよいでしょう．

Q クロス表で小さなセルができないために事前にできることは何ですか？
A 先行研究をよく見て，どのような分布になりそうか考えて，対象者を選んだり，質問のしかたを検討するとよいでしょう．

目的変数が3カテゴリ以上の場合

1 カテゴリに順序があるかを確かめる

■併合や組み合わせが可能だが問題もある

目的変数が2値ではなく，カテゴリが3つ以上の場合，まず1つにはカテゴリを併合して2値に直して計算させる方法があります．しかし，せっかく分かれているものを1つにするというのは情報量が減ってしまいますし，そもそも知りたかったことがわからなくなってしまいます．

それ以外には，カテゴリの組み合わせでペアにして，それぞれでこれまでに述

べてきたロジスティック回帰分析をかける方法もないわけではありません．しかし，それぞれでサンプルが違うなどの問題が生じるうえ，5つ以上のカテゴリだと組み合わせは10通りもありますから大変なことです．

3つ以上のカテゴリでも分析が可能な判別分析もありますが，これは分類や区別のルールを発見して新たなケースを分類することが主目的です．予測に使える説明変数を探してその影響力を知るというものではありませんし，説明変数にも制限があります．詳しくはI（→p.203）で述べます．

■順序がある場合とない場合がある

カテゴリが3つ以上の場合，そこに順序がない場合とある場合があります．たとえば，疾患名で，がん，心臓病，脳卒中の3つ（参考までに，日本人の死因の6割近くを占める三大生活習慣病）の場合は順序がありません．これに対して，リッカートスケールのように「とてもそう思う」から「まったくそう思わない」までの5段階のものや，「いつも」「ときどき」「たまに」「ない」，疾病の重症度「重度」「中等度」「軽度」や要介護度5段階などでは，順序があります．

2 カテゴリに順序がない場合は多項または名義ロジスティック回帰

■多項または名義ロジスティック回帰

カテゴリに順序のない場合には，**多項**または**名義ロジスティック回帰**（multinomial logistic regression）という方法があります．これは目的変数が2値の場合に用いる二項ロジスティック回帰（binominal logistic regression）と区別したもので，SPSSなどはこれを採用しています．この場合，カテゴリのうちの1つになる確率を，それ以外のどれか（参照カテゴリ）と比較して予測する方法です．これに順番は関係ありません．とにかく比べたい基準を決めるだけで，あとはバラバラです．

■カテゴリの数より1つ少ない回帰式

たとえば，がんと心臓病になる確率を脳卒中と比べて予測します．そうすると，2つの回帰式をつくればよいことになります．必ずカテゴリの数より1つ少ない数ですみます．年齢と喫煙から予測すると次のとおりです．

$$\log\left(\frac{がんになる確率}{脳卒中になる確率}\right) = a_1 + b_1 \times 年齢 + b_2 \times 喫煙$$

$$\log\left(\frac{心臓病になる確率}{脳卒中になる確率}\right) = a_2 + c_1 \times 年齢 + c_2 \times 喫煙$$

それぞれの回帰係数と定数は別々に計算されます［オッズ比が出てこなければ，exp（回帰係数）で計算できます］．したがってオッズ比も2つずつになります．この場合の結果の見かたとしては，年齢の2つのオッズ比を見て，たとえば両方とも信頼区間の下限が1以上で有意ならば，年齢が高いほど，脳卒中よりはがん

と心臓病になりやすいことになります．また，それで，がんのほうが心臓病よりもオッズ比が大きいなら，年齢によってよりがんになりやすいことになります．ただし，どの説明変数がどのカテゴリに影響しているのか，たとえば有意になるものが，年齢では心臓病で，喫煙ではがんというように，1対1ではっきりと分かれていればわかりやすいですが，そうでない場合は，オッズ比を比較できる一覧表をつくらないとわかりにくいと思います．

そして，それぞれの曲線で年齢と喫煙状態を上の式に入れれば，そこからどのカテゴリになるかの確率が計算できます．したがって，どれになるかの予想の分類表も作成することができて，的中率もわかります．

3 カテゴリに順序がある場合は順序ロジスティック回帰

■順序ロジスティック回帰分析

カテゴリに，順序がある場合には，まず重回帰分析を行うのが簡単で一般的ですが，順序尺度であるということにこだわると**順序分析**(ordinal regression analysis)というものがあります．カテゴリ間の間隔が同じでないことを重視するもので，なかでもよく使われるものが**順序ロジスティック回帰分析**(ordinal logistic regression)です．SPSSではこれがデフォルト（初期設定）になっています．

■カテゴリを2つに分ける組み合わせ

たとえば，手術後の痛みの頻度を「いつも」「ときどき」「たまに」「ない」の4つで測るとします．説明変数は，手術後の時間とケアの方法（AとBの2種類）で考えてみます．多項ロジスティックとの違いは，もちろん順序を考えていることですが，同じようにカテゴリの数より1つ少ない回帰式をつくります．「いつも」の確率から始まって，「ときどき」「たまに」が順番に追加されていきます．このようなオッズは次のようになります．

$$\log\left(\frac{いつもの確率}{ときどき，たまに，ないの確率}\right)=a_1+b_1\times 手術後の時間+b_2\times ケアの方法$$

$$\log\left(\frac{いつも，ときどきの確率}{たまに，ないの確率}\right)=a_2+b_1\times 手術後の時間+b_2\times ケアの方法$$

$$\log\left(\frac{いつも，ときどき，たまにの確率}{ないの確率}\right)=a_3+b_1\times 手術後の時間+b_2\times ケアの方法$$

違いがわかるでしょうか．左辺では，前項のときの脳卒中のような参照カテゴリがあるのではなく，カテゴリを2つに分ける組み合わせで順番に考えていきます．1番目は分子が「いつも」になる確率で分母はそれ以外の確率，2番目は分子が1つ増えて「いつも」または「ときどき」になる確率で，分母はそれ以外の確率です．確率を累積させていくということで，3番目も同様です．もし，4つ目があるとすると，全部なので確率が1になるので必要ありません．5カテゴリ以上の

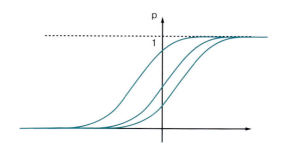

図7-3　順序ロジスティック回帰の複数の曲線

場合でも同様に最後の1つはなくていいわけです．

■回帰係数は全部同じで，定数が違うだけ

　そして，回帰係数はどの式でも同じで，定数が違うだけです．ということは，グラフでいうと，図7-3のように式の数だけ，すなわち3本のまったく同じ形で左右にずれているロジスティック曲線が書けるわけです．

　そして，図7-3では，左から1本目と2本目の間隔と2本目と3本目の間隔が同じでなくなっています．この間隔が一定でないとすれば，カテゴリ間で起こる確率の差に違いがあることがわかります．逆に，これが等間隔であれば，間隔尺度として，重回帰分析をしても結果はほとんど差がないことになります．

■曲線が平行であるという検定

　これらの3つの曲線の係数が同じということは，3本の線が平行であるという仮定に基づいています．そこで，本当に平行なのか**平行線の検定**をします．帰無仮説は，「平行である」で，平行ではないモデル，すなわち係数を同じにしないで計算するほうが適合度がよいならば，有意確率は小さくなっていって，棄却されてしまいます．そうではなく，棄却されなければ，大丈夫だということになります．

■平行であれば，目盛りがある1つのものさし

　そして，平行であるということは，この目的変数が，同じ1つのものを測っているものさしになっていることを表しているということです．今の場合は，4つのカテゴリに分ける目盛りが3つあって，等間隔でないとしても，頻度を測ることに成功していることになります．

　統計ソフトで出てくる出力には，定数が回帰式の数だけ出てきて，SPSSの場合は，**しきい値**(threshold)と呼ばれています．これはカットオフポイント，すなわち4つのカテゴリの分け目の点であるということです．頻度を測っていて，4つの選択肢の点がどの間隔で位置するかを計算してくれているわけです．

4 順序ロジスティック回帰分析を使用できる状況

■カテゴリの割合が等分，または真ん中が多めのとき

先に述べたように，順序ロジスティック回帰は，順序回帰分析のうちの1種類です．順序尺度でも，ロジットを使わない方法があります．ロジスティック曲線は，カテゴリの割合を足していった累積割合が徐々に増えていく場合に適しています．4つならば，割合が4等分に近く分布していたり，真中が多めの正規分布に近い場合に使える方法です．カテゴリの最初や最後に偏っている場合などは，別の方法が使われます．詳しくは関連したテキストや統計ソフトのマニュアルを参照してください．

■目的変数が順序尺度で重回帰分析をした結果と比較

順序尺度は，基本的にカテゴリが5つ以上など多めにあって，なおかつサンプルサイズが十分大きければ，間隔尺度として扱うことに大きな問題はないと思いますが，これらの方法を試して，結果を比較してみることも選択肢の1つだと思います．

大切な，関連があることを検証したい説明変数がある場合は，それとどのような関係にあるかをグラフで確認することが重要でしょう．直線的な関係が認められれば，重回帰でも順序回帰でも同じような結果になるでしょう．違う場合は，等間隔でないということですが，○○ほど○○であるという結果を記述することに違いはないと思います．また，そのような結論を導きたいなら，目的変数に順序尺度を用いていること自体に限界があります．それ以外にはない場合はしかたがありませんが，大事な変数であれば既存の尺度を用いるか，複数の変数から尺度化したものを作成（→p.239 第10章）して，間隔尺度として重回帰分析にかけられるようにしたいものです．

目的変数が潜在的に正規分布する場合は プロビット分析もある

1 ロジスティック回帰に似ているプロビット分析

■量-反応関係のデータ

また，同じく，質的データを目的変数とした分析でプロビット（probit）分析というものがあります．目的はロジスティック回帰とほとんど同じで，結果もよく似ています．調査データではあまり使われないと思いますが，薬学や毒性学などで，薬物の量が増えると死亡率がどう効果が変化するか（量-反応関係）といった生物学的なデータで使われます．たとえば，ある薬を服用すれば予防効果があって死亡率が下がるというような場合に，どのくらいの量を飲めば死亡率を半分にできるかという分析に使えます．

■正規分布を用いて変換するプロビット

　何が違うのかというと，ロジスティック回帰はロジットに変換するのに対して，プロビットは平均が0で分散が1の標準化された正規分布を用いて変換することです．起こる割合を，正規分布の面積の割合からz得点に置き換えるもので，.5（50%）ならちょうど平均の0で，5%の有意水準でお馴染みの左側が.025（2.5%）なら－1.96，右側が2.5%になる97.5%なら1.96というふうになります．50%のときに0になるのは，ロジスティック曲線で，縦軸が0.5のときに横軸が0だったので共通しています．しかし，表7-1を見ると$p=.975$のところは3.66になっていますから，1.5の差があります．0.5付近では近い値になりますが，0や1の近くではロジットのほうが大きいです．しかし，グラフで見ると，正規分布の縦軸の値を右に行くにつれて足し合わせて累積させたグラフ（累積正規分布と言います）とロジスティック曲線はとてもよく似ています．

2 起こる確率が正規分布する仮定

■正規分布に従う現象

　プロビット分析の場合には，起こる確率が正規分布であることが仮定されています．たとえばグラフで横軸に加熱時間，縦軸に5秒間にアサリ貝の口が開く数にしたときに，ある時間まではなかなか開かず，ある時間から急に増えて，そのピークを過ぎると残りがだんだんと減っていき最後には開く数が0になるというカーブを考えたときに，それが正規分布になるということです．したがって，自然界のような正規分布に従うと考えられる現象の場合にこの分析を行うことになります．実際には上に述べたような薬物の50%有効量（薬物を投与して半数に効果）や50%致死量（半分が死亡）などを知りたい場合です．

■オッズ比の大きさを知りたいときは

　ロジスティック回帰では正規分布の仮定はありませんので，より制約がないぶん使いやすくなっています．特に，予測値が0や1に多く集中するようなデータは，正規分布から遠くてプロビット分析ではなくロジスティック回帰になるでしょう．そしてロジスティック回帰は，何よりもオッズ比を知ることが主な目的です．

判別分析との違いからロジスティック回帰分析の特徴を見る

1 目的変数と説明変数が逆？

　2値データを目的変数とした分析で，よく**判別分析（discriminant analysis）**が紹介されます．以前よりも使われる頻度がずいぶんと少なくなったと思います

が，どこが違うのか考えてみます．ただし，分析結果はかなり似たものになるのは確かです．それでも，本来は目的が違うということについて記してみます．

■2グループの重回帰式による予測の平均値の差を見ている

判別分析も，重回帰分析と同じように次のような重回帰式と同じものを使っています．

$D=a+b_1X_1+b_2X_2+b_3X_3\cdots$

この式は，**判別関数**(discriminant function)と呼ばれて，Dは**判別係数**(discriminant function coefficient)または**判別スコア**(discriminant function score)という名前になりますが，結局は重回帰式です．ここでも重回帰分析の重要さがわかりますが，これによって直線による回帰を行っていることがわかります．ただし，計算方法としては，各グループのDの平均値の差が最大になるように，b_1，b_2などの判別係数が求められます．

■MANOVAと同じ

たとえば，すでにある病気と診断された人とそうでない人が，現在のいろいろな症状でどこに違いがあるのか知りたいとします．症状で疾患の区別がつくかどうかについて，判別係数の値の平均値の差が最も大きくなる係数を求めます．このグループの差を考えて計算するところが判別分析の特徴です．しかし，その計算方法は，数学的には，質的データで多くの量的データを予測するMANOVA（多変量分散分析）と同じものなのです．MANOVAによって，いくつもの量的データが，質的データで異なるということから，その量的データを使えばグループの所属がわかると考えるわけです．

■元々別の母集団を判別する

したがって，言い換えれば，原因がグループであって，結果がそれらの特徴である変数ということができます．この意味では，ロジスティック回帰分析とは目的変数と説明変数が逆になっているのです．このことは，基本的に判別分析の対象となるのは，グループがすでに自然に分かれている，すなわち元々別の母集団であるということからもわかります．1つの母集団がどう分かれることがあるのかという話ではないわけです．

2 変数の仮定の違い

■判別分析の説明変数は正規分布が条件

判別分析では，重回帰分析のように説明変数が量的データで，多変量正規分布が条件になっています．すなわち，すべての説明変数が正規分布していて，それらが互いに直線関係にあり分散が等しいことを仮定しています．それでも重回帰分析に比べれば，頑健（ロバスト）である（仮定が崩れていても大丈夫）と言われま

す．なぜなら，分散分析をする場合の量的データの正規分布に対しては，元々頑健である特徴（→p.72 第2章 E-5）があって，計算がMANOVA（→p.64 第2章 E-1）と同じだからです．

■ロジスティック回帰では，質的データなどを柔軟に使える

これに対して，ロジスティック回帰分析は，むしろ，多変量正規分布の条件にあてはまらないときに力を発揮します．特に大きな特徴は，説明変数に質的データが使えますし，交互作用を見ることも可能です．また，量的データであっても，デコボコした関係，たとえば，年齢が低い人と高い人であることが起こりやすいなどという関係にあるときに，年齢を幅で分けて質的データに変えて使えます．柔軟性がある方法といってもよく，これが多く使われるようになった理由でもあります．

3 判別するという目的があるかどうか

■すでに別々のグループの特徴の違いから新しいものを判別

また，判別分析の目的は，疾患を区別する症状を見つけるだけでは終わりません．実際にどの程度正しく判別できるのかが焦点です．これらの症状から正しく診断ができるかどうかを検討して，新しい別の患者にあてはめて診断に使えるかを考えます．まさに判別することが目的なのです．すでに分かれてしまっているグループが，現在どのように違う特徴をもっているのかを分析して，それを材料に新しい別の人たちを分類しようということです．

したがって，高い確率で判別可能ならば，ひとまずはそれでいいのです．そのときは多変量正規分布も問題になりません．ただし，交差妥当性（→p.97 第4章 A-2）が問題になります．すなわち，ほかのサンプルでも，それが再現可能かです．ほかのサンプルであてはめてうまく判別できれば妥当な結果だったことが示せます．

■将来起こるか起こらないかをある変数で予測する場合

そもそも，ロジスティック回帰分析は，高血圧や動脈硬化が心臓病のリスクファクターである，という研究で有名な米国のフラミンガム研究（Framingham Study）で判別分析に代わるものとして生み出されています．それ以来，2グループで違いのある変数の過去の要因を発見する，すなわちあることが将来起こるか起こらないかを予測できる変数は何かを明らかにしたいときに使われています．有意で影響力のある説明変数の発見です．そしてこれは，健康領域に限ったことではありません．ある学術雑誌で，掲載された判別分析をした論文に対して，ロジスティック回帰分析を行うべきだと指摘した論文が載っているのを見たことがあります．目的の違いによって使い分ける必要があります．

■ロジスティック回帰分析でも判別に使うことはできるが…

そうであっても，実際にはロジスティック回帰分析も同様に判別に用いることは可能です．しかし，本来の目的はそれではなく要因を探すことです．たとえば，要因があった場合に，どのくらいそうなりやすいかという確率を計算することが可能です．しかし，どちらかに判別して何かに役立てるというよりは，たとえば喫煙のリスクのように，その要因を除去したり変化させることで，結果を変えようとするのが目的になると思います．また，性別のように変えられない要因であれば，その確率が高いことを考慮して，ほかの変えられる要因により注意が必要であるということになるでしょう．

ロジスティック回帰分析に似ている対数線形モデル

1 3つ以上の質的データがあり目的変数がない場合に

すべてカテゴリカルな質的なデータで，その間の関連を見ることができるものがあります．**対数線形**(log-linear)**モデル**といって，ロジスティック回帰分析に目的や名前が似ています．しかし，そこには目的変数となるものがない場合です．少なくとも，3つのカテゴリカル変数があるとき，3重クロス表の分析がされることがありますが，それよりは適切な分析が行えます．

2 多重クロス表ではわかりづらいカテゴリ間の関連を見る

3変数の間にどのような関連があるかを探すことは3重クロスによる分析では限界があります．たとえば，性別と疾患の有無と症状の有無があるとすると，性別に分けてから疾患と症状のクロス表を作って，男性だけで有意な関連が見られたとします．しかし，男性のほうで元々疾患が有意に多かったとすると，そのためかもしれません．そこで，疾患の有無別に性別と症状の関連を見たら，どちらも性別と症状に有意な関連が見られたとします．こうなると，3つの変数に相互に関連があるように見えますが，今ひとつはっきりしません．

こんなときに，いったいどこに有意な関連があるのについて全体を一度に分析することで明らかにできるのが対数線形モデルです．もし，症状の有無を目的変数にすれば，ロジスティック回帰ができてその結果で済むのですが，そうは決めない場合で，3者の関係を見るということです．4重クロスとなるとさらに複雑になるので，役に立ちます．

保健医療の領域ではあまり使われないので，詳細についてはほかのテキストを参照してください．

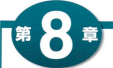

時間という目的変数をもつ生存時間分析

 何かが起こるまでの時間を問題にする

1 時間という変数に伴う現象

■何かが起こるまでの時間

医療においては，生死という大きな変数があるわけですが，それは時間という変数を伴って起こる現象です．早く死ぬというのは望まれていないことで，長く生きた場合その時間が評価の対象になります．もちろんいわゆる延命治療が本人の意思確認ができないまま続けられるとすれば，その時間のもつ意味もまた考えてみる必要のある時間でしょう．治療やケアについてはまた，それが必要なくなって中止するまでの時間もあります．そして，時間とともに治癒して回復した場合でも，それまでに要した時間や，その後また再発した場合にもそれまでの時間があります．

生存時間分析(survival analysis)とは，何かが起こるまでの時間を分析する方法です．保健医療以外でも，商品が故障するまでの時間について，材料のせいなのか温度のせいなのかといった解析をする故障解析(failure analysis)というものがあります．

■生存期間と生存率による生存曲線

そもそもある治療やケアの介入が，生命や症状などの何かを早めたり遅めたりするためにあるとすれば，その評価には不可欠な分析です．次の**図8-1**のように，乳がんが発見されたときの進行度と生存期間の関係を知ることができます．発見時に乳がんの病期が進んでいるほど，時間がたつにつれて生存率が低くなることがわかります．早期発見が重要であることを示しています．これが，**生存曲線**(survival curve)と呼ばれるものです．

■健康に関連した行動の変化

さらに，健康に関連した行動の変化もあります．医師に処方された薬の服用を中断しないで継続した時間もそうです．禁煙や運動，食事といった保健行動について，健康学習プログラムの受講後に，それをスタートさせるまでに要する時間

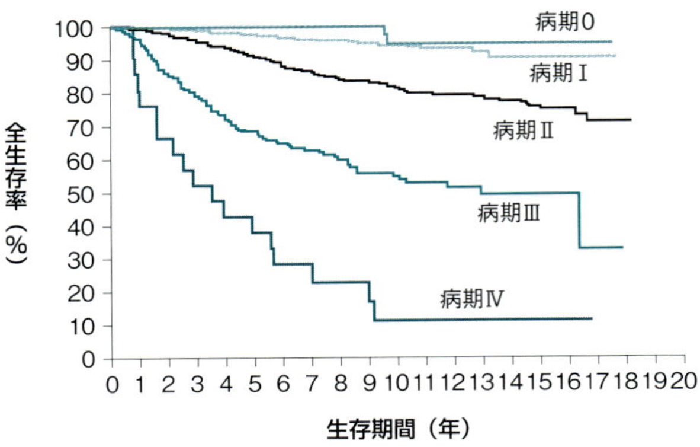

図 8-1　乳がんの進行度別の生存曲線
（国立がん研究センター東病院ウェブサイト．http://www.ncc.go.jp/jp/ncce/clinic/breast_surgery.html より）

もあります．また，それが継続された時間，そして逆に中断してしまった場合もあります．ベッドで起きられるようになるまでの時間，補助なしで何かができるようになるまでの時間，退院までの在院日数などいくらでも例が挙げられます．

看護職では早期の離職が問題になりますが，退職までの働いていた期間を使えば，その長さの要因を探ることができます．職場において何か月間，何日間，何時間，何分間とデータがあるものであれば何でもその長さを変数として分析が可能です．意外とそのような分析の習慣がないように思えますので，この手法はもっと使っていいように思います．

Q▶ 生存時間分析は，やはり生存時間の分析のためのものかと思っていましたが，そうではないのですね．

A▶ 名前のとおりに使われることが多いということで，それ以外でも時間のデータがあれば活用できます．

2 データの打ち切りが発生することが特徴

何かが起こった人には，それまでにかかった時間を割り当てることができます．しかし，それがまだ起こっていない人には，時間についての値がありません．退職していない人には退職までの期間はないわけです．全員に起こるまで待っていられない場合は，起こっていない人がいても研究は終了します．研究対象となった人にとっては，「あれ，もう終わりですか，まだですけど」という状況です．

このような人がいるデータを**打ち切り**（censored）のあるデータといって，これらの人にはデータがないので計算上特別な配慮が必要です．このようなケースはほかの分析にはなかなかないことで特徴的です．

いつどの程度起こったのかを比較する カプラン-マイヤー法

■新人看護職の離職の早さ

　この分析では，基本的に2つの分析が可能になります．1つは図8-2のように，いつ頃にそれがどの程度起こったかを記述することです．すでに述べたとおり，治療やケアによる生存以外でも，学習プログラムなどの介入や何かの原因の有無によって，どのような経過をたどるのかを比べることができます．表8-1は，看護職の離職の例で，求められている新人の臨床研修を行った群とそうでない群で，どちらがいつ頃どのくらいの割合で離職したかを追ったデータです．そして，それが起こる早さに違いがあるのかについて検定ができます．

1 生存曲線を書く

　実際にデータを見てみましょう．図8-2のような図をつくるには時間を含むデータが必要で，表8-1のようなデータです．

　これは，新人看護師が4月に入職して，毎月辞めていく人数を1年間にわたって追跡したデータです．新たに開発された新人研修を導入したとして，その効果の検証のために，その研修を受けた10人と受けなかった10人を比較したものです．項目は，対象者のID番号，介入（研修）の有無（1＝あり，0＝なし），退職の有無（1＝退職，0＝在職中），在職月数，入職時の年齢です．介入群は，2名が退職で，3か月と6か月すなわち6月末と9月末に退職しました．対照群では退職者が7人と多く，特に最初の3か月で退職したというものです．

　これを，生存曲線としてグラフにしたものが図8-2です．SPSSでは，「生存分析」で出力することができます．介入をしたほうが辞めにくく，そうでないと

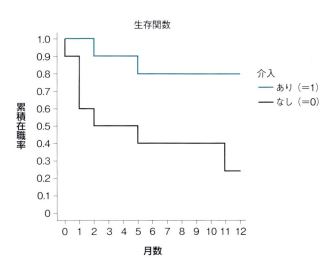

図8-2　2群の退職する確率の推移

表 8-1 新人看護師の退職と予防のための介入のデータ

ID	介入	退職	在職月数	年齢
1	1	1	3	21
2	1	1	6	22
3	1	0	12	21
4	1	0	12	21
5	1	0	12	21
6	1	0	12	22
7	1	0	12	22
8	1	0	12	22
9	1	0	12	24
10	1	0	12	22
11	0	1	1	21
12	0	1	2	21
13	0	1	2	22
14	0	1	2	21
15	0	1	3	21
16	0	1	6	22
17	0	1	12	22
18	0	0	12	23
19	0	0	12	22
20	0	0	12	22

早く辞めていくことがわかります．**生存関数**(survival function)とは，それぞれ横軸の時間で，それ以上生存する確率のこと，言い換えれば少なくともその時間まで生存する確率のことです．ここではその時期まで在職する確率で，月がたつにつれて下がっていくことがわかります．

2 生命表を見る

ここで，次の**表 8-2** を見てみます．このような時間の経過に伴う生存と死亡の人数や確率を一覧した表を，**生命表**(life table)と言います．退職が死亡，在職が生存に該当しますので，SPSSの出力の表のタイトルなどをかなり変えてあります．

このように累積の在職率を計算することで，生存曲線が書けるわけです．表で，介入のない群では，1か月以内で辞めた人が10人中1人いるので，退職率は 1/10 = .1，在職率は 9/10 = .9 で，1か月間の累積の在職率は 9/10 = .9 です．次の1か月では，9人に減っていて，9人中3人辞めたので，退職率は 3/9 = .33，在職率は 6/9 = .67 で，2か月間の累積の在職率は 6/10 = .6 です．これをすべての期間で計算して，在職率の推移を表すわけです（最後の12月のところは，「打ち切り」が3人発生しているので，少し計算が変わっていますが，ここでは省略します）．このような計算方法を **Kaplan-Meier method**(カプラン-マイヤー法)といいます．表の一番右の「ハザード」については，C-2(→p.213)で説明します．

表 8-2 生命表(life table)

介入の有無	区間の最初の時点	区間の人数	打ち切りの数	対象者の数	退職者の数	退職の率	在職の率	累積の在職率	ハザード率
介入0	0	10	0	10.000	0	.00	1.00	1.00	.00
	1	10	0	10.000	1	.10	.90	.90	.11
	2	9	0	9.000	3	.33	.67	.60	.40
	3	6	0	6.000	1	.17	.83	.50	.18
	4	5	0	5.000	0	.00	1.00	.50	.00
	5	5	0	5.000	0	.00	1.00	.50	.00
	6	5	0	5.000	1	.20	.80	.40	.22
	7	4	0	4.000	0	.00	1.00	.40	.00
	8	4	0	4.000	0	.00	1.00	.40	.00
	9	4	0	4.000	0	.00	1.00	.40	.00
	10	4	0	4.000	0	.00	1.00	.40	.00
	11	4	0	4.000	0	.00	1.00	.40	.00
	12	4	3	2.500	1	.40	.60	.24	.00
介入1	0	10	0	10.000	0	.00	1.00	1.00	.00
	1	10	0	10.000	0	.00	1.00	1.00	.00
	2	10	0	10.000	0	.00	1.00	1.00	.00
	3	10	0	10.000	1	.10	.90	.90	.11
	4	9	0	9.000	0	.00	1.00	.90	.00
	5	9	0	9.000	0	.00	1.00	.90	.00
	6	9	0	9.000	1	.11	.89	.80	.12
	7	8	0	8.000	0	.00	1.00	.80	.00
	8	8	0	8.000	0	.00	1.00	.80	.00
	9	8	0	8.000	0	.00	1.00	.80	.00
	10	8	0	8.000	0	.00	1.00	.80	.00
	11	8	0	8.000	0	.00	1.00	.80	.00
	12	8	8	4.000	0	.00	1.00	.80	.00

3 ログランク検定で2群に差があるか確かめる

　このとき，介入の有無の2群で，差があったのかどうかの検定ができます．代表的なものは，ログランク(log-rank)検定です．これには，χ^2検定(→p.77 第2章F-2)が使われます．2群で，まったく同じように数が減っていくという帰無仮説を考えます．そうすると，それぞれの群で，毎月，何人ずつ辞めるかの期待値が計算できます．それと実測値の差をもとに計算されています．

　この場合，SPSSでは**表8-3**のような結果になります．有意確率が.02で有意な差があります．介入したほうが，辞めるまでの時間が長いということが言えます．

表 8-3　ログランク検定

	全体の比較		
	カイ2乗	自由度	有意確率
Log Rank (Mantel-Cox)	5.388	1	.020

さまざまなレベルの介入の生存分布に関する等質性を検定します

■サンプルサイズが多くある，早い時期に重みがある一般化 Wilcoxon 検定

　また，同じような検定に，**一般化 Wilcoxon 検定**があります．この検定の場合は，ログランク検定がどの時間も対等に扱っているのに対して，人数が減った後ろのほうの時間では，その分重みを軽くして計算する方法になります．最初100人で話をしていたのに，最後は20人のデータになっていたとすれば，それを同じに扱っていいのかという問題です．

　したがって，ログランク検定は，いつの時間でも傾きの差が同じで，だんだんと2群で残った人数の差が開いていくような場合に適していて，その場合に有意になりやすくなっています．言い換えると長い期間の評価で，生死ならばどれだけ延命効果が得られるかどうかのときに向いていると言われます．他方，一般化 Wilcoxon 検定の場合は，人数がまだ減っていない早い時期に重みが置かれているので，早い時期に効果の差があり，遅い時期には差がなくなっているような場合に適していると言われます．

起こる速さの要因を探る重回帰モデル

1 起こるまでの時間を予測する重回帰モデル

　生存時間分析で可能なもう1つの分析は，起こるまでの時間という従属変数を，いくつかの説明変数で予測する重回帰モデルです．ロジスティック回帰分析と同じように重回帰分析を応用したものです．たとえば，新人が辞める要因として，年齢，性別，教育背景，職業への動機付け，就職のための準備，職場の人間関係，新人教育システムなどでどれくらい説明が可能かという分析です．特に新人の教育システムをどうするかを考える場合は，ほかの要因と合わせて検討することが有効な分析になるでしょう．すなわち，この分析は，治療や教育などの介入の効果を，年齢や性別などほかの変数をコントロールしたうえで測るという目的に使えます．

　ただし，重回帰モデルといっても，まだ起こっていない打ち切りのケース，つまり目的変数の時間がわからないケースも含まれている可能性があります．したがって，起こった時間以外にも，そもそも起こったのか起こっていないのかという変数も用意しておかなくてはなりません．そこで利用されるのはロジスティック回帰分析でも使った対数を利用する方法です．したがって，生存時間分析は起こる率を予測しているので，第7章 A-1（→p.184）で示したように**ロジスティック回帰分析**ととてもよく似た分析になっています．

■時間の経過による変化に注意

　また，この分析は時間を伴うデータを用いるものですから，時間の経過がもたらす変化に注意が必要です．研究に参加していた人が途中で脱落して，ケース数が変化することもあります．また，介入の内容やその影響が時間とともに変化す

る可能性は否定できません．

　そうならないための配慮が必要であることは，言うまでもありません．それでも起こってしまった場合は，これらは無視できない問題です．脱落した人と残った人の違いがないか，時間経過に伴って変数やその間の関連に変化が生じていないかをチェックする必要があります．

2 生存時間の重回帰モデルに使うCox比例ハザードモデル

　起こる速さ，すなわち，生存曲線の傾きの違いがどんな要因で起こるのかを見るのがCox（コックス）比例ハザードモデル（Cox proportional hazard model）です．Cox回帰（regression）とも言います．**表8-2**では，一番右端に**ハザード率**（hazard rate）（あるいは単に**ハザード**）が出ていました．介入のない群（0）で，上から2行目を見ると，.11になっています．これは，退職の率を，その期間の中間点の在職率で割ったもので，次の式のとおりです．

$$\frac{退職率}{期間の幅 \times (期間の最初と最後の在職率の和)/2} = \frac{.10}{1 \times (\boxed{1} + \boxed{.9})/2} = .11$$

最初の在職率　最後の在職率

　期間の幅は1か月なので1です．中間点の在職率は，1に在職の率を足したものを2で割っています．期間の最初の在職率を1とすると，期間の最後の在職率はその期間の（1－退職率）で，その2時点の中間点は，足して2で割るとわかるというわけです．なぜ中間点かというと，1か月あるので，何日に辞めたのかはわからないとするからです．実際は月末が多いかもしれませんが，死亡などでは，1か月単位で見るとすれば，その間いつ起こってもおかしくなく，その間の平均として中間を見ているわけです．

　ほかの行でも同様です．これはどの期間に，どのくらい辞めやすいかを表したものです．退職でなく死亡と生存であれば，死亡率と生存率に置き換えるだけです．

■比例ハザード

　比例ハザードモデルとは，このハザードが比例している，すなわち，どの期間でも介入群とコントロール群でのハザードの比が一定であることを仮定します．たとえば，介入の有無で退職が始まる時期に違いはあるとしても，それが始まれば，その率は同じで進んで，グラフはおおよそ平行になるということです．そのうえで，1人ひとりで予測されるハザードの大きさの要因となっているものを探ろうとするものです．

　ハザードと要因の関係は，次のようになります．ロジスティック回帰分析に似ています．

$$\text{時点 t のハザード} = \text{時点 t のベースラインのハザード} \times e^{b_1 X_1 + b_2 X_2 + b_3 X_3 \cdots}$$

$$\frac{\text{時点 t のハザード}}{\text{時点 t のベースラインのハザード}} = e^{b_1 X_1 + b_2 X_2 + b_3 X_3 \cdots}$$

　一般のテキストには，ハザードは h または λ を使って，$h(t)$，ベースラインのハザードは $h_0(t)$ と書かれていますが，ここでは省略します．**ベースラインのハザード**は，**基準ハザード**とも呼ばれ，重回帰分析でいう切片と思えばよいものです．X_1 から X_2 がどれもみな 0 であれば，$e^0 = 1$ になるので，要因が何も影響していないとき，その基準となるハザードです．ハザードを上げたり下げたりする要因がないときの値で，切片と思えばあまり考える必要はないと思います．

■介入の有無によるハザード比

　実際によくある分析は，説明変数 X_1 を介入が 1，コントロールが 0 とするものです．たとえば，要因がそれだけだとすれば，次のような 2 つの式ができます．$b_1 X_1$ の X_1 に 1 を入れた式と 0 を入れた式です．

$$\text{介入群の時点 t のハザード} = \text{ベースラインの時点 t のハザード} \times e^{b_1}$$
$$\text{コントロール群の時点 t のハザード} = \text{時点 t のベースラインのハザード} \times e^0$$
$$= \text{時点 t のベースラインのハザード}$$

　ここから，2 つのハザードの比をとると，次のようになります．

$$\text{介入によるハザード比} = \frac{\text{介入群の時点 t のハザード}}{\text{コントロール群の時点 t のハザード}} = e^{b_1}$$

3 ロジスティック回帰分析との違いから見る特徴

　すべての時点のデータを考慮して，b_1 の大きさを決定すれば，介入によって，どれほどのハザード比をもつかがわかります．ハザード比は，ロジスティック回帰分析ではオッズ比（→p.191 第 7 章 C-2）に相当するもので，ある要因があるとハザードが何倍起こりやすくなるかを表します．

　ロジスティック回帰と Cox 回帰の大きな違いは，前者が，死亡などのイベントがある一定期間のいつ起こっても問題にしないのに対して，後者は，それがいつ起こるかに注目している点です．すべての観察している期間にわたって，時間という変数が存在しています．したがって，何かが起こるかどうかの要因を知りたいと思うとき，それがいつかは気にしないならば，ロジスティック回帰，いつかを気にするならば Cox 回帰を使えばよいということです．

4 尤度比検定でモデルの検定を行う

■実際に Cox 回帰を行ってみる

　介入と年齢を説明変数として，実際に Cox 回帰を行った結果が次の**表 8-4** のとおりです．SPSS では，生存変数に時間の変数，状態変数に退職の有無，共変量に介入と年齢を入れることになります．

　「前のステップからの変更」のところを見ると，有意確率が .003 で有意となっています．これは，説明変数を入れないときと比べて，介入と年齢という説明変数を投入した場合に，有意にモデルが改善されたという意味です．ロジスティック回帰分析でも，対数尤度による尤度比検定（→p.193 第 7 章 D-2）がありましたが，それと同じです．ちなみに，説明変数を入れないときの−2×対数尤度（−2LL）は，50.274 で，表の 38.877 との差が，11.398 ということです（足し算が最小桁で合わないのは四捨五入のためです）．

> ▶memo
> −2LL は χ^2 値と等しい．

　ちなみに，決定係数 R^2 に近いものとして，ロジスティック回帰では Cox-Snell の R^2 がありましたが，似たようなものに Allison の R^2 があります．−2LL の説明変数を入れたときと入れないときの差を G^2 とすると次の式になります．

$$R^2 = 1 - e^{(-G^2/N)}$$

　G^2 はすでに見た 11.398 で N はサンプルサイズで 24 です．計算すると，0.378 になります．もし，介入の効果だけの R^2 を知りたい場合は，年齢だけを入れたモデルの−2LL とそれに介入を追加したときの−2LL の差を G^2 として計算すれば可能です．いずれにしても，この R^2 は分散を説明できる割合ではなく，0 から 1 の間に入り，ただ関連が強いと大きくなるというだけのものです．

　これで，モデル全体としては有意であることがわかりましたが，個々の説明変数はどうでしょうか．**表 8-5** がその結果です．

　介入も年齢も有意になっています．介入をコントロールしても年齢は影響していて，年齢をコントロールしても介入は効果があるということです．回帰係数 B をみると，介入は負の値なので，介入したほうが，退職しないことを表していて，Exp(B) はハザード比で，介入をしたほうが，0.107 倍辞める，すなわち，

表 8-4　Cox 回帰でのモデルの検定

モデル係数のオムニバス検定[a]

−2 対数尤度	全体（得点）			前のステップからの変更			前のブロックからの変更		
	カイ 2 乗	自由度	有意確率	カイ 2 乗	自由度	有意確率	カイ 2 乗	自由度	有意確率
38.877	8.464	2	.015	11.398	2	.003	11.398	2	.003

a. 開始ブロック番号 1. 方法＝強制投入法

表 8-5　説明変数の検定結果

方程式中の変数

	B	標準誤差	Wald	自由度	有意確率	Exp (B)
介入	−2.236	.905	6.107	1	.013	.107
年齢	−1.666	.752	4.916	1	.027	.189

89.3％辞める率が少なくなるという結果です．年齢についても，年齢が高いほど辞めない，1歳上がると，0.189倍辞める，言い換えると，81.1％辞めにくくなるということです（→p.191 第7章 C-2）．

5 時間とハザード比の交互作用の確認

　繰り返しますが，比例ハザードモデルであるCox回帰は，時間によって介入ハザード比が変化しないことが前提であることを忘れてはなりません．したがって，その前提を検討するには，ちょうど，共分散分析においてグラフが平行であることを確認するために，交互作用を検討したのと同じように（→p.173 第5章 D-2），時間と介入の交互作用がないかのチェックが必要です．交互作用がある場合には，時間によって，介入のハザード比に違いがあることになります．その場合は，交互作用を変数に入れたまま計算し，それをコントロールして，介入の効果を見る必要があります．

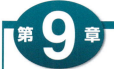

個人レベルとグループレベルの説明変数があるマルチレベル分析

サンプルが本当にランダムに選ばれているか

1 個人が所属するグループ単位でサンプリングされている場合

■サンプリングの単位

　改めて言いますと，これまでの重回帰分析や分散分析などはいずれも，対象者となっている個人個人がランダムにサンプリングされているという前提になっています．しかし，それらの対象者が選ばれる前に，その人が所属する地域，病院，学校，企業などの単位で，すでにサンプリングされている場合があります（**図 9-1**）．さらに，そのなかでクラスや病棟，部署部門などより細かい単位でサンプリングされているときもあります．**多段階抽出法**と呼ばれるものです．地域であれば，都道府県を選び，市区町村を選んでいる場合などがそうです．

■目的変数と説明変数の相関を計算するとき

　このように，得られたデータがあるグループやカテゴリに属しているときには，どのような分析の方法があるでしょうか．選んだ地域や病院が 2，3 しかないような場合は，説明変数に地域名や病院名を入れたり，地域別や病院別の分析がされたりしているでしょう．

　これがたとえば，ある都道府県を対象にランダムに選んだ 10 の病院から，その

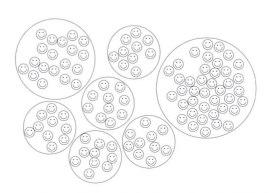

図 9-1　グループやカテゴリに分かれている対象者たち

利用者である30人ほどずつの看護師のデータを得ているような場合はどうでしょう．目的変数として看護師のQWL(Quality of Working Life：労働生活の質)得点(以下，QWL)を用いて，説明変数には，看護師のストレス得点(以下，ストレス)を考えます．看護師のストレスからQWLの予測がつくかどうかを検討するとします．ストレスが低いほどQWLが高いのか，それとも頑張りすぎてストレスが高くなっていても結果としてはQWLが高いのか，それとも，これらの両者があって相殺されて関連が見られないのかを明らかにしたいとします．

2 個人の違いや差とグループによる違いや差をどう扱うのか

ストレス得点とQWL得点の相関を見ることになりますが，問題は病院による違いをどう扱うかです．病院によって労働環境が異なったり患者の状況が違ったりすることが考えられますし，そうでなくても，ストレス得点とQWL得点の高低やその間の相関係数は病院によってある程度のばらつきが見られるはずです．

また，そもそも病院によってQWLが違うとして，それがどのような要因によるものなのかを探るということも考えられるでしょう．それが看護師の違いなのか，病棟の違いなのか，看護の内容の違いなのか，病院のもつ特徴なのかなどです．また，同じ病院でも看護師によって，その影響は違うかもしれないということも考えられます．

いずれにしても，このような個人とグループの特徴が混在する場合，従来は，次に挙げるような方法が使われていたと思います．実はこれらの方法のうちのどれにするかは昔から悩みどころの1つだったと思います．

B 分析の単位を何にするか

1 個人単位を優先した分析の課題

■グループの違いは考慮しない

図9-2のように，グループの違いを取り払った分析です．

10の病院のすべてのサンプルを合わせて分析して，病院という変数を使わないものです．個人単位だけの分析で，病院の違いによる影響はないという判断になります．これは言い換えれば，各病院で回帰直線を引いた場合に，その切片も傾きも皆同じになるという前提に立つということです．

そもそも，相関係数は，その分布の形で決まりますので，それぞれの病院がどのように配置されるかによって，各病院での相関が全体に反映されないことがあります．横軸をストレス，縦軸をQWL得点にして散布図を書くとしましょう．第2章C-6(→p.50)のところで説明したように，病院ごとにはさまざまな高い相関があっても，QWL得点に病院でばらつきがあり，図9-3のように全体の散布図では上下にそれらが並んでしまった場合は，関連が見られないかもしれませ

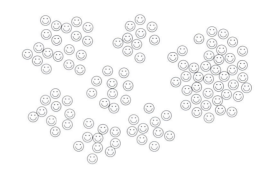

図 9-2 個人単位の分析

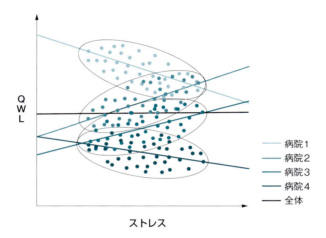

図 9-3 病院ごとには相関があるのに全体では相関が見られなくなる場合

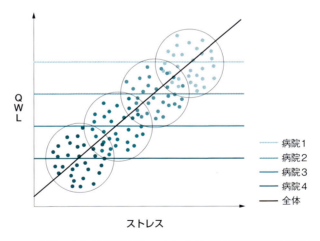

図 9-4 病院ごとには相関がないのに全体では相関が見られる場合

ん．また，どこの病院でも関連がないのに，ストレス得点と QWL 得点がばらついて，図 9-4 のようにちょうど散布図に左下から右上に配置されて，高い正の相関が出てしまう場合もありえます（→p.49 第 2 章 C-6）．

また，そのようなことがなくても，サンプル内にいくつかのグループがある場

合は，たいていは，同じグループのなかの人たちは多かれ少なかれ似たような値をとっていることが普通です．同じ病院であれば，同じ働きかたをしていたり，地域的に似たような考えをもつ看護師が働いている可能性もあります．さらには，病院内で熱心に研修などで情報交換をしているとすれば，相互に影響し合っていることは確実です．このようにグループ内の人は似通っていることがよくあります．学校でもクラスでも，会社でも同じことです．

■グループ内の人が似ている程度を表す級内相関

この似ている程度を数値化したものが，**級内相関**(intraclass correlation)と呼ばれるものです．これが高いときはもちろん，低めであったとしてもサンプルサイズが大きいほど，第1種の過誤(→p.37 第2章 B-4)を犯しやすくなることが知られています．すなわち，個人別の分析では誤って有意になりやすくなってしまっているということです．これではいけません．

検定する場合は，その前提に，サンプル内の各値には相関がないことが求められています．たとえば，ある人の値が高いことを，その人が所属しているグループの影響で説明できないということです．みんながお互いに見ず知らずの他人というわけです．これを**観測値の独立性**(independence of observations)の仮定といって，多くの検定で条件となっているものです．

級内相関があると，30人いてもばらばらとは言えません．たとえば，30人の女子がいて，全員階級別の柔道部の選手(たとえば，48 kg, 52 kg, 57 kg)が10人ずつだとすると，各10人は体重がとても似ているため，グループ内のばらつきは少なくなります．言い換えると，別の級内相関のない30人と比較すると，ばらつきの点で，実際の人数よりも人数が少ないような状況になっています．しかし，検定のときは少ない人数として扱われないので，実際の人数は過大評価になります．実際より人数が多いということですから有意になりやすいということです．

級内相関は，相関係数のように2つのデータの関連を見るものではありません．分散分析のところで見たように，目的変数のすべての分散は，グループ間の分散とグループ内の分散に分けられます(→p.65 第2章 E-2)．グループ間の分散とは，全体の平均値から各グループの平均値がどれだけ離れているかという量です．そのグループ間の分散がすべての分散に占める割合で計算されます．その値は**級内相関係数**(intraclass correlation coefficient：ICC)と呼ばれます．普通の相関係数と同様に，0に近ければ低く，1に近いほど高いということです．これが大きくなるのは，各グループ内の分散が小さく，グループ間の分散が大きくなる時です．

特に，伝統的なつながりのある地域や学校のクラスのような集団で影響し合っている場合や，保健医療では，病院や病棟をはじめさまざまな施設内での文化や風土がありますし，患者では，患者会，自助グループ，集団療法などグループ内部の相互作用を活用したものでは特に大きなものになってきます．それらの影響を考えないわけにはいきません．したがって，グループで選んだサンプルである

場合は，必ずグループの影響を考えて分析しないと安易に有意になってしまうので，それを必ず分析に入れる必要があるのです．

そこで，グループの違いそのものを優先して分析するのが次の方法です．

2 グループ単位を優先した分析の課題

これは，図9-5のようにグループ単位すなわち病院を単位とした分析です．たとえば，病院ごとに平均値を計算して，その病院の値とします．したがって，病院を1ケースとして計算するので，ケース数は10になります．看護師のストレスの平均値が低い病院ほど，QWLの平均値が高いかどうかの検討になります．

これは，病院による違いが，看護師のストレスもQWLも決定しているというのであればいいですが，病院内でのこれらの関連をまったく考慮していないものです．病院内の個々人の分散を無視しているとも言えます．回帰係数は，ある人が1点上がれば何点上がるかという解釈はできないことになります．病院の平均値が1点上がれば，何点上がるかという解釈がしづらい状況になります．ただし，この分析は級内相関による問題を回避できるという点では，誤って有意にしてしまうことが少ないというメリットがあります．

そして，このグループ単位の分析が個人単位の分析と結果が一致すればありがたいのですが，そうではないことがいくらでも起こることが問題です．このようなグループでの分析結果を個人の結果にあてはめて結論を誤ってしまうことを**生態学的誤謬**または**錯誤**（ecological fallacy）と呼びます．個人単位では正の相関で，グループ単位では負の相関という結果が起こりうるのです．それぞれがグループの情報や個人の情報を削っていて全体を見きれていないという点では共通した欠点をもっているので，どちらが正しいとも言えません．そうなると，やはり，個人の効果とグループの効果を一緒に分析しないことにはどうにもなりません．次にその方法を見ていきましょう．

そこでまた，病院による違いがわからないといけないと，それぞれのグループ別に散布図を書いて回帰直線を引いてみるものです．図9-6のように別々に分析するということです．しかし，数が多いと見るのは大変で，10ならまだしも

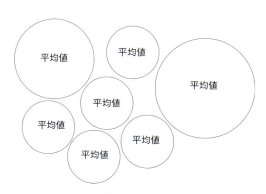

図9-5　グループ単位の分析

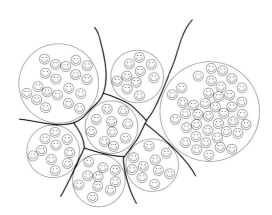

図9-6 グループ別の分析

20～30とあるとどうでしょう．どこも同じような傾きになっていればよいですが，同じだという判断のしかたや，傾きにばらつきがある場合はどう整理すればよいでしょう．さらに，もしそれぞれのサンプルサイズが小さかったり偏っていたりした場合にも，そのサンプルサイズによる重み付けの方法にも問題が残ります．

また，病院によってQWLの値が違うのかどうかなど，グループ間の検定はできません．

3 個人とグループを同時に分析できないか

■グループの効果をグループ別の平均値で分析

そこで，個人の効果とグループの効果を組み合わせる方法があります．基本は個人単位の分析で，目的変数を看護師のQWLとし，説明変数を看護師のストレスとして，さらに説明変数に病院の特徴を表すものとして，各病院の看護師のストレスの平均値を入れる方法です．この場合は，同じ病院なら同じ平均値になりますが，看護師個人の効果と，病院の効果の両方を同時に評価できるという特徴があります．

しかし，この場合は，もとは同じ看護師のストレス得点を使っているので，説明変数間に高い相関が生じて多重共線性が問題になります．そして，そもそも病院の平均値は個人の値をもとにしているわけですから，それには病院の効果と個人の効果が混ざり込んでいることになります．結局は病院の効果は必要以上に小さめに評価されることになります．

多重共線性を避けるためには，中心化(→p.121 第4章 B-5)する方法もあります（これをクロンバックモデルとも言います）．しかし，病院の効果が小さめに評価されるのは変わりません．

■グループの効果をグループのコードの変数とした共分散分析

共分散分析については，すでに説明したように，量的データと質的データの両

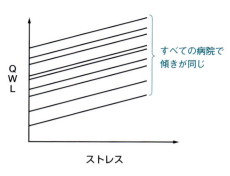

図 9-7　切片は違うが傾きが同じな共分散分析

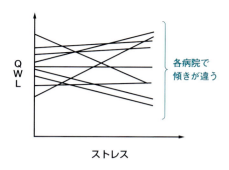

図 9-8　傾きが異なる共分散分析

方を説明変数に入れてその効果を見るものです．説明変数にグループの効果として看護師のストレスと各病院にふられたコードの入ったカテゴリカルな変数を入れれば，ぴったりにも思えます．しかし，看護師のストレス回帰係数は1つですから，一部省略していますが，図 9-7 のように傾きが病院間ですべて同じという仮定で計算されます．

そして，看護師のストレスは，共変量として，調整のために使われるのであって，10 の病院のなかの個人差を制御してから，看護師の QWL の病院による違いを見ようというのが主目的になります．それは，病院の違いそのものの影響であり，そこでの看護師のストレスの平均値のような病院の特徴が具体的に検討されているわけではありません．図 9-7 で言えば，切片がどれだけ違うのかという説明をしてくれるだけと言えます．そして，ある病院とある病院がどのくらい違うのかに関心がある場合はこれでよいと思います．

また，病院によって QWL とストレスの関連が違うことに注目するのであれば，グループの効果，すなわち病院と説明変数の交互作用を計算する方法があります．一部省略していますが，図 9-8 のように，病院によって看護師のストレスの影響，すなわち傾きが，どれだけ違うのかがわかります．

これは実際には病院と看護師ストレスの組み合わせなので，傾きが10個出てくることと同じになります．この場合は，病院による違いは，看護師のストレスのレベルによってまちまちだということになります．ある病院ではストレスが低いほど QWL が高く，別の病院ではストレスが高いほど QWL が高いということです．1つひとつについて結果を述べていくしかありません．そのとき，ある病院とある病院では，どれだけ傾きに違いがあるのかに関心があるかどうかです．10 でも煩雑なのに，やはり 20 も 30 もあったらとても無理です．そこから何が言えるでしょうか．結局は，全体としてどのくらい傾きの違いや切片の違いがあるのかという関心になってくると思います．

■グループの特徴を表す文脈効果を入れた共分散分析

また，グループの違いを見るために病院の違いを変数として直接入れなくても，それらの特徴を表す変数を入れる方法があります．病院であれば，開設主

体，病院の機能（特定機能病院など），病床数，看護職員数，看護師らのスキルや労働条件・環境といった病院の特性を表す変数や，高齢化率や人口規模など病院のある地域の特性を表す変数を説明変数として投入する方法です．これによって個人個人が属している病院の特徴が影響しているか検討できます．研究の目的に，病院の特徴によってQWLがどの程度影響を受けているのか，ということが入っていれば必要な分析です．しかし，同じ特徴をもっている病院であれば，違うところでもまったく同じに扱うことになります．病院の特徴をすべてほかの変数で表すことは難しく，病院という変数そのものを入れるほうがよりトータルな特徴を説明することにはなります．

　いずれにしても，このような分析の場合，どのような特性をもつ病院がQWLに影響しているのかという関心があるものです．どのようなグループなのかというグループのもつ特徴を，個人（individual）の特徴と対比して**文脈**（context）と呼びます．英語でcontextなので文脈と訳されることが多いかと思いますが，「言葉」の話ではないので，背景や状況という訳語でもよいと思います．個人に属する特徴ではないもので，個人が属している地域や集団などの背景や状況という意味で考えておけばよいと思います．そのような変数を，従来の個人の特徴である個人変数と対比して，**文脈変数**（contextual variable）と呼び，その分析を**文脈効果**，**文脈レベルの分析**と呼んだりします．この言いかたでは，先に挙げた，グループ別の平均値を入れた分析も，文脈効果の分析になります．

　また，文脈と対比した場合，個人の特徴の効果を，**構成効果**（compositional effect）と呼ぶこともあります．地域や学校，病院などのグループにどのような人（たとえば，性別や年齢などの属性）が集まっているから，目的変数に違いが生じるのかという意味です．グループを構成している1人ひとりの特徴が，グループの特徴をつくっている部分です．個人の特徴としての構成効果と対比すると，文脈効果とは，そのような個人という部分に分解しただけではわからない，グループ全体としての特徴を意味することになります．

 マルチレベル分析が階層線形モデル（HLM）や線形混合モデルとも呼ばれる理由

1 グループの名前に関心があるかどうか

　もし，対象とした病院が，ランダムに選ばれている場合，あるいはそれに近い扱いを考えるとすれば，その個々の名称への関心は薄くなると思います．個人のランダムサンプリングの場合のように，データのチェックのためにIDを入力しますが，IDによる分析はまず考えません．

　それでも，共分散分析を行った場合は，グループの名称による違いを個々のグループの特徴として見ていて，それを**固定効果**（fixed effect）として扱っています．それは各々のグループに所属すればそれぞれの平均値が何点か上がったり下

がったりする効果で，まさに固定した効果を発揮していると考えます．介入研究であれば，介入の効果がどれくらいあるかは，介入群と対照群の平均値の差をもとに考えます．そして，その平均値の差はまさに介入に固有のもので，いわば定数のような扱いです．どのグループだと何点の平均値になるのか，それぞれのグループのもつ固有の値に興味があるのです．世界中を調査対象とした場合，国別だと日本の平均値はどこに位置するのかが気になるところです．

2 グループ名に関心がなければランダム効果でマルチレベル分析

そこでやはり，グループがランダムに選ばれていて，どこが選ばれているかには関心がないとします．都道府県をランダムに選んでも，それは日本の代表ということで，何県が選ばれてもかまわず，それは気にしないというものです．この場合には，各グループの平均値すなわち切片や，各グループの傾きにばらつきがあったとして，それはランダムに起こっているものと見ることができます．固定効果として決まっているのではなく，ランダムな効果なので**ランダム効果**（random effect），または**変量効果**と呼ばれます．

固定効果では各グループの平均値の大きさそのものに注目するのに対して，ランダム効果ではサンプリングによるグループの誤差，すなわち平均値のばらつきだけに注目します．平均値は，研究ごとに選ばれたグループによってランダムにばらつくものと考えるわけです．

具体的には，病院によって切片（平均値）や傾き（相関）にどれくらいばらつきがあるかの分散の大きさを計算するということです．ある病院では切片が大きくある病院では切片が小さいということがあったとしても，その間の検定はしなくてよくて，平均値と傾きの分散が有意かどうかわかるものです．特に全国の病院から500を無作為に選んで調査したという場合は，病院名には関心が払われないのが普通でしょう．病院による違いを無視したくないが，それを病院固有のものでなく，ごく一般的な病院によるばらつきの要因として分析したいとき，ランダム効果を用いた**マルチレベル分析**（multilevel analysis）が使われます．

3 サンプルに存在する階層とランダム効果

マルチレベル分析は，個人とグループが階層になっているので，**階層線形モデル**（hierarchical linear model：HLM）とも呼ばれます．グループが学校なら，個人−クラス−学年と階層がある場合でも，その上位にあるそれぞれのレベルあるいは階層で分散が分析できるからです．また，個人個人の分散を，一般的な説明変数である固定効果と，グループによるランダム効果に分解して計算する方法とも言えて，固定効果とランダム効果が混在しているため，**線形混合モデル**（linear mixed model），または，**混合効果モデル**（mixed effect model）と呼ばれることもあります．

ここでの例では，看護師のQWLの分散に看護師のストレスがどれほど影響し

ているのかを知りたいわけですが，病院のサンプリングによるランダムな効果がないか，その影響を制御して，ストレスの分析がしたい場合に使えるということです．そのため，分散が予測できるほどの一定の多さのサンプルが必要にはなります．2，3の病院というのでは分散は求められないでしょう．

■個人・個体の時間的な変化も階層と見なせる

また，これらは，地域や学校，病院などの「人のグループ」だけに限りません．実験における被験者のデータは，同じ人や動物に反復して測定を行えば，個人や個体が経時的なデータの所属先のグループにあたります．そしてその個人や個体の名前には，まったく関心はありませんが，個人というグループ（階層またはレベル）によるばらつきを放っておくわけにはいきません．したがって，経時的なデータも，個人という上位のレベルに属するものがあればマルチレベル分析を使うことができます（→p.236 F-3）．

切片や傾きがランダムに変動するのを マルチレベル分析ではどのように計算するのか

1 切片と傾きの分散を捉える

■切片も傾きもランダムに変動

図9-8では，各グループで傾きが異なっている様子が描かれていました．それぞれの回帰直線は実線で描かれ，切片や傾きはそれぞれのグループで計算されていました．しかし，それらがランダムに変動するもので，グループごとの値に関心がない場合は，図9-9のように，切片と傾きの平均の線が計算されたら，あとは，それぞれがどの程度ばらついているかという分散だけへの関心になります．そのため，平均以外はどこにあってもよくてばらつきさえわかればいいので点線で描いてあります．別の描きかたをすれば，図9-10のようにどの範囲で変動するのかという見かたしかしないということです．

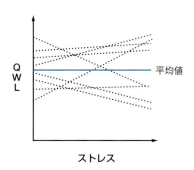

図9-9 切片も傾きもランダムに変動

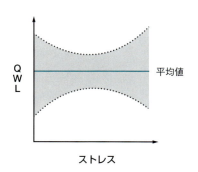

図9-10 切片と傾きがランダムに変動する範囲

計算式は次のように，切片と傾きをランダムに変えてあります．

QWL＝ランダムな切片＋ランダムな傾き×ストレス＋誤差

■ランダム効果

ただ，ランダムな切片，ランダムの傾きと書いてあってもわからないので，実際にはどうするかというと，それぞれを次のようにします．

ランダムな切片＝QWLの全体での平均値＋各グループの平均値の偏差
ランダムな傾き＝全体での傾き＋各グループの傾きの偏差

「各グループの平均値の偏差」は，QWL得点の全体での平均値からの各グループの平均値の偏差で，これにはグループによる分散があります．同様に，「各グループでの傾きの偏差」にも分散があります．これらの2つの分散が，ランダム効果になります．さらには，この2つの分散の間には，共分散（→p.42 第2章C-2）もあります．たとえば，傾きが大きいほど切片が小さく，傾きが小さいほど切片が大きくなっていれば，共分散は大きくなります．この2つの分散と共分散が計算されるのがマルチレベル分析の特徴になります．

一般的な統計学のテキストでは，ケースとグループをiとjで記すことが多くなっています．これは，グループごとに式が違うということです．

2 切片と傾きのグループによる誤差

■固定効果とランダム効果

このランダムな切片とランダムな傾きの2つの式を，QWLの最初の式に代入してみます．

QWL＝（QWLの全体での平均値＋各グループの平均値の偏差）
　　　　　　　　　　　ランダムな切片
　　　＋（全体での傾き＋各グループの傾きの偏差）×ストレス＋誤差
　　　　　　　　　　ランダムな傾き

これを変形して，各グループの平均値と傾きの偏差をまとめると次のようになります．

QWL＝QWLの全体での平均値＋全体での傾き×ストレス
　　　　　　　　　　固定効果
　　　＋各グループの平均値の偏差＋各グループの傾きの偏差×ストレス＋誤差
　　　　　　　　　　　　　　　ランダム効果

右辺の最初の2つの全体の部分は，QWLに影響を与えていますが，変動しな

い固定したもので**固定効果**と呼ぶことができます．これに対して，各グループの偏差についての2つの部分はグループによる**ランダム効果**，すなわちランダムな誤差を意味していて，最後の誤差は，個人による効果であり，個人差すなわち個人による誤差になります．固定効果の部分と最後の誤差だけだと，個人を単位とした普通の回帰分析と同じですが，それにグループによる切片の誤差と傾きの誤差が追加されたモデルになっているということです．このグループによる誤差を考えてあるという点が大事で，これによって，グループによる特徴である級内相関が考慮されていることになります．この誤差をモデルに入れないということは，個人の誤差のなかにグループの誤差が混じりこんでしまって過誤が起こりやすくなるのです．

■グループの効果を階層的なレベルで呼ぶ

看護師のQWLの分散を，ストレスで説明しようというモデルですが，個人差の部分だけでなく，グループによってQWLが高くなっていないか，グループによって相関が違わないかというグループによる効果を加えてあります．このことで，言い換えれば，グループによる誤差をコントロールしたうえで，個人のストレスがQWLにどのように影響しているかを計算しているということです．そして，このグループの誤差が分散として計算されるので，それが0であるという帰無仮説について検定も行えるというわけです．

それぞれの効果の呼び名の問題ですが，個人の効果についてはindividual levelというだけでなく，level-1（first level）と呼ばれて，グループの階層が上がっていくにつれて，level-2（second level），level-3（third level）…となります．個人がlevel-1なら，市区町村はlevel-2，都道府県はlevel-3という具合です．また，個人など低いレベルをミクロレベル，高いレベルをマクロレベルと呼んだりもします．

3 切片だけがランダムで傾きが同じ場合

また，共分散分析のように，グループによって傾きが同じだと考えられる場合は，切片による違いだけが注目するポイントになります．図9-9や図9-10のように，ストレスがQWLに与える影響の大きさが，病院によって違うと考えずに，図9-11のように，それぞれのレベルにだけ違いがあると考えるということです．

このような場合は，グループによる傾きの分散が0となるので，上の式の各グループの傾きが含まれる部分がなくなって次のようになります．

QWL＝QWLの全体での平均値＋全体での傾き×ストレス＋各グループの平均値の偏差＋誤差
　　　　　　　　　　　固定効果　　　　　　　　　　　　　　　　　　　　ランダム効果

このような，グループによる誤差の分散だけが計算されている研究は多くあって，こちらのほうが一般的のように思います．なぜなら，この例では，説明変数に看護師のストレスしか入っていませんが，それ以外に個人やグループにかかわ

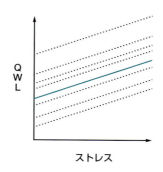

図9-11 切片はランダムに変動するが傾きは同じ

る説明変数を多く入れれば，QWL に影響する要因をコントロールできていくので，ストレスそのものが独自にどう QWL に影響するかを計算できるからです．こうなると，ストレスは QWL にマイナスの影響しかないようにも思えますが．

マルチレベル分析を行った結果を見てみる

1 切片だけのモデル＝帰無モデル

■説明変数のないモデルとの比較

実際に計算を見てみましょう．目的変数に看護師の QWL，説明変数に看護師のストレスと，さらにもう1つ個人レベルの要因として看護師の経験年数が入れてあります．そして，ランダム効果には病院による分散を考えます．病院によって，切片や傾きが違うかどうかを検討します．

そのための下準備として，まずは，説明変数をもたない切片のみの(intercept-only)モデルから始めます．ストレスも経験年数も説明変数に入れません．このような説明変数がないものは **null model**(**帰無モデル**，**ヌルモデル**とも呼ばれます．null は英語の発音としてはナルです)と呼ばれます．これを行ってから，説明変数を追加して，その説明力の変化を見るためです．ロジスティック回帰，生存時間分析で出てきて，さらにまた，構造方程式モデリングでモデルの適合度で出てくる独立モデルに近い考えかたです(→p.280 第11章 A-4)．

すでに述べた上の式からストレスの項をとると次のようになります．これが帰無モデルの式です．

QWL＝QWL の全体での平均値＋各グループの平均値の偏差＋誤差
　　　└─── 固定効果 ───┘└─────── ランダム効果 ───────┘

この式で計算して，QWL の全体での平均値という固定効果と，各グループすなわち病院の偏差と誤差というランダム効果を求めます．これは，全体の平均値にグループや個人によってランダムにばらついている量を加えたものとなっています．

表9-1 マルチレベル分析での固定効果（切片のみ）

固定効果の推定[a]

パラメータ	推定値	標準誤差	自由度	t	有意確率	95% 信頼区間	
						下限	上限
切片	17.304830	1.776596	10.458	9.740	.000	13.369716	21.239943

a. 従属変数：QWL

表9-2 マルチレベル分析での切片の分散

共分散パラメータの推定[a]

パラメータ	推定値	標準誤差	Wald の Z	有意確率	95% 信頼区間	
					下限	上限
残差	38.159835	2.874568	13.275	.000	32.921965	44.231047
切片 [被験者＝病院] 分散	30.116876	13.793961	2.183	.029	12.272906	73.904766

a. 従属変数：QWL

表9-1 は，SPSS の線型混合モデルによって切片の推定値が計算されたものです．切片が 17.3 で，全体の平均値がその値だと推定されています．有意になっていますが，QWL の平均値を推定すると 0 でないという意味と同じです．これは重回帰分析や一般線形モデルなどでの定数が有意でないというのと同じですが，それ自身にはほとんど意味はありません．

式に値を入れてみると次のとおりです．

QWL＝17.3＋(各病院の平均値－17.3)＋誤差

■切片の分散

表9-2 は，その切片について，病院によってどの程度の分散があるのかを推定したものです．

SPSS では，グループが被験者と呼ばれています．切片に 30.1 の分散があるということですが，これは，病院によってどの程度の分散があるかです．分散分析で言えばグループの効果の部分にあたるものです（→p.65 第 2 章 E-2）．病院による偏差の 2 乗の平均値がそのくらいだということです．そして，残差は，病院内でのばらつきで，分散分析では個人の効果とした部分にあたります．いずれも有意になっていて，特に病院によるばらつきが有意です．病院によって違うということが，それらの平均値の差ではなくて，ランダムな効果（各グループの平均値の偏差と誤差）として計算されています．

■級内相関を計算する

この計算結果から，級内相関を求めることができます．切片だけのモデルですから，グループの効果の分散が全体の分散に占める割合を計算できます．次の式です．

$$級内相関 = \frac{グループの効果の分散}{全体の分散} = \frac{切片の分散}{切片の分散 + 残差}$$

$$= \frac{30.1}{30.1 + 38.2} = .44$$

級内相関が.44ですから，QWLのばらつきの44%は病院の違いと関連しているということです．マルチレベル分析が求められるデータであることがわかります．この帰無モデルに，個人レベルやグループレベルの説明変数を追加することで，級内相関が小さくなっていけば，その差の分だけ，それらの説明変数によって病院による分散が説明できたことになります．

2 切片も傾きもランダムなモデル

次に，説明変数として，看護師のストレスと，さらに看護師としての経験年数を入れたものを計算します．切片だけでなく傾きもランダムなもので実施してみます．固定効果はSPSSでは表9-3のとおりです．それぞれの推定値が出ていて，検定結果ではストレスも経験年数も有意確率は1に近く，有意ではありません．

次に表9-4ではランダム効果についてです．残差のところは，個人の誤差です．「切片＋ストレス」となっていますが，これはストレスの傾きだけにランダム効果を考えていることを示しています．経験年数は，病院によって傾きにばらつきがない固定効果のみで計算しています．このように，どの傾きをランダム効果にするのかの指定が必要です．そして，ランダムな切片の分散は，UN (1,1) のところの推定値で，ランダムなストレスの傾きの分散はUN (2,2) のところ，これらの共分散はUN (2,1) のところです．

数値を次の計算式に入れてみます．

表9-3 マルチレベル分析での固定効果（傾きもランダム）

固定効果の推定[a]

パラメータ	推定値	標準誤差	自由度	t	有意確率	95% 信頼区間	
						下限	上限
切片	17.157133	3.634403	14.144	4.721	.000	9.369562	24.944704
ストレス	.068190	.785830	10.670	.087	.932	−1.667966	1.804346
経験年数	−.079600	.357832	350.484	−.222	.824	−.783369	.624168

a. 従属変数：QWL

表9-4 マルチレベル分析でのランダム効果（傾きもランダム）

共分散パラメータの推定[a]

パラメータ		推定値	標準誤差	WaldのZ	有意確率	95% 信頼区間	
						下限	上限
残差		37.053725	2.828506	13.100	.000	31.904738	43.033688
切片＋ストレス	UN (1,1)	50.217193	44.152636	1.137	.255	8.962879	281.356733
［被験者＝病院］	UN (2,1)	−8.568913	9.600178	−.893	.372	−27.384916	10.247089
	UN (2,2)	2.787410	2.367725	1.177	.239	.527424	14.731320

a. 従属変数：QWL

$$QWL = \underbrace{QWLの全体での平均値+全体での傾き×ストレス+全体での傾き×経験年数}_{固定効果}$$

$$\underbrace{+各グループの平均値の偏差+各グループのストレスの傾きの偏差×ストレス+誤差}_{ランダム効果}$$

$$QWL=17.157+0.068×ストレス-0.080×経験年数+(各病院の平均値-17.157)+(各病院のストレスの傾き-0.068)×ストレス+誤差$$

検定ではいずれも有意ではなく,病院によるばらつきがあるとは言えないことになります.このように,切片も傾きもランダムなモデルでは,何も有意にはなっていません.

3 傾きが同じで切片だけがランダムなモデル

表9-5は傾きが同じで,切片だけが異なるという場合です.さきほどの式から,(各グループのストレスの傾きの偏差×ストレス)という項を取り除いた式になります.固定効果を見ると,ストレスのところの推定値は,先ほどよりも大きくなっていますが,有意になってはいません.

ランダム効果を見ると,表9-6のように,切片の分散だけが表示されています.切片の分散が有意になっています.病院による分散は0でないということが言えます.切片だけの帰無モデルと結果は同じです.病院による傾きが同じだとすると,切片についての結果は同じようになっています.しかし,傾きがランダムとしたときには,切片は有意でなくなっていました.傾きの分散は有意ではなかったので,切片だけがばらついていると考えられるデータということです.

表9-5 マルチレベル分析の固定効果(切片がランダム)

固定効果の推定[a]

パラメータ	推定値	標準誤差	自由度	t	有意確率	95% 信頼区間 下限	95% 信頼区間 上限
切片	16.180015	3.231838	100.572	5.006	.000	9.768586	22.591444
ストレス	.317876	.543617	351.854	.585	.559	−.751271	1.387022
経験年数	−.088596	.358861	350.696	−.247	.805	−.794386	.617194

a. 従属変数:QWL

表9-6 マルチレベル分析でのランダム効果(切片がランダム)

共分散パラメータの推定[a]

パラメータ	推定値	標準誤差	WaldのZ	有意確率	95% 信頼区間 下限	95% 信頼区間 上限
残差	38.181824	2.884462	13.237	.000	32.927011	44.275252
切片+ストレス[被験者=病院] 分散	29.543244	13.551641	2.180	.029	12.022854	72.595348

a. 従属変数:QWL

4 個人単位とグループ単位の重回帰分析と共分散分析と比べてみる

では，病院の区別をしないで，個人単位の分析，すなわちただの重回帰分析をしてみます．すると SPSS では次の**表 9-7** のようになります．ストレスが有意になっています．

さらに，グループ単位，すなわち病院の平均値を使って，10 ケースで重回帰分析を行ったのが**表 9-8** です．ストレスも経験年数も有意になっています．**表 9-7** に比べて標準回帰係数 β がかなり大きくなっています．これでは，結果を間違えてしまうことがわかります．個人単位，グループ単位の分析だけでは危険なことがわかります．

また，病院を固定効果として同じく SPSS で共分散分析を行ったものが**表 9-9** です．ストレスは有意ではなく，病院は有意になっています．その点では，**表 9-5** と**表 9-6** の切片がランダムなモデルの結果に近くなっていますが，有意確率がずいぶんと小さくなっています．固定効果は，ランダム効果よりも有意になりやすい傾向にあります．なぜなら，固定効果では，各グループの平均値を固定的に見ている，すなわち，ある A という病院から得られた看護師のサンプルは，その A 病院全体の看護師の代表とみているので変動する幅，信頼区間を小さく考えています．それに対して，ランダム効果では，各グループの平均値を研究によって変動するもの，ただのサンプルとして見ているため，信頼区間を広く考えていることになります．そのため，研究として，選んだグループがあくまでサンプルで，ある病院がどの値かに関心がない場合は，固定効果で計算すると必要以上に有意になる，すなわち第 1 種の過誤を犯す確率が高いのです．これは言い換えると，共分散分析では，級内相関の問題をすべて解決することはできないということです．この意味でも，ランダム効果が大切であることがわかります．

表 9-7　個人単位の重回帰分析

係数[a]

モデル		標準化されていない係数		標準化係数	t 値	有意確率
		B	標準誤差	ベータ		
1	(定数)	7.372	3.948		1.867	.063
	ストレス	2.108	.781	.143	2.699	.007
	経験年数	.664	.525	.067	1.267	.206

a. 従属変数：QWL

表 9-8　グループ単位の重回帰分析

係数[a]

モデル		標準化されていない係数		標準化係数	t 値	有意確率
		B	標準誤差	ベータ		
1	(定数)	−196.334	55.631		−3.529	.008
	ストレス	22.759	7.552	.640	3.014	.017
	経験年数	39.615	13.594	.619	2.914	.019

a. 従属変数：QWL

表 9-9 病院を固定効果とした共分散分析

被験者間効果の検定

従属変数：QWL

ソース	タイプⅢ 平方和	自由度	平均平方	F 値	有意確率
修正モデル	16847.808[a]	11	1531.619	39.859	.000
切片	1364.799	1	1364.799	35.517	.000
病院	16176.284	9	1797.365	46.774	.000
ストレス	9.629	1	9.629	.251	.617
経験年数	3.280	1	3.280	.085	.770
誤差	13372.315	348	38.426		
総和	153540.747	360			
修正総和	30220.122	359			

a．R 2 乗＝.558（調整済み R 2 乗＝.544）

　このように，マルチレベル分析では，個人レベルの効果だけでなくグループによる効果を投入できて，個人単位やグループ単位の分析を統合し，級内相関の問題を考慮した分析となっています．必要以上にグループの効果が影響することもなく，級内相関の問題については，第 1 種の過誤が高まらないでより正しい結果を出せることが大きなメリットになっています．

マルチレベル分析は懐が深い

1 切片や傾きを説明できるグループの要因を探ることができる

　また，マルチレベル分析では，グループによって切片や傾きの分散が有意になったときに，それらの要因を探ることができます．たとえば，**表 9-6** のように切片が有意になっている場合，説明変数に加えてグループの特徴を表す文脈変数を追加してみます．開設主体，病院の機能，病床数，看護職員数などです．これらを加えたことで，どのような変化が起こるかを確認するわけです．

　マルチレベル分析は最尤法を用いていますので，ロジスティック回帰分析と同じように，対数尤度が算出されて，尤度比検定が可能です．そもそも先の分析では省略しましたが－2×対数尤度が出力されます（→p.193 第 7 章 D-2）．これをモデルとして検定したい場合は，切片だけのモデル，すなわち説明変数を投入しない帰無モデルの値と比較すれば検定できることになります．これと同様に，変数を追加して，切片の分散が減少すると同時に，対数尤度も有意に減少すれば，その変数が切片の分散を説明できることがわかります．たとえば，看護職員数を入れて，病院の切片の分散が小さくなれば，その影響によるものと判断できます．また，傾きについても同様で，病床数によって看護師のストレスとQWLの関連のしかたが異なると考えれば，病床数と看護師のストレスの交互作用を投入します．傾きの分散に変化があり，－2×対数尤度が大きく変化していればそれが影響していたことがわかります．

2 レベル間の交互作用からグループ内での個人の特徴の効果もわかる

■個人とグループの交互作用を分析できる

多変量解析で特徴的な交互作用ですが，マルチレベル分析では，個人の効果の変数同士（たとえば，看護師のストレスと経験年数）の交互作用やグループの効果の変数同士（たとえば，病床数と看護職員数）の交互作用だけでなく，個人の効果とグループの効果の変数の間（たとえば，看護師のストレスと看護職員数）の交互作用の分析が可能です．

これは言い換えれば，個人とグループなどの異なるレベル間の交互作用の分析ができるということです．たとえば，病院の看護職のQWL（労働生活の質）とストレスを考えた場合，個人のlevel-1（たとえば，専門的なスキル）以外に，病棟のlevel-2（たとえば，看護師長の管理的なスキル），病院のlevel-3（たとえば，病院の機能）などが考えられます．個人（level-1）と病棟（level-2）の交互作用であれば，個人の看護師の専門的なスキルがいくら高くても，病棟の看護師長の管理的スキルによってはストレスが増えQWLが低下することも考えられます．どのような病棟だとその専門的スキルがQWLに結びつきやすいのかが分析できます．個人（level-1）と病院（level-3）の交互作用であれば，どのような機能をもつ病院であれば，個人の看護師の専門的なスキルがQWLに結びつきやすいのかです．病棟（level-2）と病院（level-3）の交互作用では，どのような病院（病院の機能や病床数など）で，病棟の看護師長の管理的スキルが発揮されれば，看護師のQWLが高くなるのかがわかります．また，患者でも同じような交互作用の分析が可能です．さらに，どのようなケアを受けたらどのような患者のQOLが高くなるのかというような介入研究でも使えます．

ここでは，看護師を例に挙げましたが，労働者であれば，企業や行政など階層的な部署がある職場でも同じです．ほかにも，生徒，クラス，学年，学校というレベルや，住民，近隣，市町村，都道府県というレベルなどでも同じです．たとえば，どのような学校でどのような先生の下でどのような生徒が成長しやすいのか，どのような地域（たとえば，経済格差の大きさなど）でどのような近隣の信頼関係であればどのような住民が健康になるのかなどが分析できます．

■ただし多重共線性には注意が必要

ただし，マルチレベル分析では複数のレベルがあることもあり，多重共線性には注意が必要で，交互作用を追加する場合はなおさらです．特に量的データの場合は，主効果と高い相関が出やすいので中心化（→p.121 第4章B-5）が必要になります．説明変数の値をサンプル全体の平均値からの偏差にする方法です．これ以外にも，グループ（level-2）ごとの平均値からの偏差にする方法があります．それは，グループ内での相対値あるいは相対評価に意味がある場合です．たとえば，目的変数として病棟の看護師のQWL（労働生活の質）を測定するとき，既存の客観的な尺度を使って絶対値として測定したのではなく，病棟の師長が観察に

3 マルチレベル分析は反復測定に使える

また，マルチレベル分析は，本章 C-3（→p.226）で説明したように繰り返しのあるデータにも使えます．同じ人に何回も測定したようなものです．反復測定の ANOVA（→p.176 第6章）について紹介しましたが，それと同じ場面です．マルチレベル分析の場合は，個人をグループに見立てて，そのなかに繰り返し測定したデータが入る形になります．レベルとしては，時間が level-1 で，個人が level-2 になります．普通よりも個人が 1 level 上がった形になります．したがって，データのつくりは表9-10 のように ANOVA とは異なります．

11〜15 というのが測定値です．ANOVA では時間の数だけ変数がありましたが，マルチレベル分析では，時間という変数で，そのタイミングをデータに入れておきます．

マルチレベル分析ではいくつもの優れた点があります．最初は欠損値についてです．ANOVA では何回も測定された時間の変数に 1 つでも欠損値があるとそのままではケースごと欠損値になりますが，マルチレベル分析の場合は，欠損値があっても計算できます．もちろん，このときは MAR（missing at random）であることが仮定される場合ですが（→p.148 第4章 D-3）．また，同じ時間に測定していない間隔が違う場合でも使えます．

さらにメリットとしては，球面性の仮定が不要になります（→p.181 第6章 B-2）．反復測定では，近い時点同士のほうが相関は高いのはほぼ確実なのですが，傾きが計算できれば問題ないからです．

したがって，個人個人の成長曲線の違いなど，人によって効果の大きさやパターンが違うのかがわかります．それぞれの人ごとにランダムな傾きや切片を計算するからです．ANOVA では，時間による経過の違いは確かに交互作用で見られましたが，デコボコしているというだけで，必ずしも傾きの違いであるとは限定されていませんでした．この点でも ANOVA よりも優れた方法になります．

反復測定の ANOVA の条件を気にせずに，個人でいくつかの機会に測定された同じ目的変数が測定されていれば，それと説明変数との回帰を行うだけです．

表9-10 反復測定における ANOVA のデータとマルチレベルのデータ

ANOVA				マルチレベル		
ID	時間1	時間2	時間3	ID	時間	目的変数
1	11	12	13	1	1	11
2	12	14	15	1	2	12
3		⋮		1	3	13
4				2	1	12
5				2	2	14
6				2	3	15

目的変数が説明変数とともに増加したり減少したりしていればよいわけで，縦軸に目的変数，横軸に説明変数です．説明変数が時間を表しているもの，それと関係しているものであれば大丈夫です．たとえば，介入プログラムへの参加時間や参加日数，学校なら学年などです．年間の推移なら月，何年かの経緯なら年が説明変数になります．病院での平均入院日数や看護必要度，地域や企業における疾病の罹患率やリスクの保有者，各種教室への参加者数など時間によるトレンドをみたいときなどにうってつけです．指数関数などの曲線関係が予想される場合は，2乗するなど直線関係になるように適宜変換してから投入すればよいでしょう．

4 ロジスティック回帰分析や構造方程式モデリングでも使える

　目的変数が2値などの質的データでは，ロジスティック回帰分析（→p.184第7章）が使えますが，マルチレベル分析でも可能です．マルチレベル分析は，一般化線形モデルあるいは一般線形混合モデルとして，ロジスティック回帰を含んでいるということです．

　また，潜在変数を使ったマルチレベル分析，すなわち構造方程式モデリング（→p.271第11章）で，個人のレベルの潜在変数とグループレベルの潜在変数の大きさを比較したり，パス解析をしたりもできます．また，確証的因子分析（→p.283第11章C-1）で個人レベルとグループレベルで因子構造が同じなのかの検討をするなども可能になっています．

　いずれも，多変量解析の基本は重回帰分析すなわち重回帰モデルで，そこにロジット変換やランダム効果，潜在変数など多様な変数の形を組み合わせて使えるようになっているということでしょう．

5 メタアナリシスに使える

　科学的な根拠に基づく看護であるEBN（evidence based nursing）やEBM（evidence based medicine），EBHC（evidence based health care）など，根拠に基づく実践であるEBP（evidence based practice）のためには，情報に基づく意思決定のために最善の根拠（ベスト・エビデンス）が欠かせません．それには，多くの研究論文を集めて比較，評価する**システマティックレビュー**と，それらの研究での同じアウトカムの結果を要約・統合して，統計的に分析する**メタアナリシス（meta-analysis）**が求められます．

　メタアナリシスは，いくつもの研究のエフェクトサイズ（→p.40第2章B-5）を統計的にまとめて1つにするものです．しかし，研究によってエフェクトサイズにばらつきがあれば，その理由として研究の対象や方法などの違いの影響を知りたいものです．

　たとえば，研究によってさまざまな種類の看護学的ケアが評価されているとすれば，それらのアウトカムへの効果の違いはどのようなものかを知りたくなります．これは，目的変数としてのアウトカムだけでなく，それと関連する説明変数

にも注目するということです．このような説明変数を加えたメタアナリシスは**メタ回帰（meta-regression）分析**とも呼ばれます．

このような場合に，マルチレベル分析が使えます．たとえば，看護学的ケアは患者のQOLを向上させるかというテーマで，実際にさまざまな角度からたくさんの研究がされています．もし，多くの研究のオリジナルデータが使えるのであれば（たとえば，2次利用のために公開されているなど），対象者個人をlevel-1として，研究をグループとしてlevel-2にして分析します．そして，介入群と対照群というダミー変数を説明変数とします．このとき，研究ごとに個人のQOLと介入群と対照群という変数の関連が傾きとして示されるので，傾きの分散を計算して有意であれば，研究によって関連が異なっていることがわかります．そこで，研究の特徴（ケアの種類など）を示す文脈効果の変数を説明変数に投入して，傾きの分散が小さくなれば，その特徴によって違いが説明されたことになります[1]．

しかし，元の研究データが得られないことのほうが多く，その場合は，それぞれの論文に書かれたエフェクトサイズ，平均値とSD，相関係数，有意確率などを使います．このときは，個々の研究がlevel-1になり，切片だけのモデルに加えて，説明変数を追加していくことができます．そして，研究の特徴によってエフェクトサイズが異なるかどうかについて，たとえば，ケアの内容や方法，病棟や病院などを説明変数として分析することができます．

また，1つの研究で複数のアウトカムが測定されている場合には，それらをまとめて分析する方法があります．それぞれのエフェクトサイズをlevel-1，研究内でのエフェクトサイズのばらつきをlevel-2，研究の間でのばらつきをlevel-3として，さまざまな研究の特徴を説明変数とした分析が可能です[2]．これによって，平均のエフェクトサイズの大きさとともに研究の特徴によってエフェクトサイズがどう変わるのかがわかります．

●文献
1) Hox, J. J., Moerbeek, M., & Schoot, R. (2010). Multilevel Analysis：Techniques and Applications (2nd ed.). Routledge.
2) Weisz, J. R., Kuppens, S., Eckshtain, D., Ugueto, A. M., Hawley, K. M., & Jensen-Doss, A. (2013). Performance of Evidence-Based Youth Psychotherapies Compared With Usual Clinical Care：A Multilevel Meta-analysis. JAMA Psychiatry, 70(7), 750–761.

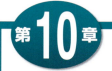

潜在変数を測定するための因子分析

 いくつもの相関が高い観測変数の背景にあるもの

1 単項目による観測変数の誤差による限界

■信頼性と妥当性の高い変数を使う

　量的なデータでは，目的変数にしても説明変数にしても，1つの質問のような単項目で観測する変数では信頼性や妥当性が高いのか疑問です．特に，心理尺度のような直接測ることのできない人の信念，態度，価値観，知識，イメージなどは，複数項目を測定して，信頼性と妥当性の高い尺度を用いたほうがよいものです．繰り返し複数の項目で観測された結果の背景には，そのような結果をもたらした何らかの性質や内容というもの，本当の値，**真の値**があるはずです．体温計や体重計など，多くの電子機器なども繰り返し何回も測定することで真の値に近づけるようにつくられていて，それは質問紙調査による尺度でも同じです．

2 いくつもの観測変数の相関は共通点？

■相関が高い項目の背景に

　因子分析では，多くの項目を測定することによって，その背景にある真の値というものを数学的に抽出できないかという作業をしています．なぜそのようなことができるのかという話ですが，多くの項目の間の相関を見たときに，相関の高い項目同士は背景に同じものが存在していると考えるからです．**図10-1** のように，相関があるということは，似ているもの，お互いに説明できるもの，お互いに予測し合える，言い換えれば共通している部分があるということです．

■似たような質問に同じ回答をする理由

　たとえば，ある人の話をしていて，「あの人，いい人よね」と言うような場合は，背景に何か基準となるものがあって，それを言葉で表しているわけです．もし本当に「いい人」と思うような状態があれば，それを別の言葉で表現しても測定したものの間には相関があるはずです．もとが共通していて，同じ根っこから出ているような質問には同じような回答をするだろうという考えかたです．

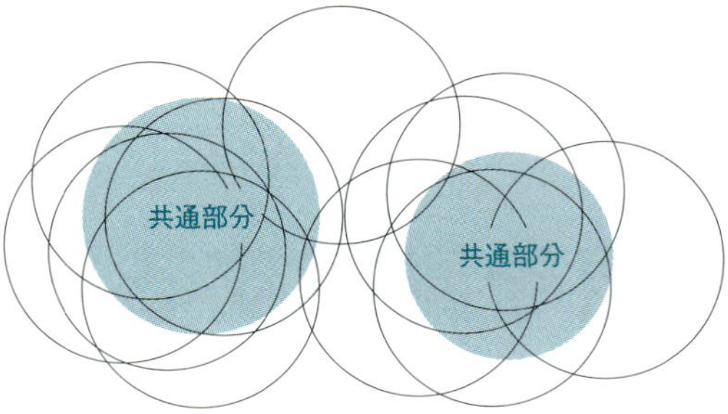

図10-1 相関が高い項目の背景に共通する部分がある

　それで，たとえば，患者のQOLに関する質問項目が20項目あって，そのうちの10個くらいが強い相関をもっていたら，その背景に何か共通のものがあるかもしれないという発想になるわけです．

■相関係数のかたまりから見えてくるもの

▶相関マトリクス
変数の組み合わせによる相関係数の一覧表．

　相関マトリクスを眺めるだけで，どうやらこの20項目の背景のなかには，いくつかの真の値の姿が見える，ということができればすごいことです．

　因子分析ではこのような作業を，相関係数のデータを使って数学的な計算から導き出しています．相関係数の束のなかから見えないものを抽出してくるわけです．これは共通したものを探すことでもあり，それは同時に共通した内容をもついくつかのグループに分ける作業とも言えます．学校のクラスも1つの集団に見えても，何らかの共通点をもってグループに分かれていたりするものです．

3 真の値である潜在変数を観測変数から測定する

■直接は測定できない潜在変数

　真の値とは，別の言いかたをすると**潜在変数**(latent variable)とも言えます．潜在変数というと，もしかするとなんかわけのわからない，実在しないもののように思うかもしれません．しかし，そもそも人が思ったり行動したりしていることなどの真の値を，直接に測定できるでしょうか．

　たとえば，意識を測定しようとする場合，態度や言葉で引き出すしかないわけです．仮に言葉で表現していても，その人にとって本当にそれが真実なのでしょうか．「私，今つらいんです」と言っていて，本人はつらいと思っているかもしれないけれど，よくよく聞いてみると実はたいしたことなかった，本人の思い込みだったということもあるかもしれません．しかも，それをなんとか測ろうとして，観察者が測るわけです．だからある意味では，何らかの概念の測定というものが目指しているところは，やはり潜在的な変数を明らかにすることなのではないでしょうか．

　言い換えれば，潜在的な真の値にいかに近づくかという作業をしているのでしょう．そのとき，より真の値に近いだろうなという表現なり測定道具を多く用

意して，それに迫ろうという努力をするわけです．

■潜在変数を観測変数によって測定する

　潜在変数として本当のものがあって，それが表向き観察可能なものとして表現された変数が観測変数です．質問紙であろうが，インタビューであろうが，何を測ろうとしているのかです．

　所詮，本当のものなんて測れるはずがないなんて言ってしまったら，もう終わりです．もちろん，コミュニケーションの問題だとか，相互作用や文脈によって物事がつくられているという見かたも重要ですが，少なくとももものごとが，どのように見えるのかを記述することが必要です．

　研究者の仕事は，本人でさえも気づいていないような何らかの潜在的なもので，問題であったり喜びであったり，よいことであったり悪いことであったりするものをなんとか観測して，それを人に伝えるというものではないでしょうか．

4 潜在変数から観測変数への矢印

　観測変数と潜在変数の関係というのは，常に図10-2に示したようになっていると考えます．観測変数にはさまざまな質問のしかたがあるとして，あるいはいろんな測定尺度でもいいのです．これらは後々のためにも四角で書く習慣にしておきます．

　そして，問題はこの矢印で，これが**因果の向き**だと考えます．潜在変数がその観測変数をつくっているということです．このような変数間の矢印を**パス**（path）といい，因果関係を分析する**パス解析**というものがあります（→p.272 第11章 A-1）．矢印が出ているものが原因で，受けているものが結果にあたるものです．たとえば，その人がつらい状況といった，ある意味では目に見えないものを原因として，結果として測定可能な表面的なものとして現れてくるであろうと考えます．

■潜在変数と観測変数の相関と観測変数間の相関の関係

　潜在変数から観測変数ができていると考えたとき，その矢印の部分の影響力の大きさは相関係数に該当します．たとえば，相関が.8や.9になれば，非常に潜在変数と近い変数，近い測定尺度ということになります（→p.44 第2章 C-3）．

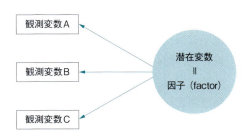

図10-2　観測変数の背景には潜在変数がある

逆に言えば，潜在変数というものを，そのような関連になるように作成しているということです．潜在変数は実際に数値として作成されます．元々見えないものですから，数値化するには，頼りは観測変数との相関係数であるということです．全観測変数と一定の相関をもつ共通した潜在変数を生み出す作業です．

Q 潜在変数は直接測ることができないものを測定するときに用いられるものだということを知り，質的研究を行う場合も理解しておくべき変数だと思いましたがどうでしょうか．

A はい．インタビューから直接測ることができない潜在的な概念や現象を引き出そうとする質的研究と共通点があります．誰も気がついていなかったことを発見して伝えることができるようになるかもしれません．

Q 看護のなかには経験知に埋もれている，すなわち潜在しているものがあります．その介入の効果を目に見えるようにするときに役に立ちますか？

A はい．実際にいくつも行っていることを言語化できれば，その背景にある経験知が見えるようになる可能性があります．

因子分析の段階的な計算手順の概要

1 因子分析の計算は観測変数を目的変数とした重回帰式

実際に因子分析がどのような計算をしているのかというと下のとおりです．

第1因子　2　　3　　4

$$X_1 = a_1 F_1 + a_2 F_2 + a_3 F_3 + a_4 F_4 + \cdots\cdots + e_1$$
$$X_2 = b_1 F_1 + b_2 F_2 + b_3 F_3 + b_4 F_4 + \cdots\cdots + e_2$$
$$X_3 = c_1 F_1 + c_2 F_2 + c_3 F_3 + c_4 F_4 + \cdots\cdots + e_3$$
$$X_4 = d_1 F_1 + d_2 F_2 + d_3 F_3 + d_4 F_4 + \cdots\cdots + e_4$$
…

X_1，X_2，X_3…が観測変数です．F_1，F_2，F_3…が潜在変数で，**因子(factor)** と呼ばれます．a_1，a_2，a_3…b_1，b_2…は，**因子負荷量(factor loading)** と呼ばれます．この式は，1つの目的変数Xを複数の説明変数(因子)Fで予測する，a，b，cを回帰係数とした重回帰式になっています．e_1，e_2は回帰分析なら定数にあたり，説明変数だけでは説明できない部分になります．因子は，潜在的なある真の値，直接測れない変化する値です．

■観測変数は，潜在的な共通する因子でできている

それぞれの観測変数は，潜在的な共通するある因子F_1，F_2，F_3…によってつくられているという考えかたです．1つの観測変数に潜在している因子は，基本

的には1つだと考えますが，複数の場合もあります．X_1 が F_1 という1つの因子だけからできている場合は，a_1 が大きくて，a_2 以降は0に近くなるし，X_2 が F_2 と F_3 の2つの因子からできているとすると，b_2 と b_3 が大きく，b_1 や b_4 以降は0に近くなります．

■第1因子は最大派閥のボス

このとき，F_1 は最初に登場するので第1因子と言われています．最初というのは，これが一番多くの観測変数のバックに控える一番大きな勢力，いわば最大派閥のボスになっているということです．2番目には ナンバー2の F_2 というボスも控えています．実際に，因子はいったいいくつまで想定できるかというと，観測変数の個数まで考えることができます．しかし，多くの観測変数のバックを務めているボスは，相互に相関が高ければいくつかに限定されていきます．80人のクラスがあったとして，派閥が20も30もあったら，それは派閥ではないでしょう．

因子の値の計算とは，仮想の出来事なのですが，仮想のものであっても，ある値を入れることによって，この観測変数 X たちの分散が，因子の重回帰式でなんとか説明できないかという方法です．それも，できるだけ少数の F というボスの分散（→p.51 第2章 C-7）で説明しようとするのが因子分析です．

2 観測変数を共通した部分とそうでない部分，残差の3つに分ける

■観測値は共通因子と独自因子からできている

因子分析の式は，左辺が観測値で右辺はその予測値になっているかたちです．その予測値は未知なる因子で予測されている，いくつもの F からなる部分と e という定数からなる部分でできています．これらはそれぞれ，**共通因子**（common factor）と**独自因子**（unique factor，または**特殊因子** specific factor）と呼ばれます．観測変数の分散のうちの共通因子で説明される部分の分散と，独自因子で説明される分散があるということです．

$$X_1 = \underbrace{a_1F_1 + a_2F_2 + a_3F_3 + a_4F_4 + \cdots}_{共通因子} + \underbrace{e_1}_{独自因子}$$

因子分析で知りたいのは，共通因子です．これまで共通部分と言ってきたものは，共通因子であり，その分散です．これに対して，独自因子とは，観測変数間で共有している共通因子とは違って，その変数独自に相関をもっている部分のことです．たとえば，痛みかたについてたくさん質問していて，「チクチク痛い」「ズキンと痛い」「ジンジン痛い」などのなかに，「痛がゆい」が混ざっているとします．このとき，「痛がゆい」は「痛い」というほかの変数と共有できる共通因子と「かゆい」という共有はできない独自因子が混在しているということです．

■観測値と予測値の差を小さくする

共通因子と独自因子で観測変数を予測したとしても，これはあくまで観測変数間の相関を使った予測なので，予測値からの誤差すなわち残差がでます．したがって実際の観測値は次のように表せます．

観測値＝共通因子＋独自因子＋残差
　　　　Fの部分　　　eの部分

この残差を最小（→p.95 第4章 A-1）にして，なるべく少ない共通因子で説明しようというのが，因子分析の仕事になります．

■因子分析の手順

因子分析の大まかな手順としては，因子の固有値を出力し，その固有値と因子負荷量を見ながら採用する因子の候補を決め，その因子が何を表すかをより明確にするために軸の回転などによって因子負荷量を調整します．

そのほか，計算結果を確認しつつ，結果の質的な検討やさまざまな調整を行っていきます．手順を細かく見てみましょう．

因子の固有値と因子数

1 共通部分である因子の初期の固有値を計算する

■スタートは固有値から共通部分の大きさを知ること

実際の計算を進めるにあたっては，なにせ，未知数ばかりの複数の重回帰式ですので，いろいろな条件を決めていかないと計算ができません．そのためにまず，観測変数のバックにはどれほどの共通部分があるのかを調べます．そのための材料は，**固有値**（eigenvalue）です．固有値とは，その共通部分の大きさを数値化したものです．

表10-1にSPSSによる実際の計算結果を示しました．データは看護師を対象とした職場や仕事についての意識の13項目で，それぞれ回答形式は1～5点の5件法です．

■固有値は，観測変数何個分の分散をもつかということ

「因子で説明された分散の合計」として，**初期の固有値**のところを見ます．それぞれの固有値（「合計」というところ）の大きい順に13個の因子が出ています．最大で3.013で，最小は0.254です．固有値が3くらいということは，観測変数1つの分散を1としているので，観測変数3個分の分散をもつ共通部分があるということを意味しています．1個分以上の分散をもつ共通因子は4つになっています．

分散の％は，13個の固有値の合計に対して，それぞれが占める割合です．**表10-1**には書いてありませんが，固有値の合計は13です．第1固有値は3.013/13

表10-1　因子の固有値

説明された分散の合計

因子	初期の固有値			抽出後の負荷量平方和			回転後の負荷量平方和[a]
	合計	分散の %	累積 %	合計	分散の %	累積 %	合計
1	3.013	23.177	23.177	2.435	18.731	18.731	2.279
2	2.184	16.802	39.979	1.721	13.242	31.973	1.736
3	1.305	10.040	50.019	.784	6.033	38.006	1.542
4	1.179	9.066	59.085	.610	4.691	42.697	.782
5	.942	7.246	66.332				
6	.834	6.416	72.747				
7	.715	5.499	78.246				
8	.629	4.838	83.084				
9	.523	4.022	87.106				
10	.513	3.943	91.049				
11	.487	3.747	94.795				
12	.422	3.249	98.044				
13	.254	1.956	100.000				

因子抽出法　最尤法
a. 因子が相関する場合は，負荷量平方和を加算しても総分散を得ることはできません．

で23.177%になっています．したがって累積すると100%になります．4つ目までで，59.085%と6割ぐらいを占めることになります．

「抽出後の負荷量平方和」を見ると，固有値1以上の4つで因子の抽出（extract）をしています．この因子の抽出に関する「抽出後の負荷量平方和」と「回転後の負荷量平方和」は，次の項で説明します．

■固有値の合計は観測変数の数と同じ

そもそも固有値とは，観測変数Xが10個あれば，10個計算できて，その合計は変数の数と同じ10になります．これは，観測変数間のすべての相関係数（変数が10だと組み合わせの数から45個）を使って計算されます．

すべてのXを標準化したとき，その分散は1になる（→p.24 第1章 C-5）ので，その合計にあたります．つまり，観測変数がX_1からX_{10}まであると，分散の合計は10で，固有値は，そのうちの共通部分の大きさを表す値になります．一番大きい背景に共通したボスが第1固有値になります．2番目は第2固有値で，10番目には第10固有値があってこれが一番小さくなります．

> **column　固有値について2つの観測変数で考えてみると**
>
> わかりやすくするため，観測変数が2つの場合で考えてみましょう．このときは2つの固有値が計算できて，その合計は2になります．2つの変数の分散の合計と同じです．
> 固有値は，その間の相関係数で決まります．それをrとすると，2つの固有値，すなわち第1固有値が$1+r$で第2固有値が$1-r$になります．rが0だと共通部分がなく，固有値はそれぞれ1と1です．rが1だと100%重なっているので，第1固有値は2で第2固有値は0です．共通部分が2で，第1因子だけで観測変数の分散を100%説明できることになります．rが.5だと，固有値はそれぞれ1.5と0.5です．第1因子が全体の固有値2に占める割合は，1.5/2＝0.75で，全体の75%を説明できる第1因子が存在するということです．3つ以上のときはこのようにはなりませんが，考えかたは一緒です．

2 固有値で因子の数の候補を決める

■固有値として観測変数1個分以上はほしい

固有値を計算して因子の数，すなわちボスの数がいくつあるかを考えます．固有値が大きいものから小さいものまで計算して，ある一定以上の固有値のものから，因子がいくつあるかの候補を考えます．先ほど見たように，2変数だと相関が0で固有値が1ですから，固有値は少なくとも1以上ないと，観測変数1個分の分散にもならないのであまり意味がなくなります．最低基準は固有値1でしょう．

■参考程度のスクリー基準

固有値1以上以外に，どう決めるかというと，明確な基準はありません．しかし，考えられている方法のなかには，**スクリープロット（scree plot）**を使うものがあります（**図10-3**）．

これは，縦軸に固有値をとり横軸に第1固有値から順に折れ線グラフで結んでいくものです．これで，固有値の減少が止まったところの手前までとする方法，「肘（elbow）」のような箇所ができるその手前までというもので**スクリー基準**と呼ばれます．見た目は肘というよりはL字型ですね．L字型になっている手前までにある因子までです．**表10-1**の固有値を図示した**図10-3**の場合，L字になっている第3因子の手前の第2因子のところです．

■固有値1以上はただの初期設定で正解ではない

ここまでの情報の範囲では，固有値1以上なら4つで，スクリー基準では2つになります．固有値1以上は最低基準としていいですが，スクリー基準はそれほど根拠がある方法ではありません．

実際には，因子の解釈という作業をして決めることが中心になります．とりあえず，固有値1以上の因子数にしてみることが多いです．統計パッケージの初期値もそうなっていることがほとんどで，**表10-1**の「抽出後の負荷量平方和」もそのように処理されています．ここで気をつけたいのは，因子数を指定しないで出てきた結果は，統計パッケージが因子数の正解を決定したわけではないというこ

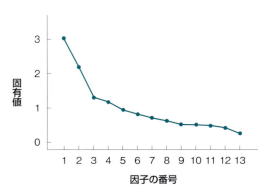

図10-3　因子のスクリープロット

とです．指定しなくてもできるように最初に固有値1以上にしてあるだけです．最終的に因子数を決めるのは研究者になります．

Q 因子数を研究者が決める，ということに驚きました．判断することができるだけの知識をつけなくてはいけないのですね．

A そうです．理論や実際の状況に詳しくないと因子の解釈も正しく行えないと思います．詳しい人の意見ももらうようにしましょう．

Q もし研究者が必要だと思ったら，固有値が小さな因子も場合によっては入れて考えることができるということでしょうか？

A そのとおりです．もちろん，固有値が小さいものほど，信頼性と妥当性の問題はつきまといます．それと引き換えに，その因子はほかの因子とは区別して独自に存在する概念として強く主張したい場合です．何か大事な変数との関連を見て，明らかにほかの因子とは違うという結果を示したい場合は不可欠です．しかし，ほかの因子と比べて大事な変数との関連が同じような結果になるのであれば独自性はあまりないかもしれません．

D 観測変数の因子負荷量と共通性

1 因子で観測変数を説明できる割合（共通性）を決める

とりあえず，因子数は固有値1以上のものと決めても，実際に因子負荷量を計算していくには，決めておかなければならない条件があります．各観測変数における**初期**（initial）の**共通性**（communality）の値です．これを推定（estimate）する作業が必要です．

■共通性とは，各観測変数の因子負荷量の2乗の和

共通性とは何かというと，因子分析の計算式（→p.243 B-2）では，各観測変数の因子負荷量の2乗の和（平方和）によって計算されるものです．X_1の場合は，$a_1^2 + a_2^2 + a_3^2 + \cdots\cdots$です．これは，$X_1$がいくつかの因子Fによってどれだけ説明されるかの割合を示そうとしています．言い換えれば，先に述べた共通因子と独自因子で共通因子の占める割合を表します．これで説明できないe_1の部分が，独自因子になります．

$$X_1 = \underbrace{a_1 F_1 + a_2 F_2 + a_3 F_3 + a_4 F_4 + \cdots\cdots}_{共通性 = a_1^2 + a_2^2 + a_3^2 + \cdots\cdots} + e_1$$

共通性がなぜそれを表すかというと，これは重回帰分析で言えば決定係数（→p.100 第4章 A-3）にあたるからです．しかし，重回帰分析では，標準回帰係数

の2乗の和は，ある例外を除いては決定係数には一致しません．その例外とは，説明変数間の相関がすべて0のとき，すなわち直交しているとき，独立しているときです．このときは，回帰係数と単相関が一致する状態です．

ということは，因子分析では，まず因子間の相関がないように計算するということです．正確に言えば，まずはそのように仮定して計算を進めるということです．後に，それで得られた因子を軸回転したりすると相関が出てきたりしますが，基本的に相関はなしです．

■共通性の候補の決めかたは基本的にはSMC

共通性がいくつかを決めないと因子負荷量の計算ができません．a_1, a_2, a_3…を決める計算をするときに，その2乗和，$a_1^2+a_2^2+a_3^2$……の値が決まっていないと計算ができないのです．それぞれは，相関係数と同じなので，−1から1の間に入っていることは確かなのですが，中身の配分を決めるのに，まずそれが入る枠の大きさを決めるのです．

その候補を決めることを，共通性の推定と言いますが，基本的には**重相関係数の2乗**(SMC：squared multiple correlation)が使われます．SMCとは，重回帰分析のVIF(→p.111 第4章 B-2)のところで登場した，複数の説明変数内で，ある1つを目的変数にして，残りすべてを説明変数にして重回帰分析をしたときの重相関係数の2乗，つまり決定係数です．

■共通性が大きいと仲間が多い

次の**表10-2**は，先ほどと同じ看護師のデータで，初期の推定値にSMCを使ったものです．

「自分の能力を新たに発見する機会に恵まれている」が最も大きくて，.585で，一番小さいものは，「能力や努力に見合った収入が得られている」が最小で.137です．これは，それぞれの変数が，ほかの変数で58.5%と13.7%説明されるということで，SMCを見た時点で，「自分の能力を新たに発見する機会に恵まれてい

表10-2 初期の共通性の推定をSMCで行ったもの

共通性

	初期	因子抽出後
仕事は自分の興味や能力に合っている	.315	.340
精神的にきつい仕事である	.290	.307
能力や努力に見合った収入が得られている	.137	.158
身体的にきつい仕事である	.196	.284
責任の重い仕事である	.189	.363
仕事が忙しすぎる	.323	.635
仕事の内容や職場環境で，危険なことがある	.256	.286
職場で派閥があって雰囲気がよくない	.345	.472
人生や社会についていい勉強ができる仕事である	.318	.344
職場でいじめやえこひいきがある	.359	.666
仕事で生きがいを感じている	.574	.681
自分の能力を新たに発見する機会に恵まれている	.585	.779
チャレンジ精神が発揮できる仕事である	.190	.236

る」はほかの多くの変数と近い，言い換えれば，相関が高い仲間が多いこと，「能力や努力に見合った収入が得られている」はほかの変数と離れている，言い換えれば，相関が低くてやや孤立した状況にあることが予想されます．

■SMC は共通因子で説明できる分散にそれなりに近い

また，因子抽出後の共通性がその右に書かれています．ここでは，初期の固有値1以上の4因子と決めて F_1 から F_4 までで因子分析の式で計算したものです．具体的には，X_1 が一番上の「仕事は自分の興味や能力に合っている」だとすると，$a_1^2 + a_2^2 + a_3^2 + a_4^2$ が .340 だということです．初期の推定値は SMC を使っていて .315 だったので，それよりも大きくなっています．

これは，4因子での共通性，すなわち4因子で観測変数を説明できた割合です．X_1 で .340 ということは，この観測変数の分散が，4因子で34%説明される，共通因子の分散が34%あるということです．

ここでの抽出後の共通性は，全体として，その候補であった SMC を上回っていますが，変数による大小関係，すなわち大きさの順序はそう大きく入れ替わっていないこともわかると思います．SMC がその推定値として使われる妥当性がうかがえるというものです．

Q 初期と因子抽出後で，共通性のデータが変わるところがよくわかりません．

A 初期は，因子数は項目数と同じで計算したものを使い，抽出後というのは項目数を自分でいくつかに決めて計算したものです．

■共通性を1と仮定したときは主成分分析

SMC ではなく初期の共通性を1にすることがあります．観測変数が共通因子で100%説明されるということです．独自因子は0です．この設定にするのは，主成分分析のときに限られます．逆に主成分分析とは，共通性の推定値を1にした因子分析の特殊なケースと呼ぶこともできます．

しかし，100%というのは理論上の話で，あくまでそのような仮定での計算上のスタートです．

共通性を1とした後どうなるかは，後ほど「主成分分析と因子分析の違い（→p.267 F）」で説明します．

2 初期の共通性を使って因子負荷量を反復計算する

■初期の共通性を修正しながら計算を繰り返す

そして，SMC による初期の共通性の推定値を皮切りに，実際に因子負荷量の計算を行います．観測変数の分散をうまく説明できるように最尤（さいゆう）法，最小2乗法，主因子法などで因子負荷量を求めます．そこで最初の因子負荷量が算出されますが，初期の共通性とは必ずしも一致しません．ずれが生じます．あくまで推定値だったわけですし．

そこで，そのずれを小さくするように，その最初の因子負荷量からそれらを2乗して新しい共通性を計算します．その新しい共通性をもとに2回目の因子負荷量を計算します．そしてまた新しい共通性を出して，また新しい因子負荷量を計算するということを繰り返します．

計算前の共通性と新たな因子負荷量の2乗の和がほとんど一緒になるまで（収束するまで）行います．統計パッケージでは，この反復回数の上限が初期値として設定してありますので，その範囲で終わらない場合は数を増やして，それでもだめなら変数を減らすか（データ数を増やす方法もありますが），計算方法を変える必要があります．

■因子負荷量の決めかたの種類

実際の種類はもっとたくさんありますが，最尤法がよく推奨されています（→p.188 第7章 B-1）．どういう計算をするのかというと，サンプルにおいて観測されている実際の変数間の相関係数が生じる確率分布を考えて，現在の値が最も起こりやすくなるようになる因子負荷量を決める方法です．

最小2乗法（→p.46 第2章 C-4）では，実際には予測値と観測値の残差であるその距離を最小にしますが，最尤法では，正規分布に従うように確率で計算して，より分布に合うようにしています．観測変数の相関係数と予測できた相関係数のずれの大きさによる適合度の検定が行えるのも利点です．

■計算がうまくいかないときも

ただ，最尤法の問題は計算がうまくいかない確率が高まるということです．上の計算の繰り返しの途中で共通性の推定値が1以上になることがあります．これを Heywood cases（ヘイウッドケース）と言います．SPSSの場合は，表の下に警告が出ますし，ほかのソフトでもそれがわかるように設定できます．共通性というのは1が最大値なので，超えては困るわけです．

最尤法に限った話ではないですが，この方法では，共通性が大きい変数の評価が大きく，それに重きを置くと予想外に負荷量が大きくなって1を超えてしまうということです．また，因子負荷量が1を超えたり，抽出後の第1因子の負荷量平方和よりも第2因子のほうが大きくなっていたり，最小2乗法ではうまくいっていないことが起こりやすいと考えておいたほうがよいと思います．

したがって，最小2乗法や主因子法も試してみて，ずいぶん違う結果が最尤法で出た場合は，最尤法で変なことが起こっているのではないかと疑っておいたほうがよいでしょう．おかしいと思われる場合は，最小2乗法などにする方法もあります．最尤法以外の方法では，実際のところ計算してみるとそれほど大きな違いはありません．それでもヘイウッドケースは起こりえるので，その原因となる，因子数が多すぎたり少なすぎたりすることや，観測変数間の相関が大きすぎたり小さすぎたりすることをチェックしたほうがよいでしょう．

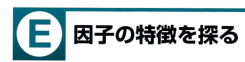

因子の特徴を探る

1 因子負荷量の高い観測変数から因子の特徴を検討する

■因子負荷量と因子分析の式の関係の確認

表10-3が，実際に最尤法を用いた因子分析の結果求められた因子負荷量（因子行列）です．式で見ると，因子の1というのがF_1で，2がF_2で，F_4まであります．a_1が.845，a_2が.222，b_1が.808，b_2が.133ということです．これは，繰り返しますが重回帰における標準回帰係数にあたります．また，この時点では，因子は直交していて，因子間の相関が0なので，観測変数との相関係数にあたります．

■因子と高い相関を示す変数は？

さあ，これ以降は，プリントアウトして，ラインマーカーを用意するか，表をほかのソフトにコピペして色を付けましょう．因子分析では，欠かせない作業です．高い因子負荷量のところを塗りましょう．

第1因子を見ると，仕事に対してポジティブな項目がプラスで，.8以上が2つと高めのものもあります．同時に，下のほうには仕事のネガティブな側面の項目が低めのマイナスになっています．第2因子は，ネガティブなもの中心で高くなっていますが，ポジティブなものも.2ぐらいのものが1つあります．

第3因子では，「仕事が忙しすぎる」「身体的にきつい仕事である」がプラスで大きめで，「職場でいじめやエコひいきがある」がマイナスで大きめです．それ以外は.2〜.3前後で，高いものはありません．第4因子は，「責任の重い仕事である」だけが.5と高めであとは低めです．それぞれの因子はいったい何でしょう．何が背景にあるのでしょう．

表10-3　因子負荷量（因子行列）

	因子			
	1	2	3	4
自分の能力を新たに発見する機会に恵まれている	.845	.222	−.015	−.123
仕事で生きがいを感じている	.808	.133	.080	.059
仕事は自分の興味や能力に合っている	.554	.077	−.093	.137
人生や社会についていい勉強ができる仕事である	.519	.083	−.011	.259
チャレンジ精神が発揮できる仕事である	.400	−.024	.153	−.227
能力や努力に見合った収入が得られている	.233	−.054	−.225	.225
職場でいじめやえこひいきがある	−.193	.667	−.426	−.055
仕事が忙しすぎる	−.203	.584	.478	−.157
職場で派閥があって雰囲気がよくない	−.256	.563	−.290	−.072
仕事の内容や職場環境で，危険なことがある	−.178	.445	.230	.060
精神的にきつい仕事である	−.249	.421	.137	.220
身体的にきつい仕事である	−.187	.267	.359	.220
責任の重い仕事である	.065	.295	.036	.520

この因子負荷量から因子が何者なのかを考えるしかありません．もちろん，最初からその背景となる潜在変数を想定した調査であれば，そのとおりになっているかの確認になります．調査前から既存の測定項目を用意して使っている場合などです．特に，すでに信頼性と妥当性が確認されている尺度の場合は，最初から**確証的因子分析(confirmatory factor analysis：CFA)** を用いたほうがよいです（→p.283 第 11 章 C-1）．

それにしても，因子負荷量が，観測変数と潜在変数の関係を知る唯一の方法なのです．

■**因子負荷量はどのくらいで大きいと考える？**

では，因子負荷量はいくつぐらいだと大きいまたは高いのでしょうか．どこにラインマーカーを塗ればいいのでしょうか．相関係数ですから，明確な基準はないと思いますが，因子分析の場合はだいたいいくつ以上かというと，主な目安としては，.4 くらいです．大きいと考えるというよりは，解釈が可能になる大きさといったほうがよいかもしれません．解釈が可能というのは，それがその値を示す，すなわち値が高い理由が説明できるかということです．経験的には，この数値を下回るとちょっと仲間外れな内容になっていきます．もちろん，解釈が可能なら.3 台でもかまいません．

ただし，このとき考えておかなければならないことは，.4 ぐらいあればそれより高くても皆同じというふうに考えてはならないということです．.4 と.8 では倍ですし，これが決定係数，すなわち分散を説明できる割合とすると，.4 は $(.4)^2 = .16$ と 16% で，.8 は $(.8)^2 = .64$ と 64% で 4 倍の違いになります．ずいぶんな違いです．そういう意味では，やはり因子は，高い因子負荷量をもつものの特徴を色濃く反映していると考えるべきです．

分散の割合から逆算すると，50% を超えるには.7，40% では.63，30% では.55，20% では.45，10% では.32 です．20% を最低ラインと考えると.45 ですが，その因子における重鎮扱いの観測変数になると考えると過半数の 50%，.7 を超えていたいものです．

column 観測変数間の相関係数と因子負荷量の関係

表 10-3 で，第 1 因子で負荷量の高い 2 つ「自分の能力を新たに発見する機会に恵まれている」と「仕事で生きがいを感じている」の項目間の単相関は.718 です．そして，これらの 2 つの因子の負荷量の積は，因子を介した（経由した）相関係数を表しています．計算してみると，.845×.808＝.683 と近い値になっています．

第 2 因子以降でも負荷量があって，これらはとても小さいですが，それぞれの積は，.029，－.001，－.007 ぐらいで，これらを合わせると.021 で，.683 に足せば，.704 となって.718 に近づきます．

このように計算しているため，因子分析がうまくいっている場合は，因子負荷量の積の和が単相関に近い値になります．言い換えると，観測変数間の相関を，因子を介した相関にうまく置き換えられたということです（図 10-4）．

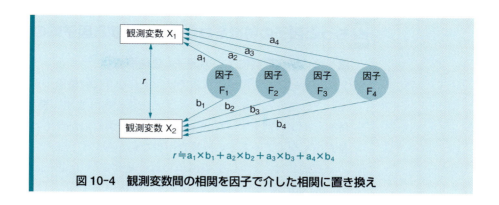

図 10-4　観測変数間の相関を因子で介した相関に置き換え

■因子負荷量と固有値と共通性の関係

　表10-3のように，因子の番号が大きくなるにつれて高い因子負荷量が減っていきます．第1因子が一番大きなボスで，それ以降は小さくなっていくのでこのようなことが起こります．これは固有値のところの表10-1で見たように第1因子以降はだんだんと小さくなっていったことに関係しています．因子負荷量も高いものが少なくなっているからです．

　この固有値と因子負荷量は密接な関係があります．特に主成分分析のときは，因子負荷量の2乗和が固有値に一致します．すなわち，図10-5で第1因子ならば，因子負荷量 a_1，b_1，c_1，d_1 を2乗して足し合わせれば固有値ということです．ところが，主成分分析以外の因子分析では，共通性にSMCを使うのでそのようになることはありません．共通因子が100%で共通性がすべて1のときだけの話です．実際には独自因子がありますので，因子負荷量の2乗和は，固有値より必ず小さめになります．

　ただ，ここで覚えておけばよいことは，因子分析の計算式で，因子負荷量を横に2乗和すると共通性であるのに対して，縦に2乗和すると固有値またはそれに近いその因子の占める大きさ，ボス度がわかるということです．さらに言うと，図10-5のように，横の2乗和である共通性の全観測変数分の合計と縦の因子負荷量の2乗和の全因子分の合計は同じで，全観測変数を全因子で説明できた共通因子の部分になるということです．出所は同じなので当然かもしれませんが，これは，全観測変数を抽出した因子で何%説明できたかを示していて，**累積寄与率**とも呼ばれるものです（→p.263 E-5，因子による分散の説明力を参照）．

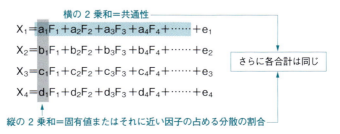

図 10-5　因子負荷量の横の2乗和と縦の2乗和

2 もっと因子の特徴をわかりやすくする因子軸の回転

■1つの観測変数に1つの因子：単純構造

　因子行列による因子の解釈では，それなりに特徴をつかむことはできるのですが，これをもっと解釈しやすくする方法があります．表10-3の分析例は，まだ解釈しやすい例です．なぜなら，1つの観測変数が多くの因子に対して因子負荷量が高くなっているという場合が少ないからです．

　一般的には，2つ以上の因子で負荷量が高い(multiple loading, double or triple loading)場合がよく起こります．分析例のように，1つの観測変数が1つの因子とだけ高い関連が見られるようになっている状態を**単純構造**(simple structure)と言います．因子の解釈もしやすく，観測変数を分類するときもはっきりしていて悩まなくてすみます．

　よって，単純構造に近くしたいのですが，その方法として**因子軸の回転**があります．それを理解するには，まず回転前後の変数の散布図を見ます．仕組みを理解するためなので，第1因子と第2因子だけを例にします．図10-6は回転前の横軸が第1因子で縦軸が第2因子の散布図です．緑の点が観測変数です．

　一番右にあるのは，「仕事は自分の興味や能力に合っている」で，第1因子の因子負荷量が.845で，第2因子が.222です．一番上にあるのは，「職場でいじめやえこひいきがある」です．

■因子軸の交わる角度をベクトルで考えると相関係数がわかる

　相関係数の最後のところで紹介した，相関係数をベクトルで見るというところを思い出してください(→p.55 第2章 C-8 column)．ここでは，横軸が第1因子で，縦軸が第2因子で，この2因子が直交している様子を表しています．

　また，第1因子と「仕事は自分の興味や能力に合っている」の相関は，因子負荷量と同じで.854ですが，これは，原点から「仕事は自分の興味や能力に合っている」に引いた線と横軸との間の角度を θ とすると $\cos\theta$ になっています．

　各変数に対して原点から線を引いてベクトルとすると，これらの間でできる角

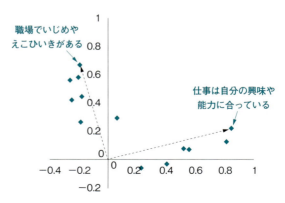

図10-6　回転前の横軸第1因子と縦軸第2因子の散布図

度はすべて相関係数を表しているということです．「仕事は自分の興味や能力に合っている」と「職場でいじめやえこひいきがある」は，原点から引いたベクトルの角度はほとんど90°で，直交しているように見えます．実際に観測変数間の相関係数は−.031で，因子による予測式の間の相関は，図10-4の観測変数間の相関係数と因子負荷量の関係のところで計算したように，それぞれ因子負荷量の掛け算で求めることができて，.845×−.193＋.222×.667＋−.015×−.426＋−.123×−.055＝−.002になります．この図のとおりほとんど0です．

そういうふうに見ると，第1因子と相関の高い変数たちは，第1因子のやや上のところにずれていて，それとほぼ直交する位置に，第2因子と相関の高い変数たちは，第2因子のやや左のところにいるということです．そこで，観測変数についてはそのままの位置にして，図10-7のように因子軸を回転させると，高い相関だった観測変数は，それぞれの因子との相関をさらに上げることができます．こうなれば，1つだけちょうどどちらの因子からも遠い変数である「能力や努力に見合った収入が得られている」を除けば，もう単純構造に近いと言えます．この例は元々単純構造と言ってもよいような状態ですが．

このとき，回転をして，元の因子負荷量の数値が変わって大丈夫なのかという不安を感じる方もいると思います．回転の作業としては，元々大きかった因子負荷量のものはさらに大きく，小さかったものはさらに小さくというものです．これによって，観測変数の共通性に変化は生じないように計算しています．因子負荷量が変化して，観測変数と因子との相関も変化していますが，その観測変数ごとの2乗和は変化していなくて，共通する因子によって説明される割合は変化しないということです．

また，図10-7で言えば，緑色の観測変数の位置関係は変化していないということです．したがって観測変数間のベクトルの角度すなわち相関はそのままです．これらの観測変数は変わらずに，因子軸だけ原点も変えずに角度を変えるということです．

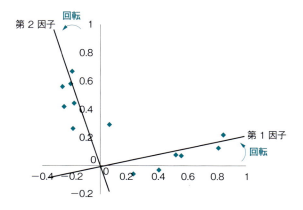

図10-7　軸だけを回転させ観測変数の位置関係は変わらない

■回転の種類は直交と斜交回転がある

このような因子軸の回転には，基本的に直交回転(orthogonal rotation)と斜交回転(oblique rotation)があります．直交回転とは，因子間の相関がないままに，そのまま回転させる方法です．図10-7 での回転は，直交よりやや開き気味なので，直行回転に近いように見えますが，斜交回転になります．直交回転はバリマックス(varimax)回転です．斜交回転では，プロマックス(promax)回転が推奨されています．

斜交回転については，本格的な，あるいは，最もふさわしい例は，図10-8 のような場合です．これをバリマックス回転すると図10-9 のようになります．これでは，単純構造からはまだ遠いので，斜交回転すると，次の図10-10 のようになります．こうすると，それぞれの因子に近い観測変数ばかりになり，どの観測変数もどちらかに高い因子負荷量をもつようになります．

■因子軸の回転をしたらいくつか注意が必要

基本的には，斜交回転で大丈夫です．それで因子間の相関がいくつぐらいになるか見てみましょう．図10-10 の場合は，第1因子と第2因子の相関が.587と高い値です．これは軸が交わる角度にすると，54°になります．

相関があまり高すぎるようだとまた問題で，因子に分ける意味がなくなってきますので，因子数を増やしたほうがよいかもしれません．

直交回転では，回転後の因子負荷量が計算されてきて，それはまだ，各観測変数と因子の間の相関係数のままです．ところが斜交回転では，因子軸が直交していないため，回転後には因子負荷量に該当する**パターン行列**と，相関係数を表す**構造行列**という2つに分かれます．パターン行列は直交していないので，各観測変数と因子との間の相関係数ではありません．相関係数は構造行列のほうになります．

これは重回帰分析で，説明変数間に相関がある場合(→p.107 第4章 B-1)に該当します．パターン行列と構造行列は，それぞれ標準回帰係数と単相関に該当し

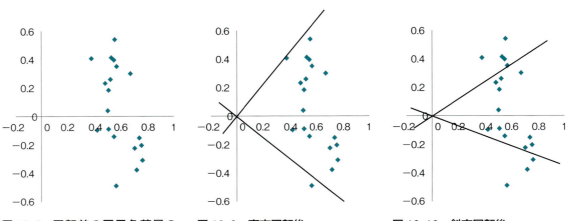

図10-8 回転前の因子負荷量の散布図　　**図10-9** 直交回転後　　**図10-10** 斜交回転後

表10-4 プロマックス回転後の因子負荷量（パターン行列）

	因子			
	1	2	3	4
自分の能力を新たに発見する機会に恵まれている	.891	−.046	.111	−.050
仕事で生きがいを感じている	.797	.046	−.077	.107
仕事は自分の興味や能力に合っている	.501	−.089	.032	.197
人生や社会についていい勉強ができる仕事である	.454	.026	−.065	.301
チャレンジ精神が発揮できる仕事である	.433	.016	−.115	−.228
仕事が忙しすぎる	.117	.739	.056	−.233
身体的にきつい仕事である	−.081	.557	−.168	.151
仕事の内容や職場環境で，危険なことがある	.011	.487	.103	.025
精神的にきつい仕事である	−.111	.440	.123	.196
職場でいじめやえこひいきがある	.021	−.034	.828	.043
職場で派閥があって雰囲気がよくない	−.054	.043	.659	−.009
責任の重い仕事である	.057	.311	.004	.530
能力や努力に見合った収入が得られている	.119	−.213	.061	.281

ます．したがって，見るべきものはパターン行列になります．**表10-4**が，これまでの看護師のデータの例でのパターン行列です．次の項の因子の解釈で触れる項目については色をつけています．

3 因子を解釈・命名して，採用する観測変数と因子数を決定する

■因子の命名

次に，パターン行列を見て，これらをどう命名するかです．F_1，F_2，F_3，F_4の背景にあるものは何だろうかと考えます．これはある意味では文学だと言われます．あるいは質的な検討です．文学といっても，客観的ではないという意味ではまったくありません．ある人の心情であるとか行動であるとか，人間に備わっている何らかの特徴をどのような言葉にすると人に伝えることができるか，説明することができるかというところが，文学でしょう．

また，類型化や理論化の作業とも言えるでしょう．これらの観測変数が労働衛生あるいは産業保健領域においては何と呼ばれているでしょうか．たとえば，第1因子は職場におけるQOLじゃないか，QWL(Quality of Working Life)というような概念として命名するわけです．第2因子は労働負担だろうとか．もちろん，このような理論の確認をするような研究の場合は，質問項目を作成するときに，事前に考えておかねばならないことです．それがデータで確認できるかどうかという作業でもあります．すでに測定したい因子とそれを構成する項目が事前にはっきりと決まっていて実施されている場合は，確証的因子分析が適しています（→p.283 第11章 C-1）．

■どんな因子があるか探索する探索的因子分析

ただ，事前の理論化が明確でない，元々は聞き取りやインタビューのデータ，既存の統計データを使うものもあります．患者であれば闘病記であったりブログであったりもします．そのようなものから出発する研究では，対象について観察

可能なことを，偏らず幅広く項目を用意しておいて，そこからスタートする方法があります．このような場合はとにかく因子を発見するのが仕事です．これが**探索的因子分析**(exploratory factor analysis)で，因子の発見ではなく，事前に観測変数と因子の対応が想定されている確証的因子分析と区別されます．

ただ，元々インタビューのデータでも，質的研究として，カテゴリをつくって分類している場合は，そのカテゴリと因子が一致するか確認することになります．この場合，カテゴリがあくまで仮説の前段階である場合は，まず探索的因子分析を行えばよいでしょう．

この因子分析のもつ，ある意味あいまいな部分を見て，何をやっているのかわからないと切り捨てる人もいるかもしれません．さらには，統計的な，量的なアプローチなんて何やっているのかわからない，そんなもの数字のお遊びじゃないのかとか，表面的なそんなアンケートを配って何がわかるのかというような人もいます．しかし，目には直接見えてはこないものを明らかにするのが研究でしょう．観察したことについてそのまま相関係数を用いて，共通したある背景にある特徴について，特別な意図を盛り込まずに抽出している作業によってそれを行っているものです．最終的には，この因子の命名によって探索的因子分析のゴールが達成されると言ってよいでしょう．

■因子の命名の客観性と内容妥当性

質的研究では，インタビューデータなどの概念化においてはスーパーバイザーを置くことで客観性を高めようとしています．因子の命名でも，先行研究の知見のみならず，それとのすり合わせや，特に，まったく新しい概念の抽出などの場合はスーパーバイザーを置くことが必要だと思われます．納得がいかない因子の命名というのは意外と多いように思います．研究者の主観でよいのだと開き直る人もいるようですが，その主観的な作業を客観的に納得いくように説明し理解してもらえないのであれば，概念は伝わらないし，それが普及することも，それを用いたその後の分析も意味をもたないものになってしまうでしょう．少なくとも関係者のコンセンサスが得られるようにしたいものです．

主観が入り込みやすい研究での落とし穴は，観察されたデータを見て，自分だけに見えるものがあるとか，そこで自分が何か特別な人になった気になることです．観察されたデータは対象のものであり，それを誰にでもわかるようにいかにあるがままに表現するかです．ただ，あるがままにするあまりに，因子名に観測変数にある言葉を並べているだけとか，その一部を使うだけでそれでカバーされていない変数が残っている場合を見かけます．因子名を見て，観測項目にはこのようなものが並んでいるだろうなあと想像がつくもの，翻訳で言えばバックトランスレーション（逆翻訳）のような作業が必要でしょう．

これらは言い換えると，因子ごとに尺度化を考えている場合は，尺度の内容妥当性に該当するものでもあります．多くの尺度を見て，よい尺度と思えるものは，内容妥当性が高いものだと思います．因子分析の解釈と命名はそういう意味でも重要な作業と言えます．

■因子の解釈から見た因子数の決定

そして，因子の命名は，因子数の決定にも大きな影響を与えます．因子数の決定理由の最大のものとも言えます．なぜなら，先述したように，因子数が増えると，因子負荷量が大きな観測変数が減ることで，解釈が難しくなる確率が高まるからです．

先ほどの看護師のデータで実際に見ていきましょう．第1因子については，概念の広い順に言えば，かなり大きい「QWL」「ポジティブな評価」「自分の能力の活用と発見」などとする案が考えられるでしょう．第2因子は，「労働負担」「ネガティブな評価」などが候補でしょう．第3因子は，負荷量が高いのは2項目だけですが，「人間関係の悪さ」「職場のコンフリクト」などが挙げられるでしょう．ここまでは比較的わかりやすいのですが，問題は第4因子です．

■仲間がいない，孤立した変数

第4因子では，「責任の重い仕事である」が高く，それ以外の回転後に高まった.3前後の2つは，「人生や社会についていい勉強ができる仕事である」「能力や努力に見合った収入が得られている」です．この3つに共通点を見いだすとすると，「社会的な評価」でしょうか．しかし，それであれば，もっと看護職の社会的な位置や役割を含む必要があるでしょう．基本的には，「責任の重い仕事である」が中心ですが，言い換えると，これの仲間がいない，孤立している状況です．責任の重さを測りたかったのであれば，それを表す別の項目が必要だったということです．

「責任の重い仕事である」はまた，第2因子で.311と，やや高めの値を示しています．この項目は，そういう意味ではダブルローディングに近く，両因子にまたがるものだということです．責任の重さはやや負担でもあるが，他方では評価されるべき仕事であるという面を併せもつということです．確かにそれは理解できることで，責任の重さのポジティブな部分を測定した項目がないことが問題だったと考えられます．

それでも第4因子を採用するかどうかの判断として，信頼性のチェックを行うことで判断材料が得られます．次に説明します．

> memo
> 直交しておらず，2つの因子で負荷量が高い状態．単純構造に比べて解釈が複雑になる．

4 因子を尺度の信頼性から検討する：クロンバックのα

■真の値の分散が占める割合

それぞれの因子による尺度を作成する場合，その信頼性を数値化することが可能です．たとえば表10-4では，第1因子について値の高い5項目から尺度をつくるときは，これらをそれぞれ5点満点で単純加算する方法をとることが一般的です．そのとき，尺度の信頼性については，**クロンバックのα**が代表的です（→p.87 第3章C-1）．

SPSSで計算すると，第1因子の5項目では.794，第2因子の4項目では.625，第3因子の2項目では.706，第4因子では上位3つを入れてみると.294となっ

ています．クロンバックの α については，.7 がボーダーラインで，.8 以上が望ましいとされています．第 1 因子と第 3 因子はそれをクリアしていますが，第 2 因子はそれに届かず，第 4 因子は問題外です．

クロンバックの α は意味合いとしては，項目の単純加算で尺度化したときの，その分散に占める，誤差を取り除いた真の値の部分の割合を示したものです．これは，クロンバックの α に限ったことではなく，信頼性を示す数値，信頼性係数そのものの定義です．

$$\alpha = \frac{\text{真の値の分散}}{\underbrace{\text{真の値の分散}＋\text{誤差の分散}}_{\text{全体の分散}}}$$

■ **変数を削除したほうがよいかを調べる**

次に，尺度内で各項目を削除したときに，信頼性がどのように変化するかを計算し，必要ならば削除すべき項目の検討ができます．**表 10-5** が SPSS での出力です．

各変数名の右側に，その変数を削除したときの残り 4 つで作成した尺度の平均値と分散があり，その右には，その残り 4 項目での尺度とその項目との相関，残り 4 項目での尺度の α が出ています．これを見ると，一番下の「チャレンジ精神が発揮できる仕事である」という項目については，削除したほうが α は .802 と高くなることがわかります．この項目と残り 4 項目での尺度の相関も .405 とほかに比べても低く，やや仲間外れ的です．元々因子負荷量も低めであったことは確かです．

こうなると，内容としても，チャレンジ精神とはそれを誰もがもち，それを発揮したいと期待するものかという疑問もわいてきます．因子の命名でも，「ポジティブな評価」という範囲では含まれますが，「能力の活用と発見」とすると，能力の発見の機会にはなると思われますが，すでにあるものを見つけて使うとか，すでにあるものに追加していくというよりは，チャレンジそのものが目的とされ

表 10-5　項目が削除された場合のクロンバックの α

	項目が削除された場合の尺度の平均値	項目が削除された場合の尺度の分散	修正済み項目合計相関	項目が削除された場合の Cronbach のアルファ
自分の能力を新たに発見する機会に恵まれている	10.3333	6.612	.727	.703
仕事で生きがいを感じている	10.3838	6.402	.701	.711
仕事は自分の興味や能力に合っている	10.6364	7.479	.522	.772
人生や社会についていい勉強ができる仕事である	11.4040	7.611	.527	.770
チャレンジ精神が発揮できる仕事である	10.7778	8.542	.405	.802

ているという点でやや異なる印象を受けます．そこで削除したほうがよいかなと考えるのも1つです．

しかし，項目が減ると内容のふくらみが減ります．仕事のポジティブな面を集めたいと考えるならば残したほうがよいでしょう．これは調査目的にも大きくかかわる問題です．ただαさえよければよいというものではありません．

■**クロンバックのαの計算方法とせっかくの登場，分散共分散行列**

真の値の部分といっても，それがどのように計算されているか見てみましょう．クロンバックのαの計算式は，次のようなものです．

$$\alpha = \frac{項目数}{項目数-1} \times \left(1 - \frac{各項目の分散の和}{尺度得点の分散}\right)$$

これではピンとこないと思うので，尺度得点の分散について説明します．それは，合計得点を計算して求めることができるのはもちろんですが，合計しなくてもその分散は各項目の分散と共分散から計算できます．次のような関係です．

尺度得点の分散＝各項目の分散の和＋2×各項目間の共分散の和

各項目間の共分散とは，すべての項目（観測変数）の組み合わせでできる共分散です．知っている人にとっては，ここに来てようやくかという感じでしょうが，せっかくなので参考までに，分散共分散行列というのを紹介しておきましょう．

馴染みのあるのは**相関行列**（correlation matrix）は**表10-6**のようなものです．これは各項目の組み合わせで，相関係数を出したもので，同じものの組み合わせでは1になっています．相関係数と共分散の関係は，標準化してあるかどうかの違いでした（→p.41 第2章 C-1）．**表10-6** を，元データのまま標準化しないで分散と共分散で表したものが，**表10-7** の**分散共分散行列**（variance-covariance matrix）です．

相関係数のところが，共分散になり，1のところは，そこの変数の分散が入り

表10-6　項目間の相関行列

	自分の能力を新たに発見する機会に恵まれている	仕事で生きがいを感じている	仕事は自分の興味や能力に合っている	人生や社会についていい勉強ができる仕事である	チャレンジ精神が発揮できる仕事である
自分の能力を新たに発見する機会に恵まれている	1.000	.718	.493	.474	.397
仕事で生きがいを感じている	.718	1.000	.489	.463	.356
仕事は自分の興味や能力に合っている	.493	.489	1.000	.369	.226
人生や社会についていい勉強ができる仕事である	.474	.463	.369	1.000	.300
チャレンジ精神が発揮できる仕事である	.397	.356	.226	.300	1.000

表10-7 項目間の分散共分散行列

	自分の能力を新たに発見する機会に恵まれている	仕事で生きがいを感じている	仕事は自分の興味や能力に合っている	人生や社会についていい勉強ができる仕事である	チャレンジ精神が発揮できる仕事である
自分の能力を新たに発見する機会に恵まれている	.844	.653	.411	.379	.275
仕事で生きがいを感じている	.653	.980	.439	.398	.265
仕事は自分の興味や能力に合っている	.411	.439	.823	.291	.155
人生や社会についていい勉強ができる仕事である	.379	.398	.291	.755	.196
チャレンジ精神が発揮できる仕事である	.275	.265	.155	.196	.568

ます．共分散は偏差の組み合わせの掛け算で，分散は自分の偏差の掛け算ですから，それに対応しているということです．

そうすると，分散共分散行列は，分散と2つの共分散の集まりであることがわかります．この集まりの合計が，この項目を単純加算したときの尺度の分散に等しくなります．そうすると，尺度の分散は，各変数の分散が大きいほど，そして，共分散が大きいほど大きくなります．共分散が大きいということは，どちらかが大きいときはもう一方も大きくなるということなので，そんなときは足し合わせると偏差が大きくなるからです．

αの式の(1－各項目の分散の和/尺度得点の分散)の部分はしたがって，次のように変えられます．

$$1 - \frac{各項目の分散の和}{各項目の分散の和 + 2 \times 各項目間の共分散の和}$$

変数間の共分散がもし仮に0だとすると，この式は0になりαも0です．反対に共分散が大きくなると，分母が大きくなるのでαが大きくなることがわかります．そのため，α係数は，**内的一貫性**あるいは**内的整合性**(internal consistency)を表すものとなっています．

■ αを相関係数で表す

αを相関係数で表すこともできて，その場合は次の式になります．

$$\alpha = \frac{項目数 \times 相関係数の平均値}{1 + (項目数 - 1) \times 相関係数の平均値}$$

これを見ると，αは相関係数の平均値が大きいほど，項目数が多いほど高くなることがわかります．以前に述べたように，平均値は外れ値に弱いこともありますし，大きいものがいくつかあってほかが小さいのでは，内容が一貫していない

5 因子数を変えてみる

■因子数の変更によって起こること

では，第4因子はあきらめて，因子数を3つにするとして，それで再計算してみます．**表10-8**のとおりです．

「責任の重い仕事である」と「能力や努力に見合った収入が得られている」は再計算しても，ほかの因子に含まれていくことはありませんでした．一般的に，ダブルローディングのものは，ほかの因子へと所属を変えることも起こります．ただ，それは最初から一定の共通性をもっている場合です．

表10-2に示した最初の共通性の推定値でのSMCを改めて見てみます(→p.248)．

今まで問題になってきた変数はみな初期の共通性の推定値が.2よりも低いことがわかります．これは，因子負荷量に直してみれば，どんなにある因子と相関が高くても，.2ならその平方根である.45をなかなか超えそうにないことは最初からわかっているわけです．これは単純構造である因子のみ，あるボスのみに仕えていたときだけの話で，複数のボスにいい顔をしていたら高い因子負荷量が出ることはないということです．

「チャレンジ精神が発揮できる仕事である」も第1因子の負荷量が小さくなり，削除の誘惑が高まっています．3つにした場合は，それぞれの観測変数はその3つのなかで説明されようとします．この項目は，第4因子があったときは，そこでそれなりの負の相関を示して，そのぶん第1因子ではそれなりに高かったのが，第4因子がなくなったことでそうならざるをえなくなったというわけです．特に，斜交回転をかけていますので，説明変数間に相関のある重回帰分析のように，そこで因子間に何らかのやりとりが生じます．

表10-8　第4因子を除外した3因子での因子負荷量(パターン行列)

	因子		
	1	2	3
自分の能力を新たに発見する機会に恵まれている	.845	−.002	.061
仕事で生きがいを感じている	.845	.066	−.080
仕事は自分の興味や能力に合っている	.549	−.107	.061
人生や社会についていい勉強ができる仕事である	.519	−.006	−.014
チャレンジ精神が発揮できる仕事である	.374	.054	−.166
仕事が忙しすぎる	.035	.699	.226
身体的にきつい仕事である	−.056	.521	−.129
仕事の内容や職場環境で，危険なことがある	.007	.516	.085
精神的にきつい仕事である	−.065	.428	.156
能力や努力に見合った収入が得られている	.201	−.241	.118
責任の重い仕事である	.169	.224	.105
職場でいじめやえこひいきがある	.014	−.030	.851
職場で派閥があって雰囲気がよくない	−.076	.068	.628

そのやりとりのなかから階層的な重回帰分析のように，その観測変数の特徴がわかってくることもあります．因子数を変えて分析することは，その因子負荷量の変化に着目すると豊富な情報が得られることがある点でも推奨されます．

■因子による分散の説明力の大きさは？

また，因子数の決定の理由には，観測変数を十分に説明する割合まで因子数が必要だという考えかたもあります．固有値や各因子の因子負荷量の2乗和はその量に当たります．**寄与率**とも呼ばれるものです．しかし，全体として似たような項目が使われていてそれらの相関が高い場合は，因子数が少なくても高い寄与率になりますが，そうでない場合はなかなかそうもいきません．

本章の最初の頃に出てきたSPSSによる初期の固有値が出力された表をもう一度見てみます．**表10-9**です．抽出後の因子負荷量の2乗和は，第4因子までで42.7%ほどとなっています．3因子にした場合は，38.0%です．少ないですが，3因子でも4因子でも，5%も違いません．38%だとだめかというとそうではなく，それ以降は説明力のある因子がないのでしかたありません．固有値では1以上と言っていたのに，第3因子以降の「抽出後の負荷量の平方和」は，1もありません．

最終的に3因子にするとして，これらと相関の低い項目を削除すれば，抽出後の負荷量平方和は上がります．「責任の重い仕事である」「能力や努力に見合った収入が得られている」「チャレンジ精神が発揮できる仕事である」の3つを削除すると変数が10個になるため10因子が出力され，**表10-10**のように3因子で44.564%になります．このように関連がないものを少なくすれば負荷量平方和が上がるわけです．

なお，**表10-10**では，「因子が相関する場合は，負荷量平方和を加算しても総分散を得ることはできません．」と注がついています．これは，斜交回転した場合

表10-9 因子の固有値（再掲）

説明された分散の合計

因子	初期の固有値			抽出後の負荷量平方和			回転後の負荷量平方和[a]
	合計	分散の %	累積 %	合計	分散の %	累積 %	合計
1	3.013	23.177	23.177	2.435	18.731	18.731	2.279
2	2.184	16.802	39.979	1.721	13.242	31.973	1.736
3	1.305	10.040	50.019	.784	6.033	38.006	1.542
4	1.179	9.066	59.085	.610	4.691	42.697	.782
5	.942	7.246	66.332				
6	.834	6.416	72.747				
7	.715	5.499	78.246				
8	.629	4.838	83.084				
9	.523	4.022	87.106				
10	.513	3.943	91.049				
11	.487	3.747	94.795				
12	.422	3.249	98.044				
13	.254	1.956	100.000				

因子抽出法：最尤法
a. 因子が相関する場合は，負荷量平方和を加算しても総分散を得ることはできません．

表 10-10　3 変数を除外した 10 因子での固有値

説明された分散の合計

因子	初期の固有値			抽出後の負荷量平方和			回転後の負荷量平方和[a]
	合計	分散の %	累積 %	合計	分散の %	累積 %	合計
1	2.778	27.781	27.781	2.194	21.936	21.936	2.076
2	1.995	19.954	47.735	1.566	15.663	37.598	1.565
3	1.215	12.145	59.880	.697	6.966	44.564	1.476
4	.908	9.078	68.958				
5	.775	7.749	76.707				
6	.623	6.231	82.937				
7	.519	5.185	88.122				
8	.495	4.952	93.074				
9	.426	4.257	97.331				
10	.267	2.669	100.000				

因子抽出法：最尤法
a．因子が相関する場合は，負荷量平方和を加算しても総分散を得ることはできません．

> memo
> 因子軸の斜交回転による因子間の相関については p.254 E-2 を参照．

は，因子間に相関が出るので，2 乗和は，44.564% を超えていくからです．

　斜交回転すると，負荷量平方和がなるべく大きくなるように計算します．それは，各因子均等にではなく，回転前の負荷量平方和が小さい因子ほど大きくなる傾向があります．特に今の場合は，第 3 因子が大きくなっています．回転後の 2 乗和を見ると，3 因子を合計すると 5.12 になって，51.2% になります．これは因子間に相関が出ることで重なって大きくなっただけで，実際には 44.6% が寄与率になります．

　これは必ずしも多いほうではないですが，特に少ないほうでもないと思います．これもとにかく研究領域によります．相関が必ずしも高くない，意識や行動を測定している場合はしかたがありません．.9 の相関を通常扱っているような領域では，80% とか 90% とか高いものが求められるとは思います．

6 因子分析の悲劇

■大事な項目が驚くほど削除された研究

　看護や医療系の因子分析を用いた論文のなかには，最初に用意した項目が 100 近くとかあるものから，急激に半分あるいは 1/3 ほどに減らしているものがあります．確かに尺度作成においては，最初に作成する多めの項目（アイテムプール）は何倍もあることが多いです．しかし，それは因子との関連を競争させて削除することが前提で，あえて多めに作成する場合です．

　患者や家族など，まだ知られていない人々のありのままの生活や意識に関する丁寧なインタビューによる貴重な語りや，看護職の専門的な能力を明確にするため，コミュニケーションや患者の人権の尊重など幅広く集めたものなど，大事な項目ばかりが並んでいる場合はどうでしょうか．そこから多くの項目が削除されていては，とても残念な気持ちになります．しかも，残っている項目がありきたりで，明らかに新しい概念の発見につながる項目がなくなっている場合もありま

す．これは「**因子分析の悲劇**」とも呼べるものです．同様に，重回帰分析などにおいてステップワイズでとても貴重な変数が削除されてしまったものも「**ステップワイズの悲劇**」と呼びたいものです．

■統計的な方法で因子数を決めるため

　なぜ悲劇が起こるかというと，因子数を決定するときに，ステップワイズと同様に，スクリープロットなどの統計的な方法を採用しているからです．それによって，必要以上に因子数を減らしていることが起こりえます．因子数を少なくすれば，必然的にそれらの因子と相関が低い，因子負荷量が小さい項目が多く現れます．因子負荷量.4未満は削除するといった機械的な方法で，無残にも早い時点で姿を消してしまいます．

　SPSSのマニュアルのような市販のテキストにはそうあって，従順にそのとおりにしているのかもしれません．しかし，似たような項目をなるべく多く用意して，それらをふるいにかけてシンプルな尺度を作成することを目的とする研究と同じかどうかの検討が必要です．看護系など，なるべく人のもつ多様な側面を把握しようとする研究では，それはあてはまりません．そこでは，たとえば人の身体的，心理的，社会的な3つの側面，さらに生きる意味を表すスピリチュアルな側面だけでも4つの因子がありえます．それらがたとえば，家庭，職場，地域での生活でそれぞれ捉えられれば，4×3で12の因子になります．それらは患者や家族の世界にもあり，それをケアする側にもあります．これらは逆に項目を用意するときに，それらの次元を満たしているか確認しておきたいものです．仲間が少ないと因子にならず，削除せざるをえなくなるからです．

　せっかく努力して多様な項目を作成した場合，多様な因子が10程度あるいはそれ以上あってもよいわけです．因子数を決定するときは，あくまで概念の内容で考えるべきで，項目を削除するのは後にしたいものです．因子負荷量が低めであっても因子数を変えると高くなる場合もあります．実際に因子を中心的に支えている項目は因子負荷量が高い項目なので，それらを因子の解釈に使っておいて，影響の少ない負荷量の小さい項目の削除は後でも問題ないわけです．因子名と因子数が決定するまでは，削除しないで，場合によっては途中で復活することもあるので残しておきたいものです．

■まず削除してよいのは，相関が高すぎる場合

　ただし，例外として，ほとんど同じような項目が2つ（または3つ）あるような場合，高すぎる相関係数のために，それらだけで因子ができることがよくあります．因子になる項目が少ないために，内容が薄すぎて因子とは呼びにくい場合です．クラスや職場のなかで，ほかの誰とも交流しないで，いつも別行動の仲良し2人組のようなものです．このような場合は，どちらかの項目を削除すれば，残った項目は，ほかの因子に吸収されることが多いです．もし吸収されないなら，仲間をつくり忘れた項目で，削除するか単独で扱うかのどちらかです．

■因子がいくつあるかの発見が大事

　尺度を作成する目的などで，患者が対象であるなど，確かに実用性を考えると項目数が多すぎる場合もあるかもしれません．しかし，患者の意識や生活のなかに潜在的な10の因子が確かにあるとすれば，スクリープロットなどで因子数を3つにしてしまって，多くの貴重な項目を削除するのは倫理的にも問題があるようにも思えます．

　概念を発見する研究としては，100項目で10の因子でもよいわけです．因子負荷量が高い項目でとてもよく似た項目がある場合は，むしろそちらから優先して削除して，内容を豊富にするために因子負荷量の小さな項目を残すことも考えるべきでしょう．何より，因子負荷量の大小は，サンプルが変われば入れ変わる可能性があるものです．特にサンプルサイズが小さい場合は，あまり固定的に考える必要はありません．尺度では各因子の定義こそが重要で，それと一致する項目がそろえられていることを意味する内容妥当性が大事です．

■後で短縮版をつくる

　本当に多様なものをしっかり測定したいならば，100項目版を作成しておいて，広く普及させるために，それとは別に短縮版を作成するという方法があります．フルバージョンが100項目でも，たとえば，各因子から因子負荷量を参考にしながら，最もその因子の定義に近い1項目を選べば，短縮版の10項目版になります．短縮版の作成方法は，いくつかありますので，尺度の開発のテキストを参考にしてください．

　探索的な因子分析の場合は，やはり大事なのは，どのような因子が存在するかを発見することです．繰り返しますが，多様な内容を対象としていれば，数が多くても当然で，貴重な項目は最後まで残しておきましょう．

■探索的な因子分析から確証的な因子分析へ

　以上のように，単純構造で，因子の数も項目も決まっていって，因子分析は終わりです．ただ，厳密に言えば，探索的な因子分析（exploratory factor analysis；EFA）はこれで終わりということです．この後に待っているのは確証的な因子分析（confirmatory factor analysis；CFA）です（→p.283 第11章 C-1）．

主成分分析と因子分析の違い

■主成分分析の正体と欠点

　ちなみに，共通性1でスタートした主成分分析が，因子抽出後4因子でどうなったかを表したのが**表10-11**です．

　結局1にしても，因子抽出後に軒並み下がっていくのがわかります．そして，SMCと比べると，全体として，因子抽出後の値が大きくなっているのが特徴です．これは，実は観測変数を過剰に説明している状態になっています．

表10-11　主成分分析での共通性

共通性

	初期	因子抽出後
仕事は自分の興味や能力に合っている	1.000	.489
精神的にきつい仕事である	1.000	.447
能力や努力に見合った収入が得られている	1.000	.456
身体的にきつい仕事である	1.000	.583
責任の重い仕事である	1.000	.593
仕事が忙しすぎる	1.000	.660
仕事の内容や職場環境で，危険なことがある	1.000	.435
職場で派閥があって雰囲気がよくない	1.000	.709
人生や社会についていい勉強ができる仕事である	1.000	.513
職場でいじめやえこひいきがある	1.000	.742
仕事で生きがいを感じている	1.000	.722
自分の能力を新たに発見する機会に恵まれている	1.000	.765
チャレンジ精神が発揮できる仕事である	1.000	.566

因子抽出法：主成分分析

　その原因は，主成分分析は，共通性を1で計算していて，独自因子が0で計算されているからです．因子分析の式で言えば，eの定数がないということです．そして，13因子まであると考えて，F_{13}まで入れて計算すれば，因子抽出後の共通性は1になります．これはさらに言えば，独自因子のみならず残差も0ということで，独自因子も残差も共通因子のなかに含めてしまっているということになります．

　すなわち主成分分析は次のように表すことができます．あくまで因子ではなく**成分**(component)なのです．そしてその主なものである**主成分**(principal component)が知りたいのです．

観測値＝共通因子（Fの部分）＋$\underbrace{独自因子 (e)＋残差}_{=0}$

言い換えれば，

観測値＝主成分(PC：principal component)

であり，次のようになります（nは観測変数の数です）．

$$X_1 = a_1 PC_1 + a_2 PC_2 + a_3 PC_3 + a_4 PC_4 + \cdots + a_n PC_n$$
$$X_2 = b_1 PC_1 + b_2 PC_2 + b_3 PC_3 + b_4 PC_4 + \cdots + b_n PC_n$$
$$X_3 = c_1 PC_1 + c_2 PC_2 + c_3 PC_3 + c_4 PC_4 + \cdots + c_n PC_n$$
$$X_4 = d_1 PC_1 + d_2 PC_2 + d_3 PC_3 + d_4 PC_4 + \cdots + d_n PC_n$$
$$\vdots$$
$$X_n$$

　主成分分析はしたがって，あくまで観測変数を主成分に分解して説明できると仮定したときに，どの程度説明できるのかを示す方法になります．

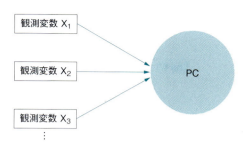

図 10-11　主成分分析の矢印の向きは逆

■主成分分析の使われかたは因子分析と因果の向きは逆

そうすると，主成分分析はどのようなときに使われるのでしょうか．これは，観測変数を 100% 因子で説明するというよりは，因子が何 % 観測変数で説明できるのかという方法と言ったほうがよいでしょう（図 10-11）．主成分分析では，実際に使うときには第 2 主成分を用いることはあまりありません．1 主成分です．そうすると，上の式も，PC_1 だけになります．そうすると，X_1, X_2, X_3, X_4 で PC_1 はできているという見かたと違いはなくなります．

そしてそもそも，使われかたとしては，因果関係の矢印の向きが逆なのです．観測変数から成分に矢印が向いています．観測変数をまとめて，合成すると 1 つになるというのを確認する方法です．

■主成分分析による 1 次元性の確認は確証的因子分析へ

これまで SPSS や SAS などの統計パッケージでは，以前から因子を抽出する方法，すなわち因子負荷量の計算の初期設定が，ずっと主成分分析になっていました．そのこともあって，かつては主成分分析を使って因子分析というのが通例になっていて，そのような論文も多くあって，まだ最近でも見かけます．

実際のところ，主成分分析とそれ以外の方法での計算結果は，よく似ています（すでに述べたように，最尤法は異なるときがあります）．因子負荷量の違いは，多くは .1 程度の範囲内で，.2 も違うことは少ないのではないでしょうか．サンプルサイズなどにもよると思いますが，実際に計算して見比べてみてください．たとえ因子負荷量が違っていてある観測変数がどちらの因子に入るのかを迷っても，概念の定義から内容妥当性を優先すれば最終的な結果は同じでしょう．

しかし，すでに因子分析では共通性の推定に SMC を用いた方法が多く使われるようになり，主成分分析を使う機会は，尺度の 1 次元性（1 つの因子からなる尺度であること）の確認くらいになったようと思います．ある概念を測定するために必要十分な観測変数を用意することで，その概念を 100% 近く説明できるようにしたときなどです．たとえば，ある特定の疾患の理解度として，十分な項目の知識を用意して，主成分分析をする方法です．第 1 因子の固有値だけが突出して大きく，それでほとんどの分散が説明されて寄与率が高くなることを確認します．

それでも，このような 1 次元性の確認が目的であれば，適合度の指標によって

確認の基準が適合度の指標によってより明確になっている確証的因子分析を使ったほうがよいので，主成分分析が登場する機会はもうほとんどないかもしれません．やはり，この理由からも，確証的因子分析を理解する必要があるようで，強い動機付けをもって，次の章に向かいましょう．

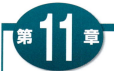

因子分析と重回帰分析を統合した構造方程式モデリング

 理論や仮説を図で描いて確認できる

1 理論的な仕組みやメカニズムを確認する

■因子分析＋重回帰分析から SEM へ

　これまでの統計解析では，因子分析によってできるだけ信頼性と妥当性の高い尺度化を行い，その尺度を用いて重回帰分析あるいは一般線形モデルを用いるというのが王道の時期が長く続いてきました．しかし現在では，その代表的な分析パターンが，**構造方程式モデリング**（structural equation modeling：SEM）に変わりつつあります．少なくとも同じ変数を使った重回帰分析を探索的に何度も繰り返すよりは，SEM のほうが全体の構造を一度で確認できる点で優れています．探索的に仮説やモデルをつくる作業から，仮説やモデルを確認する方法への移行です．分析する Amos などのソフトも普及してきて，わかりやすいテキストも登場して，理論的な仮説やモデルがあれば，使わない理由は見当たらなくなってしまいました．

　さらに，SEM は，変数の種類を選ばないため，幅広く利用することができます．目的変数も説明変数もそれぞれいくつでも使えますし，**観測変数**（observed variable）でも**潜在変数（因子：latent variable）**でも使えます．基本的に量的データが中心ですが，質的データも使えます．質的データは，説明変数であれば，ダミー変数（→p.106 第 4 章 A-5）を使うことが多く，後述するグループ別の分析である同時多母集団分析も使えます．目的変数にするには，統計ソフトやそのバージョンによって異なるようです．そして，これらの変数全体の理論的な構造を明らかにしようとするのが目的です．

　SEM もほかの多変量解析同様に重回帰分析（→p.93 第 4 章）が基本で，それらを組み合わせたものになります．そこに確証的な因子分析（→p.283 C-1）を組み込むことができて，その因子分析も重回帰分析で成り立っていますから（→p.239 第 10 章），やはり，重回帰分析をいくつも組み合わせて同時に分析する方法になります．SEM は，全体の構造を明らかにするために全変数間の共分散を使って計算するので，**共分散構造分析**（analysis of covariance structures）とも呼ばれます．ほかにも**因果分析**（causal analysis），**因果モデル（モデリング）**（causal modeling）と

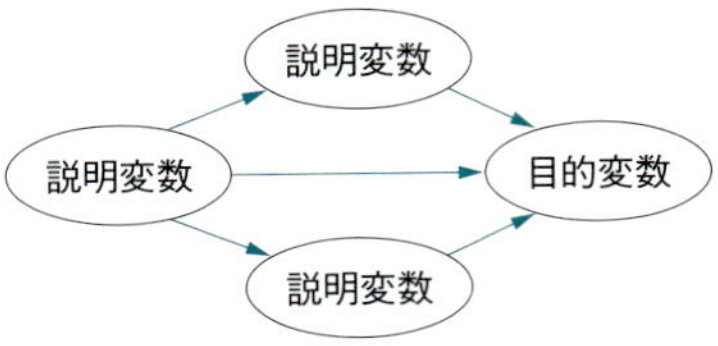

図11-1　パス図

呼ばれたりします．そして，**パス解析**(path analysis)，**確証的因子分析**(confirmative factor analysis：CFA)もその一部です．

■全体の構造をパス図で表す

　SEMは，理論的な仮説に基づいて変数間の構造やモデルを確認しようとするもので，そのために複雑な関係を視覚的に表す必要があります．その全体の関係を表したものを**パス図**(path diagram)といいます(図11-1)．仮説からパス図を作成して確認することがSEMの仕事です．基本的な研究の枠組みは，目的変数に対して説明変数がどう関連するかであり(→p.6 第1章 A-4)，変数が多いときに，その間にどのような矢印を引くのかが問われるということです．

■因果関係がある可能性の確認

　パス図のように矢印を引いて仮説を表すので，因果関係を検証するかのように思われがちです．しかし，SEMをしたからといって直接の因果関係そのものを証明するものではありません．相関係数の計算だけで因果関係が言えないのと同じです．SEMもたくさんの共分散，すなわち相関係数を計算するだけの方法です．最終的に因果関係があると検証するためには，実際に説明変数を変化させて目的変数が変化することを示す必要があります．それには，ランダム化比較試験(RCT)のようなコントロールを置くような実験的なデザインが求められます．SEMでは，多くはそこに至るまでのプロセスとして，従来の理論や仮説をもとにして，変数間の時間的な順序やタイミングなどから因果の向きを考えて，それらの仕組みやメカニズムを確認しようとするものです．

2 パス図のお絵描きの方法

■SEMを視覚的に理解する

　ここで，SEMを視覚的に理解するためにパス図の描きかたについて見てみましょう．Amosのようなグラフィックでお絵描きすれば計算できるソフトが便利です．図11-2に代表的なSEMのモデルを描きました．

■変数の種類

　潜在変数は楕円，**観測変数**は四角，**誤差**(残差)は円で描くことが多いです．誤差(e：error)は，潜在変数でも観測変数でも，ほかの変数によって100%つくら

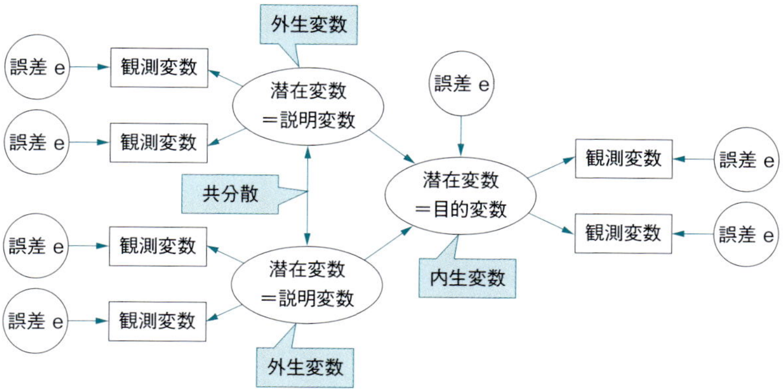

図 11-2　代表的な SEM のモデル

れている，または動かされているわけではないので，矢印が刺さっている場合は必ず必要です．

　矢印のパスを受けている変数は，**内生（endogenous）変数**と呼ばれ，目的変数に使われます．モデルのなかでつくられているという意味です．必ず誤差が必要です．ほかの変数によって 100% 説明されるということがないからです．

　矢印のパスを受けていない変数は，**外生（exogenous）変数**と呼ばれ，説明変数に使われます．モデルの外でつくられているという意味です．内部の変数によってつくられていないので，誤差は付ける必要がありません．

■パスの種類

　変数間に引く矢印には，片矢印（──→）で表す回帰のパスと両矢印（←──→）で表す共分散（標準化すれば相関係数）があります．片矢印のパスは，直接の因果関係があるという仮説を示しています．両矢印の場合は，因果の向きはなく共分散があることだけを意味します．片矢印 2 本を双方向に向けて引く方法もありますが，どちら向きの因果関係が大きいかを検討するときなどで，使う機会は限られていると思います．

　変数間や誤差間にパスを引かないということは，相関が 0 であると指定したことになります．データとして相関があるのに，引かないとデータとパス図の一致度を表す適合度（→p.278 A-4）が低くなりますが，基本的には変数間や誤差間に引けば引くほど適合度は高くなります．ただし，原則として理論的な仮説に基づいて引くことが求められます．

　共分散を表す両矢印を引くときの注意は，内生変数同士の場合では，誤差間に引く必要があることです．外生変数の間では，自由に引くことができます．

■パス係数の値の設定（制約）と標準化パス係数

　パス係数を計算させるときは，因子分析の部分の式である測定方程式（→p.276 A-3）の因子負荷量にあたるパス係数をどれか 1 つは 1 に設定します．作成した潜在変数の分散を 1 にする方法もあります（これは外生変数の場合です）．

変数の分散をすべて1にすれば，**標準化したパス係数**になります．わざわざこうしなくても，それを出力するように指定すれば，すべてを標準化したパス係数で計算させることができます．

Q 自分のモデルを図で表せるようにしないといけないということでしょうか．統計ソフトが描いてくれないのでしょうか．

A この図はすべて自分で指定するものです．ソフトが描いてくれるものではありません．先行研究をしっかり読んで，どことどこに線が引けるのか，または，引けないのかも，知り尽くしておくことが必要です．また，この後に説明する測定方程式と構造方程式，自由度などを理解していないと，制約が足りないなどの理由でうまく計算できません．

3 なぜ SEM が必要とされるのか

もちろん，むやみに SEM を使えばよいというものではありません．よく内容を知らずに，ぜひ使いたいですという方に出会ったことがありますが，「そうですかぁ」と答えるしかありませんでした．使う必要のないものももちろんあります．大きな分かれ目は，明確な理論や仮説があって，それを確認する目的であること，さらに潜在変数を使って確認する必要があるかです．繰り返しますが，SEM は，多くの変数を因子分析で潜在変数化し，その間の構造について重回帰分析を組み合わせて視覚的にモデル化し，これまでの理論から導いた仮説を確認するための方法です．

これらを含めて SEM を使うのはなぜなのか．順番に考えていきたいと思います．

■相関係数の希薄化の修正

目的変数と説明変数の関連を明らかにすることが，研究の目的であると述べました．この目的変数と説明変数は，多くの変数を使いたいと説明しましたが，その簡単な復習と，真の値を測ることの大切さの確認をしてみます．

相関係数で見れば，**図 11-3** のように誤差によって関連が低くなる場合です．真の値であれば，高い相関が得られるはずのものが，観測値で誤差が大きくなることで，相関係数が低くなることがわかります．相関係数が低い結果を見たときには，関連があまりないと見るだけではなく，誤差が大きいから低めに出ているのではないかと疑う必要があるということです．

目的変数と説明変数の関連の見かたについては，**図 11-4** のように3つのパターンがあると考えられます．

このとき，実際の相関係数は，(1)よりも(3)に近づくほど高くなるということです．それは，すべての研究においてあらゆる観測値は誤差を含んでいるからです．真の値は直接測ることができないことがほとんどで，特に生命現象，意識や行動，社会指標などはそうです．特に偶然誤差が多く含まれていれば，多くの場

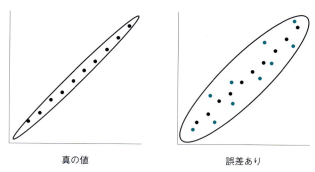

相関係数は直線に近いほど高い

図 11-3　誤差の大きさによる相関係数の低下

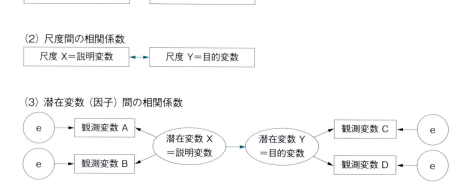

図 11-4　変数間の相関係数の 3 つのパターン

合で真の値の間の「真の相関」よりも低い相関係数になっている可能性が高いのです．系統誤差の場合もそうですが，その場合は，相関が過剰に高くなってしまっている可能性もあります．

したがって，いずれにしても誤差を取り除きたい，調整（コントロール）したいというのが統計学の仕事です．前にも登場した次の式の解決です．

観測値＝真の値＋誤差

■尺度化ではだめなのか

これまで，真の値に近づける方法として複数の項目で尺度化するという方法をとってきました．それは次のような理由からです．

尺度得点＝観測値の和＝（真の値＋誤差）の和＝真の値の和＋誤差の和

つまり，観測値を増やせば，誤差の和はプラスとマイナスが相殺されて0に近づき，真の値の和に近づくということです．そのため尺度化は信頼性を高めます．

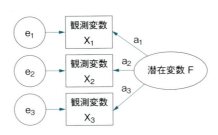

図 11-5　因子分析の図

■潜在変数化はその上をいく

さらに，潜在変数化することは，より真の値に近づけるために，観測変数間の相関を用いて，共通している部分を真の値と考え，誤差を取り除いているという作業を行ったことになっています．因子分析のときに説明したとおりですが，因子分析後の観測変数の単純加算による尺度化(→p.259 第10章 E-4)は，実際には，誤差が相殺されて0に近づきますが，誤差そのものを取り除いてはいないのです．

因子分析について確認してみましょう．単純構造で，観測変数が1因子からできているとすると，次のようになります．

$X_1 = a_1 F + e_1$
$X_2 = a_2 F + e_2$
$X_3 = a_3 F + e_3$
$\vdots$

これを図にすると図 11-5 のとおりです．
これらは，次のようにも表せます．

観測値＝因子負荷量×因子の値＋誤差

つまり，観測値は，真の値である共通の因子の値と誤差から成り立っています．そうするとその潜在変数である因子の値そのものを使えば，真の値を使っていることになります．そうすれば，誤差を取り除いた相関が計算できて，真の相関が得られるということです．これを称して相関係数の希薄化の修正と言うわけです．

■測定方程式と構造方程式

SEM では，第10章の因子分析の部分の式(→p.242)のことを，**測定方程式**と呼びます．観測変数の背景にある潜在変数として真の値と思われる値を測定するための方程式にあたります．観測される変数の値は，目には見えない潜在変数によってつくられている，あるいは動かされているなどと考えています．潜在変数が原因で観測変数が結果の例のいくつか(または全部)を挙げたものという意味です．

そして，測定方程式でつくり出した潜在変数を含む，モデルに含まれる変数間

の重回帰式のことを**構造方程式**と呼びます．構造方程式モデリングの名前の由来です．したがって，構造方程式は，潜在変数を F_1, F_2, F_3 とすれば，次のようなそれらを含む重回帰式になります．もちろん，潜在変数以外の変数を含むことも可能です．

$F_1 = b_1 F_2 + b_1 F_3 + e$

■**直接効果，間接効果，総合効果がわかる**

また，変数間の関連について，単に2変数の関連だけでなく，その中間に入る第3の変数の存在が考えられるときに，その3者関係を表すことができます．変数の間を仲介するような媒介変数の存在です．図 11-6 のような例です．

Y_2 は，X_1 からの直接効果 c と間接効果 a×b があります．間接効果はそのたどるパス係数の掛け算になります．総合効果はその変数に入ってくる矢印（→）の効果の合計になります．間接効果，総合効果を考えると，仮に c が 0 に近いからといって，まったく関連がないとは言えないわけです．

■**誤差間の相関が計算できる**

また，観測変数の誤差の間には相関がある場合もかなりあります．従来は，これはあったとしても，表面には表されなかったものです．図 11-7 のようなものです．

X_1 と X_2 の真の値の部分の相関は $a_1 \times a_2$ で表されます．e_1 と e_2 の相関がある場合は，あくまで $a_1 \times a_2$ とはまったく無関係の相関です．内容が似ているからというのは理由になりません．本筋のルート以外の別の要因を考えないといけません．

誤差間相関がないとすると，X_1 と X_2 の相関はすべて，a_1 と a_2 の関連に集約

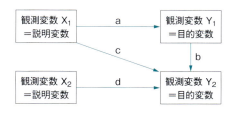

図 11-6　直接効果と間接効果

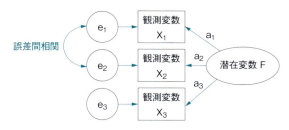

図 11-7　観測変数の誤差間相関

されることになってしまいます．実際，誤差間相関を計算して入れ込むことで，因子負荷量は変わってきます．これで，より正しい因子負荷量が計算できます．

　代表的な例は，質問文の文言が似ていることによる回答の誤差（勘違いなど）によって生じるものです．たとえば「気になる病気の症状に関する情報を見つけるのは」と「気になる病気の治療に関する情報を見つけるのは」など，書き出しや語尾が同一だったりすることで似たような回答が導かれることがあるからです．これは質問紙においては生じることがあるもので，放置しておくよりは，質問紙に潜む問題を修正したうえでの真の値を計算できるようになると考えたほうがよいでしょう．

Q 潜在変数を用いる必要性を考えたうえで使用しなければならないのですね？
A そうです．潜在変数の意味をよく考えましょう．

4 適合度の算出によるモデルの妥当性の検討

■自分のモデルとデータの一致度が意味すること

　また，SEM の大きな特徴は，**適合度**（goodness of fit）が計算できることです．重回帰分析でも因子分析でも研究者がパス図を描くわけですから，分析したい変数を用意して，そこにパスを引きさえすればどのようなモデルでもつくれます．ただし，実際のデータによってそのモデルが支持されるかが大切です．データとかけ離れたモデルは問題です．SEM では，パスを引くか引かないかが特に大きな問題です．パスを引かないということはそこの相関が 0 だと指定したことになり，実際に 0 で計算されるからです．もし実際のデータでは相関がある変数間の相関を 0 とすればデータとは違ったモデルになります．したがって，データとの離れ具合を一定範囲内に収める必要があります．

　適合度というと，なんとか適合度さえよいモデルをつくれば，自分のつくった仮説やモデルが正しいとか証明されたと思う人がいるようです．しかし，それはあくまで，データとモデルが一致しているものを探しただけで，そのモデルが検証されたことと同じではありません．モデルが元々の検証したい理論的な仮説とぴったり一致していればよいわけですが，データを仮説のモデルで説明することができたということなので，モデルが検証されたとか，理論が正しいとまで言い切るのは厳しいでしょう．特に，最初の仮説から適合度が高くなるようにどんどんと修正したモデルは，たまたまそうなった可能性があります．何通りも計算すれば，検定の多重性（→p.63 第 2 章 E-1）の問題も出て，有意でないのに有意としてしまう確率が高まります．やはり，元々用意していた理論的な仮説が，データと大きくずれていないかを確認するための作業と考えることが大切です．

■飽和モデルと推定モデル

　適合度を理解するには，SEM の出発点の確認が必要です．そもそも SEM では，何をしようとしているのでしょう．**図 11-8** は飽和モデル（saturated）という

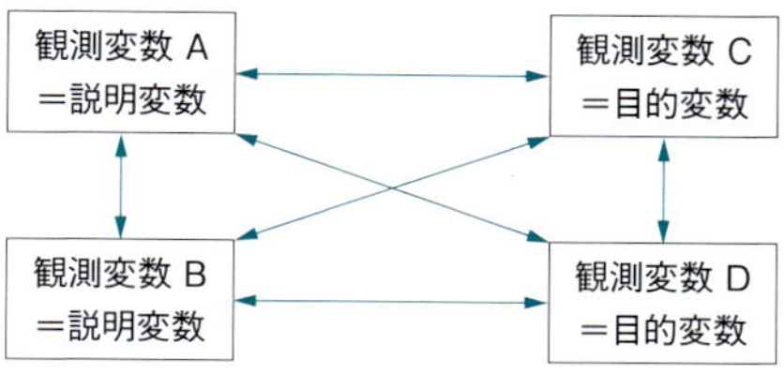

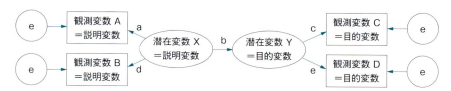

図 11-8 飽和(saturated)モデル

図 11-9 推定(estimated)モデル

ものです.

飽和モデルとは，すべての観測変数の関連のしかたを，すべての共分散(標準化すれば相関係数)で説明するモデルです．観測変数間にすべてパスを引くものです．しかし，これではデータと一致するのはあたりまえです．データどおりにすべて計算されているからです．

そうではなくて，関連がないと判断するところには引かないことで，多くの観測変数を用いても，より少ない変数間の関連で説明してみることが求められているわけです．より少ない変数にするという言いかたもありますが，最初から潜在変数をつくることが目的の場合が多くあります．研究者の判断によるモデル，これが**図 11-9** のような推定(estimated)モデルです．

こうした関連図で，どれだけうまく関連を説明できるかが目的です．言い換えれば，一番うまく説明できるように矢印の関連の大きさ(=パス係数)を計算するのが目的です．そのとき，推定モデルがデータを忠実に再現しているかを判断するのが適合度です．比較するのは，たとえば，次の2つです．

観測変数 A と観測変数 C の相関係数

(観測変数 A と潜在変数 X 間のパス)×(潜在変数 X と潜在変数 Y 間のパス)×(潜在変数 Y と観測変数 C 間のパス)＝a×b×c

推定モデルでは，観測変数と観測変数の間でつながっている道筋のすべてのパスを掛け合わせるとその間の相関に近くなるように計算されています．これを**パストレーシングルール**(path tracing rules)と言います．

このほかには，観測変数 A と観測変数 B の相関係数と a×d などです．観測変数が4つあるので，その間の相関係数の組み合わせは(4×3)/2＝6通りです．

ずれる確率を小さくしようとして計算するのですが，実際に外れてくるので，その大きさを考えます．すべての観測変数間の相関について計算し，その差をもとにして χ^2 値を算出します．これによって χ^2 検定が可能になります．χ^2 は，

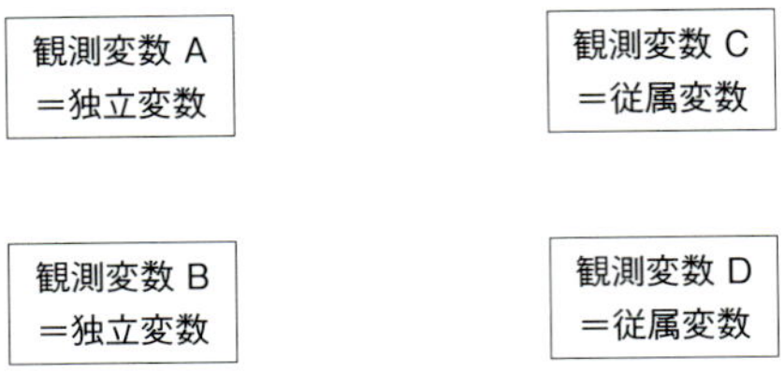

```
┌──────────────┐         ┌──────────────┐
│ 観測変数 A    │         │ 観測変数 C    │
│ ＝独立変数    │         │ ＝従属変数    │
└──────────────┘         └──────────────┘

┌──────────────┐         ┌──────────────┐
│ 観測変数 B    │         │ 観測変数 D    │
│ ＝独立変数    │         │ ＝従属変数    │
└──────────────┘         └──────────────┘
```

図 11-10　独立(independence)モデル

すでに述べたように，クロス表での期待値と観測値のずれのように，ばらばらしたずれを測るのに適しています(→p.77 第 2 章 F-2).

これは，推定モデルでうまく説明できている程度を見る方法として，飽和モデルにどれだけ近い説明力をもつか検討する方法で，飽和モデルとの差を χ^2 でみている方法です.

■独立モデルと推定モデル

また，飽和モデルとの直接の差ではなくて，その飽和モデルとの離れ具合を，**独立(independence)モデル**と比較して検討する方法(NFI，TLI，CFI など)があります．独立モデルとは，観測変数間の相関が 0 というまったく観測変数間の関連を説明しようとしないモデルです．上の**図 11-10** のモデルです.

これらの 3 つのモデルでのデータの説明力，データとの一致度は次の順です.

飽和モデル＝100％＞推定モデル＞独立モデル＝0％

独立モデルとの距離を比較して，独立モデルよりは十分飽和モデルに近い場合に適合していると考える方法です.

Q ▶独立モデルは帰無仮説のようなものと考えてよいでしょうか？

A ▶飽和モデルが帰無仮説になります．χ^2 値が 0 になるためです．ただ，意味合いとして独立モデルはまったく適合していないという状態なので従来の検定での帰無仮説に近い意味ではあります.

■観測データの分散を説明できる割合

これらの χ^2 を用いたもの以外にも，GFI(goodness of fit index)，AGFI(adjusted goodness of fit index)があります．次にこれらを含めて適合度指標を列挙します.

B 主な適合度の指標

1 サンプルサイズ，自由度に影響を受ける古典的な適合度

■ χ^2

> **memo**
> 最もデータと一致している飽和モデルとずれがないという帰無仮説．

飽和モデルと推定モデルのずれ具合（分散共分散行列におけるずれの程度の合計）で，0なら完全に適合です．適合度への検定をする場合の帰無仮説はこれです．p 値が .05 より小さく有意だと，帰無仮説を棄却します．ただし，それで喜んではいけません．この場合は，有意にずれているので適合度が悪いと言えます．適合度はたいてい帰無仮説を棄却しない，つまり有意でないほうが適合していることになります．

χ^2 の場合は 200 サンプルほどなら問題ないとも言われますが，これを超えると値が大きくなって，すぐ有意になるので適さないとされています．

■ GFI，AGFI

観測変数全体の分散を，推定モデルで再現した分散でどの程度説明できるかというものです．

GFI（goodness of fit index）は決定係数（飽和モデルでの全分散が推定モデルでの分散でどれだけ説明できたか）に該当して，**AGFI**（adjusted goodness of fit index）は自由度調整済み決定係数に該当します．それぞれ .9 以上，.85 以上と言われます．

> **memo**
> パス係数，共分散などの推定値をパラメータという．詳しくはコラム参照．

これは，観測変数が多いと小さくなり，パス係数や共分散などを0にしない，すなわちパスを多く引くと大きくなる傾向があるものです．観測変数が多いと誤差間などを引かないと高くなりません．使わないコンセンサスがあるという専門家もいて，実際に使われない方向もあります．

---

column 自由度，パラメータ，自由パラメータ

自由度とパラメータと自由パラメータの関係は次のとおりです．

パラメータとは，パス係数，共分散，分散，誤差などの推定値のことです（母数と呼ばれ，サンプルから母集団の値を推定したものです）．

自由度＝飽和モデルのパラメータ数－自由パラメータの数

$$\text{飽和モデルのパラメータ数} = \frac{\text{観測変数の数} \times (\text{観測変数の数}+1)}{2}$$

自由パラメータの数＝パラメータのうち0などと値を固定しないものの数
飽和モデルの自由度＝0

独立モデルの自由度＝飽和モデルのパラメータ数－独立モデルのパラメータ数
独立モデルのパラメータ数＝観測変数の数

2 サンプルサイズ，自由度によらない（それを考慮＝ペナルティを与える）適合度の指標（fit indices）

■ χ^2/df

χ^2 値を自由度（df）で割ることで，自由度の影響を考慮しています．値が0に近いほどよいです．この値が2, 3, 6未満という話もありますが，明確な基準はないようです．表示してある論文がたまにある程度です．

■ RMSEA（root mean square error of approximation）

$$\sqrt{\frac{\frac{\chi^2}{df}-1}{N-1}}$$

自由度も，サンプルサイズ N も考慮されています．.05よりも小さいとよいとされています．.1を超えると不適で，.08までは許容範囲とされています．信頼区間も算出されますが，小さいほう（下限）は0に近いほうがよいです．多くの論文で使用されています．

■ NFI（normed fit index）

$$\frac{独立モデルの\chi^2 - 推定モデルの\chi^2}{独立モデルの\chi^2}$$

.9～.95で適していて，.95を超えるとよいとされます．欠点はパスを引けば引くほど高くなるだけだということです．独立モデル＝すべての変数が独立（相関が0）というモデルに比べてどのくらいよいかというものです．

■ TLI（Tucker-Lewis index）または NNFI（non-normed fit index）

NFI の χ^2 の部分を χ^2/df にして，自由度の影響を考慮したものです．分母はNFI の式から1引いてあるものです．1に近いほどよいですが，1以上になる場合もあります．その場合，1と出力されます．

■ CFI（comparative fit index）

NFI の χ^2 の部分を（χ^2-df）にして，自由度の影響を考慮したものです．.95以上がよいとされており，.9が許容範囲とされています．1より小さいときは常にTLIより大きくなります．多くの論文で使用されています．

■ AIC（Akaike's information criterion）

$\chi^2+k(k-1)-2df$

k は観測変数の数，k(k-1)$-2df$ は自由パラメータの数の2倍と一致します．

小さいほど適合度がよいです．基準値はなくて，値に絶対的な意味はありません．同じデータでモデルを比較するのに利用します．自由度を考慮してあります．

■CAIC（consistent Akaike's information criterion）

▶log N
本書ではeを底とする自然対数を表す．

$$\chi^2 + \frac{(1+\log N)[k(k-1)-2df]}{2}$$

N はサンプルサイズで，AIC に加えてさらにサンプルサイズの影響を考慮したものです．モデルの比較に適しています．

■適合度の使いかた

確証的な因子分析で，モデルが1つの場合は一定の適合度が求められます．それ以外の場合は，自分が主張したいモデルをほかのモデルとならべて，より多くの適合度の指標，特に上記後半のものを比較して示すのがよいでしょう．それでもやはり，最適モデルではよい適合度は必要になります．特に χ^2 で自由度とサンプルサイズが考慮された RMSEA や，独立モデルとの比較の指標のうちで自由度を考慮した CFI の2つがよく使われ，複数のモデルを比較するときは AIC, CAIC がよく使われます．

また，観測変数が増えたり減ったり変わったりすれば，適合度は見直さなければなりません．観測変数が違っているのに適合度を比較するというのは，あまり意味がありません．前提が変わっているということに注意が必要です．

C SEM の主な利用法

1 確証的因子分析

■確証的因子分析 vs. 探索的因子分析

因子分析のなかでも，因子の数を変えたりして，因子の解釈を検討，命名をして，新しい概念や新しい分類を目的としたものを**探索的因子分析**（exploratory factor analysis：EFA）と言いました（→p.267 第10章 E）．これに対して，すでに因子の数も概念の名称も決まっていて，探索的因子分析でそれが導かれていたり，概念の理論的な定義が明確で，測定項目も定義と明確に一致したりしているような場合は，**確証的因子分析**（confirmatory factor analysis：CFA），または確認的因子分析，検証的因子分析とも呼ばれる方法が用いられます．すでに開発された，信頼性と妥当性が確認されている尺度を，違う言語に翻訳したり，違う対象者に適用したりした場合に，同じ構成概念を維持しているという妥当性があるかを確認する場合にも使われます．

原則として，どの観測変数も所属する因子（潜在変数）以外とは相関がない，すなわち単純構造であるという前提で確認します（**図 11-11**）．探索的因子分析の場

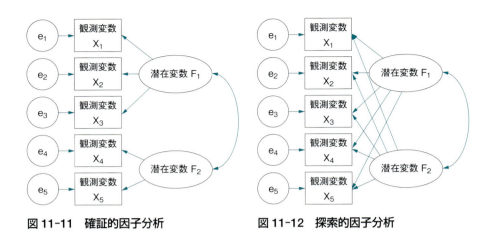

図11-11　確証的因子分析　　　図11-12　探索的因子分析

合は，最初からどの観測変数もすべての因子(潜在変数)と相関があるものとして計算します(図11-12)．もちろん，**クロスパス**と呼ばれる，1つの因子からある複数の観測変数にパスを引くことが，事前に仮説になっていてもかまいません．確証的因子分析の目当ては，適合度です．CFIやRMSEAでよい適合度が得られることです．モデルどおりの図を描いて適合度がよければ，データとモデルが一致して，モデルの構成概念の妥当性が確認されたことになります．

■**因子数の妥当性や因子間相関の有無**

　また，同じ測定項目を使っていて因子数の妥当性を確認したい場合，たとえば，1因子ではなくて2因子のほうが妥当であることを示すことができます．1因子にした場合と2因子にした場合で，適合度を比較して2因子のほうがよい結果を示すことを見せればよいわけです．CFIやRMSEAのほかに，複数のモデルの比較に適したAICやCAICが使われます．

　また，同じ2因子でも，因子間に相関を引いたモデルと引かないモデルで，どちらの適合度がよいかを示すこともできます．因子は独立したものとして扱ってよいのか，相関し合っているものとして，片方が変化すればもう片方も変化すると考えたほうがよいのかを明らかにすることができます．実際に，患者の症状の尺度で，因子間に相関がある場合は，ある因子の症状が見つかれば，ほかの因子の症状も起こることがあると準備しておいたほうがよいことがわかります．

■**確証的因子分析を行ってみる**

　たとえば，10章の因子分析で見た，看護師を対象とした職場や仕事についての意識のデータで確証的因子分析を考えてみます．もし，看護師の仕事に対する「QWL：労働生活の質」と「労働負担」について十分に先行研究の理論的な検討がなされていて，2つの概念の定義に合った適切な測定項目を用意できたとします．その場合は，2因子での確証的因子分析を行い，その因子構造の妥当性を確認できます．

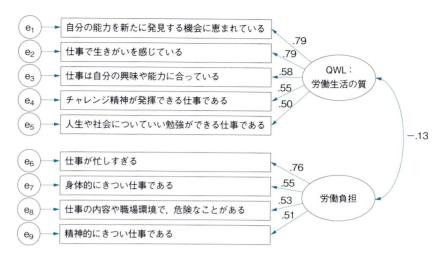

図 11-13　確証的因子分析―因子間に有意な相関がある仮説

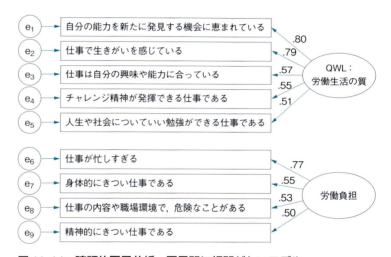

図 11-14　確証的因子分析―因子間に相関がないモデル

▶**単純構造**
観測変数が1つの因子とだけ相関している，直交している状態(→p.254 第10章 E-2).

　図 11-13 のように，2因子は単純構造で，因子間には有意な相関があるという仮説を確認してみます．モデルの適合度については，χ^2 値が 30.2 で自由度は 26，有意確率は .26 と有意ではなく，CFI が .99 で，RMSEA が .027 とよい数字になっています．しかし，因子間の相関は－.13 で有意ではありません．
　そこで，図 11-14 のように因子間の相関を引かず，適合度を見ると，χ^2 値が 32.6 で自由度は 27 で有意確率は .21 と同様に有意ではなく，CFI は .99 のままで，RMSEA が .030 とほんの少し変化しますが適合度としては良好です．2因子は仮説どおり単純構造であり，因子間の相関は仮説とは異なり有意な関連がないことが確認できたことになります．仕事に対する「QWL」と「労働負担」は，独立して測定ができて，その間の関連についても独立であることを示したということです．

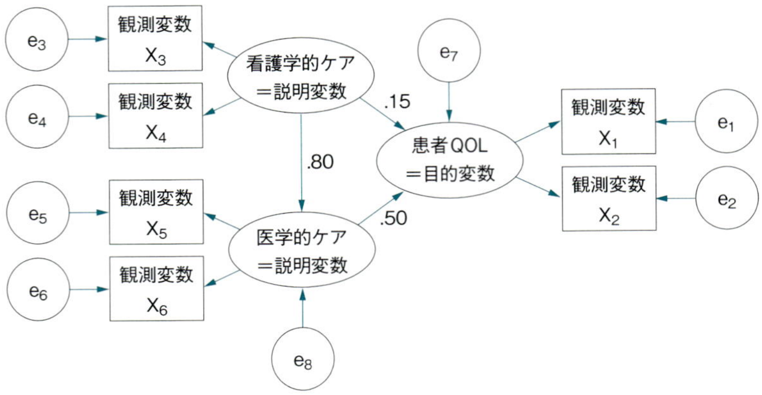

図11-15　多重指標モデル

2 多重指標モデル(multiple indicator model)

多重指標モデル(multiple indicator model)とは，図11-15のような最も一般的な，測定方程式で潜在変数をつくり，潜在変数間の構造方程式で重回帰分析をするタイプのものです(このモデルにはパスが1本の単回帰分析も含まれます)．潜在変数間のパスの向きは，理論的な仮説に基づいて引きます．多くの潜在変数がある場合，どこにどのように矢印を引くか，あるいは引かないかによってパス係数は変化します．引かない場合は相関がないとしていることに注意が必要です．

図11-15の例では，患者のQOLが目的変数に，看護学的ケアと医学的ケアが説明変数となっています．まったく仮想のデータなので，たとえ話として聞いてください．患者QOLに対するパス係数を見ると，看護学的ケアの直接効果は.15と小さく，医学的ケアは.50と大きくなっています．ここで，通常の重回帰分析であれば，やはり医学的ケアの力は大きいのかなどとそこで終わって，下手をすると公表されない憂き目にあう可能性があるでしょう．

しかし，看護学的ケアから医学的ケアに向かってパスが引かれています．医学的ケアの背景にはベッドサイドでの看護があるのだというモデルで，そのパス係数が.80となっています(あくまで仮想です)．そうなると，看護学的ケアは医学的ケアを通して患者のQOLに関連しているということで，その間接効果は$.80 \times .50 = .40$になります．その総合効果は，直接効果＋間接効果＝.55で医学的ケアの0.5よりも大きいことになります．総合的には，看護学的ケアのほうがわずかに関連は強いという結果です．もし，看護がほかの職種を通したケアをしているとすれば，間接効果を見ることが重要であることがわかります．

▶総合効果
直接効果と間接効果の和(→p.137 第4章 C-3)．間接効果は，たどる矢印のパス係数の掛け算になる(パストレーシングルール)．

3 高次因子分析

高次因子分析(higher order factor analysis)とは，潜在変数の背景にさらに潜在変数の存在を仮定するものです．図11-16では，通常の因子を1次因子とし

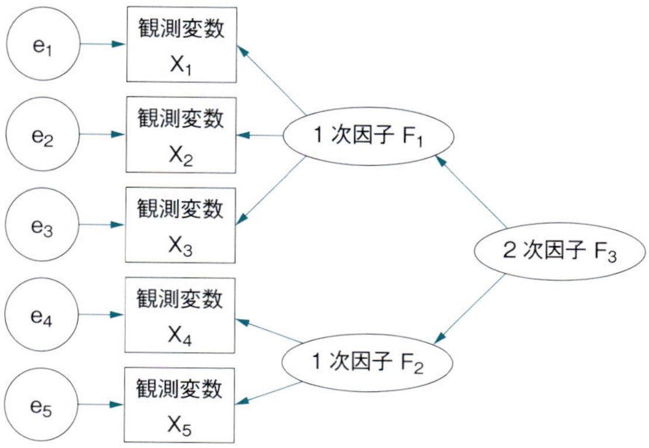

図11-16 2次因子分析

てその背景に2次因子の存在を想定しています．これを計算するには，2次因子の分散を1にする必要があります．

しかし，潜在変数という見えないものの背景に，また見えないものがあると理論的に説明できる必要があります．たとえば，看護職の能力を例とした場合，2次因子により総合的あるいは一般的な能力を想定して，その能力があれば下位の1次因子の能力が発揮されるというようなものです．ほかにも，身体的，精神的，社会的の3因子よりも高次元に，それらを生み出したり動かしたりする1つの健康やQOLが存在するというのもそうでしょう．しかし，目には見えないとしても，その存在を実感したり想像したりできるか，理論的な説明が可能であるかなどが問われます．

高次因子を置いたモデルと，1次因子だけでそれらの間に相関を引いたモデルで適合度を比較してどちらがよいかを分析する手法が使われています．ただし実際のところは，いくら適合度が少しばかりよいからと言っても，なかなか理論的な説明が難しい場合もあるようにも思います．1次因子がかなり具体的，現実的なもので，2次因子がそれを抽象化する程度のものであればよいですが，1次因子から抽象度や一般性が高いとどうでしょうか．

4 多母集団同時分析

■複数のグループやサンプルで構造が同じか

多母集団同時分析(multiple group analysis)とは，男女，疾患名，地域，病院，学校など2つ以上のグループについて同時に分析する方法です．たとえば，男女を一緒にした全体の分析で相関がなく，男女を別々にした分析で相関があることがあります（→p.49, 50 第2章 C-6 図2-16, 17）．そのような全体とグループ別で結果が違う場合は，全体での分析はできないので，グループ別に分析していたわけですが，サンプルサイズは小さくなりますし，それぞれの構造を比較するのは手間でした．

多母集団同時分析では，図11-17のように，同じ潜在変数を用いて，同じパ

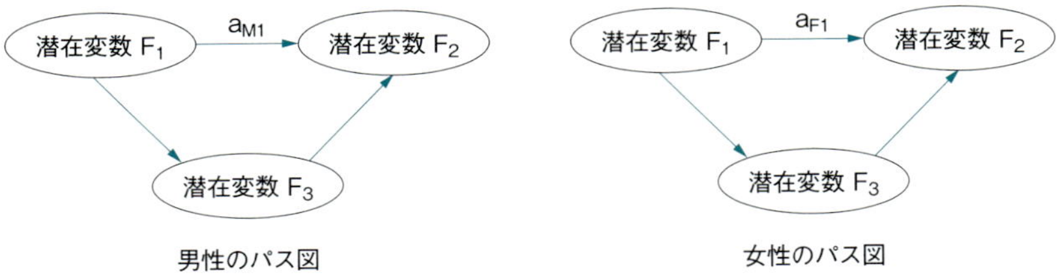

```
┌─────────────────────┐        ┌─────────────────────┐
│ 潜在変数 F₁  aM1  潜在変数 F₂ │        │ 潜在変数 F₁  aF1  潜在変数 F₂ │
│       ↘    ↗        │        │       ↘    ↗        │
│      潜在変数 F₃     │        │      潜在変数 F₃     │
└─────────────────────┘        └─────────────────────┘
      男性のパス図                    女性のパス図
```

図 11-17　多母集団同時分析（観察変数と誤差は省略）

スを引いたパス図で一度に分析ができます．グループは違っていても変数間の関連の構造は同じなのか，その際，すべてのパス係数の大きさまでも同じなのか，それとも部分的には異なっているのかを検討する方法です．たとえば，同じ疾患をもつ男女で，ストレスとコーピング（対処）の関連はどこまで共通していて，どこから異なるのかがわかることによって，ケアの方法をどうするか判断できるわけです．

　まずは，仮説を基にパス図を描き，それぞれの集団のデータで別々に計算してみて，いずれも適合度が高いかどうかを確認します．その後に，複数のグループのデータを同時に投入して，一緒に計算していきます．複数のグループのデータであることを設定するには，グループを表す変数の値を指定することで可能になります．男女の場合は，性別という変数に男＝1，女＝2で入力してある場合は，それを使って，男性グループと女性グループがあると設定すればよいわけです．

　グループ間でどこまでが同じで，どこからが違うのかを見るには一連の手続きがあります．グループ間で関連の構造が同じことを確認して，さらに測定方程式や潜在変数間の相関も同じかを示していくという順序です．これは，確証的因子分析でも用いられる方法です．次に，その手続きを見ていきます．

■構造が同じかを確認する手続き

　まず，パス係数の大きさはグループによってそれぞれ違っていてもよくて，パスを引くところが同じ，つまり全体のパス図の構造としては同じことを確認します．それぞれのグループでまったく同じパス図を描き同時に分析して，それぞれのパス係数や相関が計算され，適合度さえよければ大丈夫ということです．この状態のことを**配置不変性**（configural invariance）と言います．

　さらに，積極的にどこも同じなのだと言うことが可能です．測定方程式の部分，すなわち因子負荷量はすべて同じと言いたい場合，これを**測定不変性**（metric invariance）と言います．さらに，観測変数の平均値（切片）が同じであること，さらに，観測変数の誤差の分散が同じであることも検討できます．また，構造方程式の部分，すなわち**潜在変数間のパス係数は同じ**（invariance of paths）と言いたい場合も確認ができます．

　これらを実際に計算するには，因子負荷量やパス係数などが，グループを通して同じ値だと設定します．たとえば，男性（male）の F_1 から F_2 のパスが a_{M1} で，女性（female）の F_1 から F_2 のパスが a_{F1} とすれば，$a_{M1}=a_{F1}$ という式を記入しま

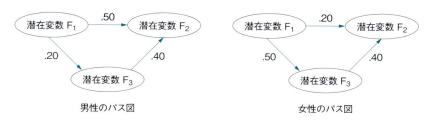

図 11-18　母集団同時分析でパス係数の大きさに違いがある場合（観察変数と誤差は省略）

す．これは**等値制約**と呼ばれます．等値制約する前後で適合度が有意に変化しない場合は，グループが変わっても不変性があると言ってよいと判断します．

■複数のグループでパス係数の大きさに違いがあるか

また，**図 11-18** のように，男女のパス係数の大きさは F_1 から F_2 の a_{M1} と，F_1 から F_3 の a_{F1} で異なるという仮説の場合，その違う箇所についての差の検定が可能です．同じ構造でも関連の強さ，直接効果と間接効果が違うことなどを明らかにできます．

5 潜在成長（曲線）モデル

潜在成長モデル（latent growth modeling）とは，時間を追って観測したデータがある場合に，その変化の傾きが計算できるものです．子供の身長や体重などの成長のように，時間によって変化するものであれば使えます．**潜在曲線モデル**（latent curve modeling），**潜在成長曲線モデル**（latent growth curve modeling）とも呼ばれます．

図 11-19 のように，時間によって直線的に変化すると考えられる場合は，傾きからのパスを 0，1，2，3…と 1 ずつ増やしていきます．もし，2 次関数的に変化する場合は，0，1，2，3…をそれぞれ 2 乗して，0，1，4，9…とします．

患者の意識や行動に関するデータでも，看護職の専門的スキルの成長に関する

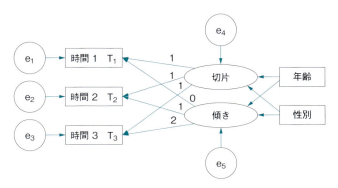

図 11-19　潜在曲線（成長）モデル

データでも利用可能です．図 11-19 では，ある 3 時点の時系列データで，その傾きや切片（平均値）が，年齢や性別によって，どの程度説明できるかというモデルになっています．看護職の専門的スキルの例であれば，研修プログラムへの参加の有無を加えて，年齢，性別とともに説明変数にして，その後の成長の程度やスピードが何によって違うかが検討できます．

6 パネル(時系列)データによる因果の向きの決定

■因果の向きを知りたい

変数間の因果の向きを知ることができる方法です．たとえば，健康と関連する変数としてソーシャルサポートが知られています．ソーシャルサポートとは，いざとなったら助けてくれそうな人がいると思うかです．そのような人がいると健康なのか，健康な人がそのような人がいると感じるようになるのかです．これらの因果の向きがわからないと，ソーシャルサポートを増やすことで健康になれる保証ができないので，そのために時間や費用を使ってよいのか判断に困ります．

1 時点の横断的な調査では，このように時間の順序がどちらでもありえる場合には，その因果関係はわかりません．因果関係の順序がはっきりしない場合は，2 時点以上の時系列のデータがあれば，この向きがわかります．時間の順序がどちらかありえない場合とは，性別と喫煙がそうです．男性だから喫煙率が高いという方向はあっても，喫煙すると男性になるというのはないわけです．

■時間をかけて影響する cross-lagged 効果モデル

図 11-20 のように，cross-lagged 効果という，時間 1 の変数（健康 1 とソーシャルサポート 1）から時間 2（健康 2 とソーシャルサポート 2）の変数にクロスする形でパスを引くモデルがあります[1]．ラグ (lag) とはタイムラグという言葉に使われるように，遅れという意味です．過去の状況が，遅れた形で未来に影響するというモデルです．ソーシャルサポートで言えば，それがあると，時間をかけて健康度が上昇するという見かたです．

健康 1 から健康 2，ソーシャルサポート 1 からソーシャルサポート 2 へのパスは，stability（安定性）と呼ばれます．時期が違っても，まったく同じ測定をしているので，一定の高い相関があります．すでに信頼性の確認された尺度であれば，いつ測定しても時間の違いによる差が小さいはずです．1 回目の測定と 2 回

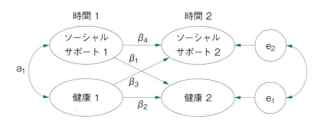

図 11-20　cross-lagged 効果モデル（観測変数とその誤差は省略しています）

目の測定，すなわち再テスト（test-retest）をすると高い相関が得られるのであれば，安定性があると言えます．

■ **時間をかけて影響する因果の向きはどちらか**

健康1とソーシャルサポート2の相関，ソーシャルサポート1と健康2の相関を比較して，前者が大きければ健康が原因でソーシャルサポートが結果ということになります．逆であれば因果の向きは逆です．

それを知るために，時間2の健康とソーシャルサポートを目的変数とした2つの重回帰分析，すなわち構造方程式は，次の2つになります（パス係数は図11-20と対応しています）．

健康2＝β_1×ソーシャルサポート1＋β_2×健康1＋e_1
ソーシャルサポート2＝β_3×健康1＋β_4×ソーシャルサポート1＋e_2

上の式では，時間1でのソーシャルサポートが，時間1から時間2の健康の変化に，どう影響しているかで，その直接の効果がβ_1でわかることになります．健康1の項を左辺に移動させてみるとわかります．言い換えると，時間2の健康が，時間1の健康を取り除いた（コントロールした）ときに，時間1のソーシャルサポートでどの程度説明できるかです．同様に，下の式では，時間1での健康が，時間1から時間2のソーシャルサポートの変化にどう影響しているか，その直接の効果がβ_3でわかるというものです．

β_1が大きく，β_3がほぼ0であれば，ソーシャルサポートが健康の変化に影響していることになります．その逆であれば，健康な人がソーシャルサポートを増やすということになります．同じくらいの値であれば，双方向の影響があるということです．

■ **直接効果と間接効果**

このような時間2の変数を目的変数とした2つの重回帰分析では，β_1とβ_3という直接効果だけでなく間接効果もあります．ソーシャルサポート1と健康1の間に相関がある場合，すなわちa_1が0でない場合には，ソーシャルサポート1は健康1を介して$a_1 \times \beta_2$の間接効果が，健康2に対してあります．もう1つは，健康1はソーシャルサポート1を介して$a_1 \times \beta_4$の間接効果が，ソーシャルサポート2に対してあるということです．相関を，直接効果と間接効果に分けて整理すると，次のようになります．

健康2とソーシャルサポート1の間の相関＝$\beta_1 + a_1 \times \beta_2$
健康1とソーシャルサポート2の間の相関＝$\beta_3 + a_1 \times \beta_4$

したがって，β_1とβ_3だけで因果の向きが判断できるわけではなく，β_2とβ_4のどちらが大きいかを考慮する必要があります．β_2とβ_4がほとんど変わらなければよいですが，その場合でも間接効果と直接効果との比較には気を配ったほうがよいでしょう．

1時点だけの横断研究では，その時点での値，すなわち健康2とソーシャルサポート2の相関係数が得られるだけですが，cross-lagged 効果モデルでは，この相関が過去の健康とソーシャルサポートのありかたからどれだけ説明できるかがわかります．たとえば，健康2とソーシャルサポート2の相関係数が，.30 あったとします．そして，それらの誤差間の相関係数（内生変数である2変数の間の相関係数になります）が.10 あったとすると，その差である.20 が，過去の健康とソーシャルサポートのありかたによるということです．

■時間を隔てた測定誤差の相関

また，2時点での観測変数には，それぞれ測定誤差があります．たとえば，「何でも気軽に相談できる人は何人いますか」という質問を2回したときに，どちらも5人とか10人とか切りのよい人数を答えてしまう傾向があると，その誤差に相関が出ることになります．

観測変数で誤差相関を引けるのは，似たような文言で質問をしているというのが1つの大きな理由でした．2回同じ質問をしている場合は，その理由で誤差相関を引くのと同じです．したがって，時間1と時間2のそれぞれの観測変数で，同じ質問といった同じ測定方法による場合，その間での誤差相関を引いたモデルでの適合度がどうかを検討する必要があります．

■synchronous 効果モデル

cross-lagged 効果の場合は，1時点目の変数が，2時点目の変数に影響する効果だけで，特に，その期間が長い場合は，実態に合わないことも起こります．たとえば，ソーシャルサポートが得られそうにない，今は誰も相談できる人がいないと思う気持ちと不安感の関連では，何か月以上も離れて測定をしてもピンとこない話です．すぐに，あるいは同時に起こることもあります．

そこで，cross-lagged 効果モデルに対して，図 11-21 のような synchronous 効果モデルがあります[1]．時間2の変数同士でパスを引くモデルになります．この場合は，シンクロしている，すなわち同時に起こるということです．

これを構造方程式で表すと，次のようになります．

健康2＝β_1×健康1＋β_3×ソーシャルサポート2＋e_1
ソーシャルサポート2＝β_2×ソーシャルサポート1＋β_4×健康2＋e_2

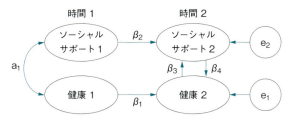

図 11-21　synchronous 効果モデル（観測変数とその誤差は省略しています）

β_3 と β_4 の大きさで，どちらが大きいかなど，因果の向きを考えることができます．

ただし，この synchronous 効果だけのモデルの場合，本当にこれだけでよいのかという問題があります．2時点目での相互の相関だけで，cross-lagged 効果はないのかということです．図11-21 では，誤差 e_1 と誤差 e_2 の間の相関は0にしてありますが，この場合は2時点目のソーシャルサポートと健康の相関が，β_3 と β_4 での相互の相関，および β_1 と β_2 からのルートだけで説明できるというものです．

実際には，誤差 e_1 と誤差 e_2 の間に相関を引くと，マイナスでしかも大きな値になることが多くあります．また，そもそも，そのような場合は，β_3 と β_4 の値がかなり大きく，標準化していてもどちらかが1を超えることなどが起こります．やはり，誤差間の相関がマイナスというのは，解釈しにくく，その場合は，モデルがよくない可能性が高いといえます．synchronous 効果モデルでも，時間を隔てた測定誤差の相関は検討する必要があるのですが，そのことを考慮したとしても，cross-lagged 効果があることが予想されます．この場合は，cross-lagged 効果を追加する必要があります．

しかし，図11-20，21 のような2時点のモデルでは，実際に追加すると，推定するパス係数の数が多すぎて計算できません．結局，cross-lagged 効果か，synchronous 効果のどちらかを0にするなどの制約が必要になります．これを解決するには，1つ外生変数を追加するとよいのですが，厳しい条件があって，時間2のどちらかの変数とだけ相関があり，もう一方とは相関が0で，2つの誤差とも相関が0である変数でなくてはなりません．今の例では，たとえば，健康2とだけ相関があり，ソーシャルサポート2とは相関がなく，誤差 e_1 と誤差 e_2 のどちらとも相関がない変数です．そのような変数を，属性などで事前に設定できればよいですが，なかなか難しいでしょう．

そのため，cross-lagged 効果のどちらかが0で，synchronous 効果のどちらかが0といった，因果の向きがはっきりした場合であればよいですが，実際のところ cross-lagged 効果だけを確認する研究も多いと思います．そのため，研究をデザインするときは，時間の間隔が因果関係とマッチしたものにしておく必要があるでしょう．

■3時点以上でも可能

それぞれのモデルは，2時点（two wave）だけでなく，3時点（three wave）でのモデルも可能です．3時点以上になると，時間1と時間2でのパスと時間2と時間3でのパスが同じかどうかなどという等値制約をかけたもので検討が可能になります．さらに，cross-lagged 効果と synchronous 効果の2つのモデルを組み合わせたものも可能で，先ほどのうまく計算できない場合に利用できますが，やはりパスが同じという等値制約などが必要になり，その理論的な根拠が必要になります．詳細については，より専門的なテキストをご覧ください[1]．

Q やはり因果関係を知るには，2時点以上のデータが必要ということですか？

A はい．原則としてそうです．因果の向きの逆は考えにくいという場合を除いてですね．放射線でがんになりやすいの逆向きは考えにくいです．

D 仮説のモデルの適合度が低いときは

1 最初の仮説モデルでのパス図

■最初の仮説モデルでの適合度

SEMを使う場合は，原則として理論的な仮説があることが条件になります．適当に集めた質問項目で調査をして，SEMさえ行って，適合度が高いモデルが見つかればよいというものではありません．多変量解析では，説明変数に何を選ぶかの組み合わせで結果が異なり，探索的にいろいろなモデルを試すと何回も検定を繰り返すことになります（→p.130 第4章 C-2）．また，パスをどちらの向きに引いても適合度が変わらない場合もあります．変数間のパスの向きには，理論的な理由が必要なのです．

しかし，仮説どおりにSEMを行って，最初から高い適合度を得られることはなかなか難しいかもしれません．仮説は，たいていの場合，シンプルです．そのため，登場する変数の間で当初考えていなかったパスは引かないとすると相関がまったくないとすることとなり，そこにある程度の相関があった場合に，低い適合度となります．

■重回帰モデルでの説明変数間の関連

たとえば，第10章の因子分析で見た，看護師を対象とした職場や仕事についての意識のデータについて考えてみます．第3因子までの項目を用いて，「QWL：労働生活の質（5項目）」「労働負担（4項目）」「人間関係の悪さ（2項目）」として測定する予定だったとします（→p.259 第10章 E-3）．これらが，抑うつ度をどのように予測できるか3因子を説明変数に重回帰分析をするとします．3因子からそれぞれ抑うつ度にパスを引くのはよいですが，このままでは説明変数間に相関がないことになります．SEMやパス解析，階層的な重回帰分析などに触れる機会がないまま，重回帰分析だけを見てきた場合は，説明変数間の多重共線性は考えるとしても，意外とその間にどうパスを引くかは考えないということもあるかもしれません．そうすると，**図 11-22** のような重回帰モデルが仮説モデルになります．これをモデル1とします．

SEMによる重回帰モデルは次のとおりです．

抑うつ度＝<u>a</u>×QWL＋<u>b</u>×労働負担＋<u>c</u>×人間関係の悪さ＋e_{12}
　　　　　パス係数

「QWL」と「人間関係の悪さ」の標準化したパス係数は，−.25 と .31 で，それぞ

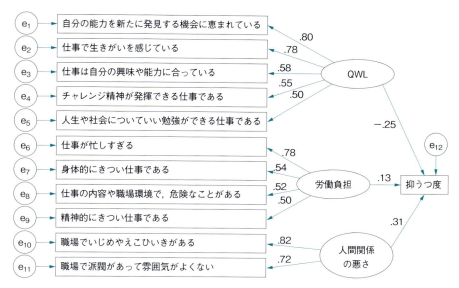

図11-22　3つの潜在変数による重回帰モデル：モデル1

れ有意ですが，「労働負担」からの標準化したパス係数.13は有意ではありません（$p=.068$）．モデルの適合度については，χ^2値が73.7，自由度は52で有意確率は.026と有意となってしまいますが，CFIが.963で，RMSEAが.046とよい数字になっています．全体として，観測変数が少ないこともあって適合度はよいようです．しかし，説明変数間の相関を0にしていることと，「労働負担」から「抑うつ度」へのパスが有意でないことが気がかりです．

2 モデルの修正でも理論的な説明が必要

■相関を0にしていたところにパスを引く

そこで，モデルの修正のための方法がいくつか考えられています．ここで紹介するのは，Amosの場合で，モデルの修正に役立つ指標である修正指数(modification index)を算出してくれます．ただし，データ欠損値があるとできないので，事前に代入したり削除したりして欠損値がないようにしておく必要があります（→p.150 第4章 D-4）．

これは，パスや共分散を追加することで，χ^2値がいくつ減少すると推定されるかの目安を示してくれるものです．追加前のモデルと追加後のモデルのχ^2値の差は，1本引けば自由度が1減るので，3.84以上であれば有意な差になります．そのため，値としては4が目安になって，Amosでは初期値が4以上であれば出力するようになっています．しかし，その値の大小よりも理論的な説明が可能であることのほうが重要です．

このモデルの場合，「労働負担」と「人間関係の悪さ」の間の修正指数が15.5と最大になりました．そこで，パスまたは共分散を引くと改善することがわかります．この場合，基本的な引きかたは3パターンです．図11-23（モデル1から変

> memo
> 自由度の差が1の場合，χ^2分布では自由度1，5%有意水準の場合χ^2値がおおよそ3.84を超えれば有意なため．

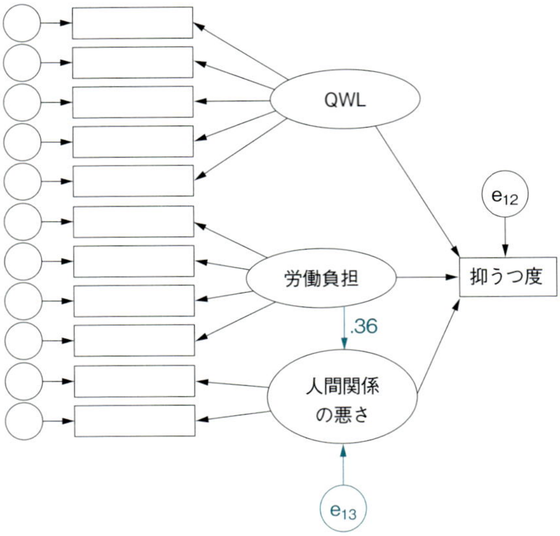

図 11-23　パスの向きで適合度は変わらない：モデル 2

化のない部分は省略し，変更点は色で示しています）のように「労働負担」から「人間関係の悪さ」に片矢印のパスを引くか，その逆か，共分散を引くかです．しかし，そのどれを選んだとしても，結果は同じで，パス係数はどちらも .36，共分散も .36 で有意です．そして，χ^2 値は 57.2 で自由度は 51 で有意確率は .26 と改善され，CFI が .989 で，RMSEA が .023 と数値はよくなりますが，まったく同じ適合度になります．

　この例の場合，説明変数間に 1 本だけ引くだけで，重回帰式に変化はなく，パスを引いても次のどちらかの式が追加されるだけです．「人間関係の悪さ」の式が追加されたものがモデル 2 です．

人間関係の悪さ＝d×労働負担＋e_{13} ｝モデル 2
労働負担＝d×人間関係の悪さ＋e_{13} ｝モデル 2 と逆にパスを引いた場合

　この 2 つのパス係数でも両矢印の共分散でも，標準化すれば相関係数と同じですから，どれも同じ値になるわけです．そうであれば，すべて適合度も同じです．

　それでも相関があることもあり，ここでは，「労働負担」は，医療システムの構造的な要因と捉え，「人間関係の悪さ」はそのような環境によって生み出されるものとして，「労働負担」から「人間関係の悪さ」にパスを引くものとします．これをモデル 2 とします．ちなみに，「労働負担」だけを説明変数としたモデルをつくってみると，パス係数は .24 となり有意な関連があります．「労働負担」が「人間関係の悪さ」を媒介して「抑うつ度」に関連しているとみることも可能です（→p.298 column）．

■パスをどちら向きにするかで適合度が変わるケース

そして次に，残る説明変数間の相関として，「QWL」と「人間関係の悪さ」があります．この段階でこの修正指数は4.7あります．ここでも，パスをどう引くかが問題です．次の図11-24は，左のモデルでは，「人間関係の悪さ」から「QWL」にパスを引くことで，

QWL＝g×人間関係の悪さ＋e_{14}

という式が追加されます．標準化したパス係数は－.22で有意になります．これをモデル3とします．

これに対して，図11-24（モデル2からの変更点を色で示しています）の右のモデルでは，「QWL」から「人間関係の悪さ」にパスを引くことで，

人間関係の悪さ＝g×労働負担＋h×QWL＋e_{13}

という重回帰式，すなわち潜在変数間の構造方程式が追加されることになります．それぞれのパス係数は，.34と－.18でいずれも有意になります．これをモデル4とします．

適合度を見ると，左のモデル3では，χ^2値は50.3で自由度は50で有意確率.46となり，CFIが1.000で，RMSEAが.005，右のモデル4ではχ^2値は52.2で自由度は50で有意確率は.39となり，CFIが.996で，RMSEAが.014といずれも改善され，左のほうが適合度はよくなっています．このように，構造方程式が追加されるような場合は，パスの向きによって適合度に違いが出る場合があります．

とはいえ，この場合でも，理論的な説明が必要です．ここではそれを検討でき

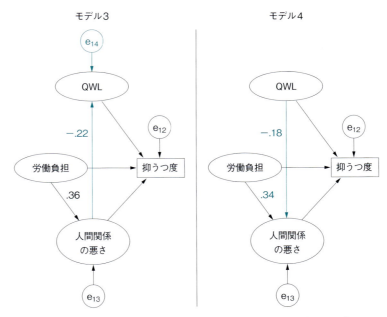

図11-24 パスの向きで相関になる場合と重回帰になる場合：モデル3，4

ないので，仮に QWL には人間関係が構成要素として含まれているということにして，適合度がよいこともあり左のモデルに修正してみることにします．これも，研究計画段階で考えておく必要のあった部分です．

> **column　重回帰分析と SEM の結果を比較してみる**
>
> 図 11-22 では，SEM によって重回帰分析をしていますが，SEM でなければどのような結果だったでしょう．目的変数を抑うつ度として，説明変数には，QWL の 5 項目，労働負担の 4 項目，人間関係の悪さの 2 項目について，それぞれ合計点を尺度として重回帰分析をした結果は表 11-1 のモデル C のとおりです．モデル C の標準回帰係数 β と図 11-20 のパス係数を比較すると，いずれの値も SEM のほうが高いことがわかります．相関係数の希薄化が修正されていることがわかります．
>
> **表 11-1　抑うつ度を目的変数とした階層的重回帰分析**
>
> | 説明変数 | モデル A | | モデル B | | モデル C | |
> | --- | --- | --- | --- | --- | --- | --- |
> | | β | 有意確率 | β | 有意確率 | β | 有意確率 |
> | QWL | | | | | −.22 | <.001 |
> | 労働負担 | .19 | .004 | .11 | .10 | .09 | .15 |
> | 人間関係の悪さ | | | .30 | <.001 | .26 | <.001 |
>
> また，労働負担だけを投入したモデル A のように，抑うつ度との相関係数は .19 で有意確率は .004 ですが，モデル C では QWL と人間関係の悪さをコントロールしたことで，有意でなくなったことがわかります．そこで，モデル B を追加した階層的な重回帰分析を行うことによって，労働負担が人間関係の悪さを投入することで，β が小さくなり有意でなくなっていたことを確認しています．これによって，労働負担は，直接的に抑うつ度と関連しているのではなく，人間関係の悪さを媒介して関連している可能性が考えられます．これは，SEM による分析のモデル 3 を支持する結果になっています．

■**有意でないパスを削除する**

次に，「労働負担」から「抑うつ度」へのパスが有意でないので削除した修正モデルを考えます．パスを削除すると，χ^2 値は 58.8 で自由度は 52 で有意確率は .24 となり，CFI が .988 で，RMSEA が .024 とほんのわずか悪化しますが，ほとんど変わりません．「労働負担」から「人間関係の悪さ」へのパスがわずかに変化して，.36 から .38 になります．これをモデル 5 とし，後ほど図示します．

■**誤差間の共分散を引く**

ここでさらに修正指数を見ると，最も高いのは 4.8 で，「QWL」の観測変数である「人生や社会についていい勉強ができる仕事である」と「労働負担」の観測変数である「精神的にきつい仕事である」の誤差間の共分散になっています．これらの変数の間には，それぞれの潜在変数間の関連以外で，まだ独自の関連が残っているということです．質問項目の文言としては最後の「仕事である」の 5 文字しか共通しておらず，それであればまだほかにもあるので合理的な理由にはなりません．文言が似ているとすれば「身体的にきつい仕事である」と「精神的にきつい仕事である」の誤差間のほうがまだよいと思いますが，修正指数は高くないのです．

それでも，どう変化するか見てみるために，図 11-25 のように，修正指数の高かったほうの誤差間に共分散を引いたモデルをモデル 6 としました．

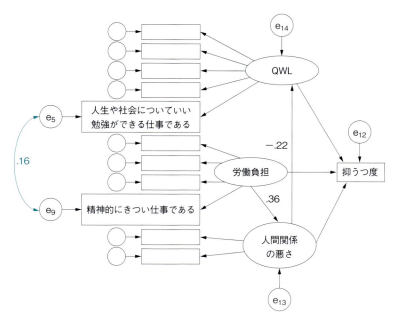

図 11-25　誤差間相関を引いたモデル：モデル 6

　標準化した共分散である相関係数は，.16 と正の関連で，値は低めですが有意になります．モデルとしては，χ^2 値は 46.9 で自由度は 50 で有意確率は .60 となり，CFI が 1.000 で，RMSEA が .000（小数点 3 桁までの表示）と改善されます．

　この誤差間の関連は，文言以外の理由で，独自の正の関連があるということです．ありえる説明としては，「人生や社会についていい勉強ができる」の「いい勉強」が，ポジティブな経験によるものだけではなく，ネガティブな経験によるものを表していて，それが「精神的にきつい」経験によるというものでしょうか．

■**全モデルの適合度の比較**

　これらのモデル 1～6 までの適合度を，まとめたものが**表 11-2** です．複数のモデルの比較のときに役立つ AIC と CAIC を追加しています．これらは修正するたびに，ほとんどわずかであっても減少してよくなっていて，CAIC についてはモデル 2 からモデル 3 のときと，モデル 5 からモデル 6 では増加しています．

　果たして，どれを最終モデルとして採用すればよいでしょうか．**図 11-26** のように，モデル 5 にすれば，「労働負担」は抑うつに対して直接ではないが「人間

▶**memo**
図 11-26 では，図 11-22 との相違点として矢印に✕を入れているが，実際には矢印を引かない．

表 11-2　モデルの修正による適合度の比較

モデル	χ^2（自由度）	p	CFI	RMSEA	AIC	CAIC
モデル 1（最初の仮説）	73.7(52)	.026	.963	.046	125.7	241.2
モデル 2（「労働負担」→「人間関係の悪さ」）	57.2(51)	.26	.989	.023	111.2	231.1
モデル 3（「人間関係の悪さ」→「QWL」）	50.3(50)	.46	1.000	.005	106.3	230.6
モデル 4（「QWL」→「人間関係の悪さ」）	52.2(50)	.39	.996	.014	108.2	232.6
モデル 5（有意でないパス削除）	51.9(51)	.44	.999	.009	105.9	225.8
モデル 6（誤差間相関の追加）	46.9(50)	.60	1.000	.000	102.9	227.3

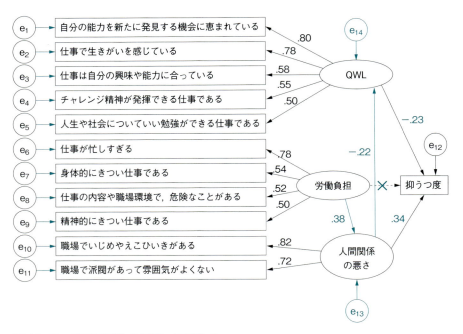

図11-26　最終モデルの候補：モデル5

関係の悪さ」を媒介して関連していて，さらに「人間関係の悪さ」を媒介して「QWL」とも負の関連があり，「QWL」は「人間関係の悪さ」をコントロールしても抑うつと負の関連をもっているという結果となります．看護職においては，労働負担の軽減もQWLの向上もどちらも抑うつ対策として必要であるという結論に至るかもしれません．

しかし，そもそも，説明変数を潜在変数としてSEMをする予定であれば，調査をする前に分析の枠組みとしてパス図を正確に描く必要があり，説明変数間のパスをどうするか考えておく必要があります．後になって，修正を行うと何パターンも考えられ，たまたま改善されたという可能性が否定できません．ここでの修正の順序もこのようにすると決まっているわけではありません．違う順序にするとモデルが違ってきて，修正指数の数値も違ってきますから，まったく違うモデルになる可能性があります．もし，最初に誤差間相関を見た場合は，まだほかのパスを引いていないことで，モデル6とは違った箇所で修正指数が高くなることもあります．モデル6はたまたまこの順序で修正したときのたまたまのモデルかもしれません．特に，モデル2からモデル4においては，それも潜在変数の間にどうパスを引くかについて，先行研究を含めてよく考えておく必要がありました．

■**仮説の段階で全変数間のパスを考えておくこと**

ここで重要なことは，モデルの修正は，パスや共分散の追加，有意でないパスの削除，誤差間相関の追加で適合度を比較しながら可能であるとはいえ，それには理論的な説明が必要になるので，可能な限り研究計画の段階でのパス図の作成

が求められているということです．そのときは，登場する観測変数，潜在変数の間のパスをすべての組み合わせで考えておくことです．繰り返しになりますが，引かなければ関連を0としたことになるということです．

　また，ここでの例では，最初の仮説のモデルから適合度としては比較的あてはまりがよいモデルでしたが，もっと観測変数や潜在変数が多いモデルになると悪いこともしばしばあり，よく検討しておかないと大変だということです．修正指数を使えさえすれば，どんどん修正できるから大丈夫と考えるのは誤りです．その値も別サンプルであれば，いくらでも変動することが予想され，たまたまの可能性があります．そのわずかな大小の差で修正の順番を決めたり，修正によるほんのわずかの適合度の変化のために試行錯誤することは，検定の多重性の問題を含めて相当慎重でなければならないと考えられます．最初から，よく先行研究をレビューしておくことの重要性が再確認できます．もちろん，最初の仮説が支持されず，モデルを修正するなかで，修正した仮説や新たな仮説を提言するという選択肢はあります．しかし，その場合は，有意確率についてはそれ相応の厳しさで見る必要がありますし，やはり，十分な理論的な検討を経たうえで可能になると考えたほうがよいでしょう．

●文献
1) Finkel, S. E. (1995). Causal Analysis with Panel Data. SAGE Publications.

参考図書

- DeVellis, R.F.(2011). Scale Development：Applied Social Research Methods(3rd ed.). SAGE Publications.
- Finkel, S.E.(1995). Causal Analysis with Panel Data：Quantitative Applications in the Social Sciences. SAGE Publications.
- Journal of Statistics Education. Retrieved November 6, 2017 from https://ww2.amstat.org/publications/jse
- 狩野裕・三浦麻子(2002)．グラフィカル多変量解析―AMOS，EQS，CALISによる 目で見る共分散構造分析(増補版)．現代数学社．
- Kreft, I., & Leeuw, J. (1998/2006)．小野寺孝義(編訳)．基礎から学ぶマルチレベルモデル―入り組んだ文脈から新たな理論を創出するための統計手法．ナカニシヤ出版．
- 丸山健夫(2008)．ナイチンゲールは統計学者だった！統計の人物と歴史の物語．日科技連出版社．
- 松尾太加志・中村知靖(2002)．誰も教えてくれなかった因子分析―数式が絶対に出てこない因子分析入門．北大路書房．
- 永田靖・吉田道弘(1997)．統計的多重比較法の基礎．サイエンティスト社．
- Pett, M.A., Lackey, N.R., & Sullivan, J.J. (2003). Making Sense of Factor Analysis. SAGE Publications.
- 新谷歩(2015)．今日から使える医療統計．医学書院．
- Tabachnick, B.G., & Fidell, L.S.(2012). Using Multivariate Statistics(6th ed.). Pearson.
- 高木廣文(2009)．ナースのための統計学(第2版)．医学書院．
- 高橋善弥太(1995)．医者のためのロジスティック・Cox回帰入門．日本医学館．
- 竹内啓(監修)(1989)．SASによる実験データの解析―SASで学ぶ統計的データ解析．東京大学出版会．
- 多尾清子(1991)．統計学者としてのナイチンゲール．医学書院．
- 豊田秀樹(1998)．共分散構造分析 事例編―構造方程式モデリング．北大路書房．
- 豊田秀樹(1998)．共分散構造分析 入門編―構造方程式モデリング．朝倉書店．
- 豊田秀樹(2003)．共分散構造分析 技術編―構造方程式モデリング．朝倉書店．
- 豊田秀樹(2003)．共分散構造分析 疑問編―構造方程式モデリング．朝倉書店．
- 豊田秀樹(2007)．共分散構造分析 理論編―構造方程式モデリング．朝倉書店．
- 青木繁伸(n.d.)．統計学自習ノート．Retrieved November 6, 2017 from http://aoki2.si.gunma-u.ac.jp/lecture
- 土田昭司・山川栄樹(2011)．新・社会調査のためのデータ分析入門―実証科学への招待．有斐閣．
- UCLA Institute for Digital Research and Education. (n.d.). idre. Retrieved November 6, 2017 from https://stats.idre.ucla.edu
- 山内光哉(2008)．心理・教育のための分散分析と多重比較―エクセル・SPSS解説付き．サイエンス社．
- 山本嘉一郎・小野寺孝義(編著)(1999)．Amosによる共分散構造分析と解析事例．ナカニシヤ出版．

あとがき

　本書を出版するきっかけとなったのは，聖路加看護大学(現聖路加国際大学大学院看護学研究科)に赴任した頃のことです．同大では，2年続けて海外からゲストを呼んでEBNのセミナーを実施しており，統計学への期待が一段と高まっていました．

　それまで私は看護専門学校の非常勤講師を始めとして，前任校の愛知県立看護大学(現愛知県立大学看護学部)などで幅広く統計の教育や支援に携わっていたこともあり，聖路加の大学院での講義や，院生の統計解析の相談がわかりやすいと評価してもらえたようでした．そして，当時そのEBNのセミナーの委員長でもあった岩井郁子教授から「看護学生はまだ心理学などほかの学問領域のテキストで勉強しているのです．だからぜひ看護学のための多変量解析のテキストを書いてほしい．そしてEBNの普及を進めてもらいたい」と言っていただきました．確かに，全人的なアプローチによって，多様で複雑な概念や変数を扱う看護学では，ほかの領域のテキストだけでは収まらない点があると思います．

　そこですぐに出版の話が進み，医学書院の北原拓也さんと話をして，修士課程の統計の授業を録音してそれを原稿にすることにし，修士を修了した氏原千寿子さんが録音した講義のテープ起こしをしてくれました．それから原稿を少しずつ直しながら，2010年頃には，おそらく95%ほど(信頼区間のような)が出来上がっていました．

　しかし，看護情報学研究室を開設してヘルスリテラシーと意思決定支援の研究が進むにつれ，締め切りのある原稿も増え，あともう少しだからいつでもできると油断したのでしょうか，今頃になってしまいました．長らく静かに見守ってくれていた北原さんには，完成した大量の原稿を急に送って驚かせてしまいました．今となっては，必要な熟成期間だったと思うようにしています．

　そもそも，私が統計解析に深くかかわったのは，東京大学の保健社会学教室の修士課程にいたときでした．修士1年の終わりに調査が終わり長く時間があったことと，なかなか面白い結果が出ないことが重なって，それこそ仮説が明確でないために探索的な分析を繰り返して苦労するという典型的なパターンでした．

　しかし，多様な解析方法を試して失敗したからこそ学ぶことが多くありました．その早々の調査の機会を与えてもらったのも，1人で多額の大型計算機使用料(当時は大型計算機センターに通い，出力用紙など利用分を課金されました)を使ってしまったのに寛容でいてくれたのも，恩師である故園田恭一先生でした．

　その後は，統計に詳しいということになり，よく相談をされて，ますます勉強せざるをえなくなっていきました．それも同じ教室だった院生のみなさんのお陰です．特に先輩である現在東京医療保健大学の高木晴良先生には，帝京大学医学部研究用コンピュータ室でプログラム相談員となる機会を与えてもらい，そこで

統計とコンピュータを学べたことは大きな財産となりました.

保健社会学教室でのもう1人の恩師である,現在日本福祉大学の山崎喜比古先生には卒論のときからお世話になり,修了後も特に看護系の院生のために,多変量解析を担当する非常勤講師としてずっと呼んでもらいました.そうしたなかで,構造方程式モデリングをしっかりと勉強するきっかけをつくってくれたのは,同じ教室の後輩で私のところに修論の分析の相談に来ていた,現在放送大学の戸ヶ里泰典さんと健康社会学者としてテレビ出演や執筆活動で活躍している河合薫さんでした.さらにその後,首都大学東京と東京慈恵会医科大学の看護学の大学院などでも多変量解析の授業をさせてもらっていて,やはり,看護学や保健学の院生のみなさんと一緒に学べることは,本書を書くうえで貴重な経験となりました.

すでにできていた主な原稿は,聖路加での統計の授業のために院生しか利用できないクローズドなサイトにアップして活用していて,受講した多くの院生からのコメントが書き込まれています.コメントをシェアして学ぶ協調学習を狙ったものですが,そのコメントによって原稿をさらに改善できました.それらのコメントをヒントにして,本書でQ&Aを作成して生かすことになりました.その編集の作業を手伝ってくれたのが卒論生だった猪狩(旧姓山崎)博子さんでした.聖路加の学生のみなさんには本当にたくさんのことを学ばせてもらいました.特に看護情報学研究室で最初の博士の院生で,現在東京医科大学の瀬戸山陽子さんには多くの意見をもらいましたし,これまで数多くの修士・博士論文の指導や審査を経験しなければ書けなかった部分も少なくありません.

また,最初に原稿の大部分が完成し,まだ新しい手法については意見がもらいたいと思っていたところ,ちょうど現在慶應義塾大学の星野崇宏教授との出会いがあって,多重代入法など欠損値への対処方法についてコメントをもらいました.やはり,保健社会学教室の後輩でもあり現在は看護情報学研究室の米倉佑貴助教には,マルチレベル分析の章についてアドバイスをもらい,今は同僚としてサポートしてもらっています.

最終の原稿を丁寧に見てもらったのは,医学書院の宇津井大祐さんでした.統計への愛を感じたという感想とともに,適切な修正や追加のコメントをもらえたことで,よりよい原稿にできたと思います.

そして我が家では,この間ずっと1人のパートナーに支えてもらい2人の子供と1羽の文鳥に癒されました.実家の家族や親族からも遠くから応援してもらいました.

この場を借りて,みなさんに心からの感謝の意を表します.本当にありがとうございました.

2017年12月

中山和弘

索引

（ゴシック体は主要説明ページを示す）

数字・欧文索引

ギリシャ文字

β　標準回帰係数　98
ΔR^2　R^2 の変化量　136
ε　イプシロン　182
χ^2 検定　**77**, 144, 181
――, Wald の　193
χ^2 値　77
χ^2/df　282

数字

2 段階選抜の方法　169

欧文

A

ad hoc test　事後検定　71
adjusted goodness of fit index：AGFI　281
adjusted R　自由度調整済みの重相関係数　101
adjusted R^2　自由度調整済みの決定係数　101
Akaike's information criterion：AIC　282
Allison の R^2　215
analysis of covariance structures　共分散構造分析　271
analysis of covariate analysis：ANCOVA　共分散分析　172
assumption　前提条件，仮定　140

B

backward　変数減少法　124
Bartlett の検定　バートレットの検定　72
bias　バイアス（系統誤差）　88
Bonferroni の方法　ボンフェローニの方法　70
Brown-Forsythe 検定　ブラウン-フォーサイス検定　72
buffering effect　緩衝効果　162

C

canonical correlation　正準相関分析　175
causal analysis　因果分析　271
causal modeling　因果モデル（モデリング）　271
cell　セル　75
censored　打ち切り　208
centering　中心化，センタリング　121
chi-squared：χ^2　カイ 2 乗値　77
classical suppression　119

Cochran-Armitage 検定　コクラン-アーミテージ検定　79
coefficient of determination：$r^2 = r$ squared　決定係数　51
Cohen の d　コーエンの d　40
common factor　共通因子　243
comparative fit index：CFI　282
compositional effect　構成効果　224
condition index　条件指標　112
confidence interval　信頼区間　**32**, 99
confidence limits　信頼限界　99
configural invariance　配置不変性　288
confirmative factor analysis：CFA　確証的因子分析　272, 283
consistent Akaike's information criterion：CAIC　283
contextual variable　文脈変数　224
control variable　コントロール変数，制御変数　82
Cook's distance　クックの距離　146
cooperative suppression　120
correlation attenuation　相関の希薄化　139
correlation matrix　相関行列　261
covariance　共分散　42
covariate　共変量　172
Cox proportional hazard model　コックス比例ハザードモデル　213
Cox-Snell の R^2　コックス-スネルの R^2　194
Cronbach's $\alpha = $ alpha　クロンバックの（信頼性係数）α　**87**, 259
cross tabulation　クロス表　74
cross validity　交差妥当性　97
cross-lagged 効果　290

D

degree of freedom：df　自由度　37, **68**, 78
dependent variable　目的変数，従属変数　6
deviation　偏差　9
DFBETA　146
DFFITS　146
direct effect　直接効果　137
discriminant analysis　判別分析　203
discriminant function　判別関数　204
discriminant function coefficient　判別係数　204
discriminant function score　判別スコア　204
dummy variable　ダミー変数　106
Dunnett の方法　ダネットの方法　70

Durbin-Watson 検定　ダービン-ワトソン検定　142

E

ecological fallacy　生態学的誤謬（錯誤）　220
effect size　効果量　40
eigenvalue　固有値　244
endogenous variable　内生変数　273
equivalence test　同等性の検定　38
estimated model　推定モデル　279
exogenous variable　外生変数　273
expectation maximization algorithm　EMアルゴリズム　153
explanatory variable　説明変数，独立変数　6
exploratory factor analysis　探索的因子分析　258
exponential：Exp　エクスポネンシャル　191

F

F 検定　**60**, 73
F 値　**69**, 72, 102
factor　因子　242
factor loading　因子負荷量　242
Fisher の正確確率検定　フィッシャーの正確確率検定　79
fixed effect　固定効果　224
Fligner-Killeen の検定　フリグナー-キリーンの検定　72
forward　変数増加法　124
full information maximumlikelihood：FIML　完全情報最尤推定　153

G

Games-Howell の検定　ゲイムス-ハウエルの検定　73
general linear model　一般線形モデル　91
generalized linear mixed model：GLMM　一般化線形混合モデル　91
generalized linear model　一般化線形モデル　91
goodness of fit　適合度　278
goodness of fit index：GFI　281
Greenhouse-Geisser の方法　グリーンハウス-ガイザーの方法　182

H

hazard rate　ハザード率　213
Heywood cases　ヘイウッドケース　250
hierarchical linear model：HLM　階層線形モデル　225
higher order factor analysis　高次因子分析　286
Holm の方法　ホルムの方法　71
homoscedasticity　等分散性　142
Hosmer-Lemeshow の検定　ホスマー-レメショウの検定　195
hot deck　152
Huynh-Feldt の方法　フィン-フェルトの方法　182

I

independence model　独立モデル　280
independence of observations　観測値の独立性　219
independent variable　説明変数，独立変数　6
indirect effect　間接効果　137
initial communality　初期の共通性　247
interaction　交互作用　121, **159**
internal consistency　内的一貫性，内的整合性　262
intraclass correlation　級内相関　219
intraclass correlation coefficient：ICC　級内相関係数　219

K

Kaplan-Meier method　カプラン-マイヤー法　210
Kruskal-Wallis 検定　クラスカル-ウォリス検定　61, 79
kurtosis　尖度　21

L

latent curve modeling　潜在曲線モデル　289
latent growth curve modeling　潜在成長曲線モデル　289
latent variable　潜在変数　241
law of large numbers　大数の法則　87
least squares method　最小2乗法　**46**, 95, 141, 249
Levene の検定　レヴィーンの検定　72
leverage　てこ比，レバレジ　144
life table　生命表　210
likelihood　尤度　188
likelihood ratio 検定　尤度比検定　193, 234
linear mixed model　線形混合モデル　225
linearity　直線性　142
listwise　リストワイズ　132, 150
Little の MCAR 検定　リトルの MCAR 検定　149
log-linear モデル　対数線形モデル　206
log-rank 検定　ログランク検定　211
log likelihood：LL　対数尤度　188
log odds　対数オッズ　185
logistic curve　ロジスティック曲線　186
logistic regression analysis　ロジスティック回帰分析　184
logit　ロジット　185
longitudinal data　経時的（縦断的）なデータ　176

M

Mahalanobis distance　マハラノビスの距離　143
main effect　主効果　159
Mann-Whitney の U 検定　マン-ホイットニーの U 検定　61, 79
Mauchly の検定　モークリーの検定　181
maximum likelihood methods：ML 法　最尤法　**188**, 249
McNemar 検定　マクネマー検定　79
mean　平均値　9, 22
median　中央値　22

mediator variable　媒介変数　86
meta-analysis　メタアナリシス　237
meta-regression analysis　メタ回帰分析　238
metric invariance　測定不変性　288
missing at random：MAR　148
missing completely at random：MCAR　148
missing data　欠損値　147
missing not at random：MNAR　148
mixed effect model　混合効果モデル　225
mode　最頻値　22
moderator variable　調整変数　86, 121, 161
multicollinearity　多重共線性，マルチコ　110
multilevel analysis　マルチレベル分析　225
multinomial logistic regression　多項，名義ロジスティック回帰　199
multiple analysis of covariate analysis：MANCOVA　多変量共分散分析　175
multiple analysis of variance：MANOVA　多変量分散分析　174
multiple comparison　多重比較　70
multiple correlation：R　重相関係数　100
multiple group analysis　多母集団同時分析　287
multiple imputation　多重代入法　147, 154
multiple indicator model　多重指標モデル　286
multiple linear regression analysis　重回帰分析　93
multiple logistic regression analysis　多重ロジスティック回帰分析　184
multivariate normal distribution　多変量正規分布　140
multivariate normality　多変量正規性　140
mutiway ANOVA　多元配置分散分析　156

Nagelkerke R^2　ナーホルケルケの R^2　195
net suppression　120
non-normed fit index：NNF　282
normal distribution　正規分布　19
normality　正規性　142
normed fit index：NFI　282
null hypothesis　帰無仮説　34
null model　帰無モデル，ヌルモデル　229

O

observed value　実測値　94
odds ratio　オッズ比　191
One Way Analysis of Variance：One Way ANOVA　一元配置分散分析　64
one-tailed test　片側検定　38
ordinal logistic regression　順序ロジスティック回帰分析　200
ordinal regression analysis　順序分析　200
orthogonal　直交　165
outlier　外れ値　22, 48, 143

pairwise　ペアワイズ　132, 151
panel data　パネルデータ　176
partialcorrelation coefficient　偏相関係数　109
path　パス　241
path analysis　パス解析　272
path diagram　パス図　272
path tracing rules　パストレーシングルール　279
Pearson の相関係数 r　ピアソンの相関係数 r　41
predicted value　予測値　94
principal component analysis　主成分分析　268
probit analysis　プロビット分析　202
problem of multiple comparisons　検定の多重性の問題　131
promax 回転　プロマックス回転　256
p-value　p 値　33

R

R square：R^2　重決定係数　100
random effect　ランダム効果　225, 228
random error　偶然誤差　88
reciprocal suppression　120
regression coefficient　回帰係数　96
reliability　信頼性　86
repeated measures　反復測定　176
residual　残差　45, 95
response variable　目的変数，従属変数　6
ridge regression　リッジ回帰　114
robust　頑健，ロバスト　20
robustness　頑健性　61
root mean square error of approximation：RMSEA　282

S

saturated model　飽和モデル　288
scree plot　スクリープロット　246
semipartial correlation coefficient　部分相関係数　109
sequential sum of squares　逐次的な平方和　168
Shaffer の方法　シェイファーの方法　71
Sidak の方法　シダックの方法　71
significant probability　p 値　33
simple structure　単純構造　254
skewness　歪度　21
Spearman の順位相関係数　スピアマンの順位相関係数　41
specific factor　特殊因子　243
sphericity　球面性　181
squared multiple correlation：SMC　重相関係数の 2 乗　111, 248
standard deviation：SD　標準偏差　23, 24
standard error：SE　標準誤差　58, 99

standard score 標準(化)得点 24
standardized 標準化(された) 24
stepwise ステップワイズ法 124
structural equation modeling：SEM 構造方程式モデリング 271
sum of square 偏差の平方和 23
suppressor variable 抑制変数，抑圧変数 118
survival analysis 生存時間分析 207
survival curve 生存曲線 207
survival function 生存関数 210
synchronous 効果 292
systematic error 系統誤差 88

T U

t 検定 57
t 値 55, 57, 72
t 分布 58
Tamhane の T2 タムヘインの T2 73
test 検定 32
threshold しきい値 201
tolerance 許容度 111
total effect 総合効果 137
transformation 変数の変換 140

Tucker-Lewis index：TLI 282
Tukey の方法 テューキーの方法 70
Tukey-Kramer の方法 テューキー-クラメールの方法 70
two-tailed test 両側検定 38
Type I error 第1種の過誤 39
Type II error 第2種の過誤 39
unique factor 独自因子 243

V

validity 妥当性 86
variance 分散 23
variance inflation factor：VIF 111
variance-covariance matrix 相関行列 261
varimax 回転 バリマックス回転 256

W Y Z

Wald の χ^2 検定 ワルドの χ^2 検定 193
weighted least squares：WLS 重み付き重回帰分析 141
Welch の検定 ウェルチの検定 60
Wilcoxon の検定 ウィルコクソンの検定 61
Yate's の補正 イエーツの補正 79
z-scores z 得点 24
z-values z 値 24

和文索引

い

イエーツの補正 79
一元配置分散分析 64
一般化 Wilcoxon 検定 212
一般化線形混合モデル 91
一般化線形モデル 91
一般線形モデル 91
イプシロン 182
因果関係 2
因果分析 271
因果モデル(モデリング) 271
因子 242
因子軸の回転 254
因子負荷量 242

う え

ウィルコクソンの検定 61
打ち切り 208
エクスポネンシャル 191
エビデンス 4

お

オッズ 185
オッズ比 191

―― の信頼区間 192
重み付き重回帰分析 141

か

カイ2乗検定 77, 144, 181
――, Wald の 193
カイ2乗値 77
回帰 28
回帰係数 **46**, 96
回帰直線 28, **45**
外生変数 273
階層線形モデル 225
階層的重回帰分析 134
確証的因子分析 272, **283**
カットオフポイント 201
カプラン-マイヤー法 210
間隔尺度 15
頑健 20
頑健性 61
緩衝効果 162
間接効果 137
完全情報最尤推定 153
観測値の独立性 219

き

棄却 34
危険率 39
擬似相関 84
記述統計学 12
基準ハザード 214
期待値 75
帰無仮説 34
帰無モデル 229
級間平方和 66
級内相関 219
級内相関係数 219
級内平方和 67
球面性 181
共通因子 243
共分散 42
共分散構造分析 271
共分散分析 172
共変動 43
共変量 172
許容度 111
寄与率 264

く

偶然誤差　88
クラスカル-ウォリス検定　61, 79
グリーンハウス-ガイザーの方法　182
グループの効果　65
クロスパス　284
クロス表　74
クロンバックの(信頼性係数) α　87, 259
群間平方和　66
群内平方和　67

け

経時的データ　176
系統誤差　88
ゲイムス-ハウエルの検定　73
欠損値　147
決定係数　51
　——, 自由度調整済みの　101
検出力　40
検定　32
　—— の多重性　63
　—— の問題　131

こ

コーエンの d　40
効果量　40
交互作用　121, 159
交差妥当性　97
高次因子分析　286
構成効果　224
構造行列　256
構造方程式　277
構造方程式モデリング　271
交絡因子　84
コクラン-アーミテージ検定　79
個人の効果　65
コックス-スネルの R^2　194
コックス比例ハザードモデル　213
固定効果　224
固有値　244
混合効果モデル　225
コントロール変数　82

さ

最小2乗法　46, 95, 141, 249
最頻値　22
最尤法　188, 249
残差　45, 95
　—— の分析　140

散布図　27
サンプル調査　11

し

しきい値　201
シグモイド曲線　187
事後検定　71
システマティックレビュー　237
実測値　94
質的研究　7
質的データ　13
尺度水準　14
主因子法　249
重回帰式　94
重回帰分析　93
重決定係数　100
　——, 自由度調整済みの　101
重相関係数　100
従属変数　6
縦断的なデータ　176
自由度　37, 68, 78
自由度調整済みの決定係数　101
自由度調整済みの重相関係数　101
周辺度数　75
主効果　159
主成分分析　268
順序尺度　14
順序分析　200
順序ロジスティック回帰分析　200
条件指標　112
情報化　5
初期の共通性　247
真の値　238
信頼区間　32, 99
信頼限界　99
信頼性　86

す

推計統計学　12
推測統計学　12
推定モデル　279
スクリー基準　246
スクリープロット　246
ステップワイズ法　124
スピアマンの順位相関係数　41

せ

正規性　140, 142
正規分布　19
制御変数　82
正準相関分析　175

生存関数　210
生存曲線　207
生存時間分析　207
生態学的誤謬　220
生態学的錯誤　220
生命表　210
説明変数　6
説明力　51
セル　75
線形混合モデル　225
潜在曲線モデル　289
潜在成長曲線モデル　289
潜在変数　241
センタリング　121
尖度　21
選抜効果　50

そ

総当たり法　129
相関行列　261
相関係数　41
　—— の希薄化の修正　276
相関の希薄化　139
総合効果　137
相殺効果　163
測定不変性　288
測定方程式　276

た

ダービン-ワトソン検定　142
第1種の過誤　39
第2種の過誤　39
対応のある χ^2 検定　79
対応のある t 検定　59
対数オッズ　185
対数線形モデル　206
大数の法則　87
対数尤度　188
代表値　22
多元配置　156
多元配置分散分析　156
多項ロジスティック回帰　199
多重共線性　110
多重指標モデル　286
多重代入法　147, 154
多重比較　70
多重ロジスティック回帰分析　184
多段階抽出法　217
妥当性　86
ダネットの方法　70
多変量共分散分析　175

多変量正規分布　140
多変量分散分析　174
多母集団同時分析　287
ダミー変数　106
タムヘインの T2　73
探索的因子分析　258
単純構造　254
単相関　107

ち
逐次的な平方和　168
チャドウィック　10
中央値　22
中心化　121
調整変数　86, 121, 161
直接効果　137
直線性　142
直交　165

て
定性的データ　14
定量的データ　14
データと論理　3
適合度　278
てこ比　144
テューキーの方法　70

と
統計学　3
等値制約　289
同等性の検定　38
等分散性　142
等分散の検定　60
独自因子　243
特殊因子　243
独立変数　6
独立モデル　280

なぬの
ナーホルケルケの R^2　195
内生変数　273
ナイチンゲール　10
内的一貫性　262
内的整合性　262
ヌルモデル　229
ノンパラメトリックな分析　20

は
バートレットの検定　72
バイアス　88
媒介変数　86

配置不変性　288
ハザード率　213
パス　241
パス解析　272
パス図　272
パストレーシングルール　279
外れ値　22, 48, 143
パターン行列　256
パネルデータ　176
パラメトリックな分析　20
バリマックス回転　256
パワーアナリシス　40, 155
反復測定　176
判別関数　204
判別係数　204
判別スコア　204
判別分析　203

ひ
ピアソンの相関係数　41
比尺度　15
ヒストグラム　18
非標準化回帰係数　96
標準化　24
　――したパス係数　274
標準(化)得点　24
標準(化)回帰係数　96
標準化残差　146
標準誤差　58, 99
標準偏差　23, 24
標本　11
標本調査　11
比例ハザード　213

ふ
フィッシャーの正確確率検定　79
フィン-フェルトの方法　182
部分相関係数　109
不偏分散　57
ブラウン-フォーサイス検定　72
フリグナー-キリーンの検定　72
プロビット分析　202
プロマックス回転　256
分散　23, 24
分散共分散行列　261
文脈効果　224
文脈変数　224
文脈レベルの分析　224

へ
ペアワイズ　132, 151

ヘイウッドケース　250
平均値　9, 22
平行線の検定　201
ベースラインのハザード　214
ベクトル　55
偏差　9
　――の平方和　23
偏差値　25
ベン図　51
変数減少法　124
変数増加法　124
変数増減法（ステップワイズ法）　124
変数の変換　140
偏相関係数　109
片側検定　38
変量効果　225

ほ
飽和モデル　164, 279
母集団　11
ホスマー-レメショウの検定　195
ボンフェローニの方法　70

まむ
マクネマー検定　79
マハラノビスの距離　143
マルチコ　110
マルチレベル分析　225
マン-ホイットニーの U 検定　61, 79
無相関の検定　54

めも
名義尺度　14
名義ロジスティック回帰　199
メタアナリシス　237
メタ回帰分析　238
モークリーの検定　181
目的変数　6

ゆ
有意確率　33
有意差　34
有意水準　34
尤度　188
尤度比検定　193, 234

よ
抑制変数　118
予測値　94
　――の誤差の独立性　142

ら り

ランダム効果　225, 228
離散変数　14
リスク　5
リストワイズ　132, 150
リッジ回帰　114
リトルの MCAR 検定　149

両側検定　38
量的データ　13

る れ ろ

累積寄与率　253
レヴィーンの検定　72
連続変数　14
ログランク検定　211

ロジスティック回帰分析　184
ロジスティック曲線　186
ロジット　185
ロバスト　20

わ

歪度　21
ワルドの χ^2 検定　193